U0245422

妇 科 肿 瘤
常用中药应用精析

主 编 朱 滔 章红燕 方 罗

副主编 沈昌明 王 增 丁海樱 辛文秀 张英丽 李骏飞

编 者（按姓氏笔画排序）

丁海樱 王 琳 王 琼 王 增 王春雷 方 罗 方晨燕

朱 滔 朱俊峰 李骏飞 李清林 杨国浓 何福根 宋 俞

辛文秀 汪佳琪 沈 斌 沈昌明 沈国欣 张 玲 张英丽

陈小娟 周佳佳 周俐斐 郑小蓉 胡 燕 侯桂兰 闻 强

姜建伟 徐 滢 章红燕 魏晓炎

摄 影 周陈西

人民卫生出版社
·北 京·

图书在版编目（CIP）数据

妇科肿瘤常用中药应用精析 / 朱滔, 章红燕, 方罗
主编 . -- 北京 ：人民卫生出版社, 2024. 7 -- ISBN
978-7-117-36393-8

Ⅰ. R273

中国国家版本馆 CIP 数据核字第 2024RZ1311 号

人卫智网	www.ipmph.com	医学教育、学术、考试、健康，购书智慧智能综合服务平台
人卫官网	www.pmph.com	人卫官方资讯发布平台

妇科肿瘤常用中药应用精析
Fuke Zhongliu Changyong Zhongyao Yingyong Jingxi

主　　编：朱　滔　章红燕　方　罗
出版发行：人民卫生出版社（中继线 010-59780011）
地　　址：北京市朝阳区潘家园南里 19 号
邮　　编：100021
E - mail：pmph @ pmph.com
购书热线：010-59787592　010-59787584　010-65264830
印　　刷：天津善印科技有限公司
经　　销：新华书店
开　　本：710 × 1000　1/16　印张：18
字　　数：295 千字
版　　次：2024 年 7 月第 1 版
印　　次：2024 年 7 月第 1 次印刷
标准书号：ISBN 978-7-117-36393-8
定　　价：118.00 元

打击盗版举报电话：**010-59787491**　**E-mail：WQ @ pmph.com**
质量问题联系电话：**010-59787234**　**E-mail：zhiliang @ pmph.com**
数字融合服务电话：**4001118166**　　**E-mail：zengzhi @ pmph.com**

序

妇科肿瘤患病人数及死亡人数在女性全部癌症人群中一直占据较高比例,根据浙江省2022年统计数据显示,浙江省肿瘤登记地区子宫颈癌和卵巢癌的新发病例数分别为2 149例和921例,占女性全部癌症发病例数的4.30%和1.84%,居女性癌症发病谱第6位和第12位,同期,两种疾病死亡病例数分别为431例和357例,占女性全部癌症死亡病例数的3.16%和2.61%,居女性癌症死亡谱第10位和第12位。可见,提升妇科肿瘤诊治水平、巩固肿瘤治疗效果,对促进妇科肿瘤患者康复具有重要意义。

浙江省肿瘤医院是牵头建设国家癌症区域医疗中心建设单位,其妇科肿瘤外科是全国较早成立的妇科肿瘤专业诊治科室之一,现已发展成为一个规模大、设备先进、技术力量雄厚的妇科肿瘤诊治中心,是集临床医疗、科研、教学为一体,以手术、化疗、辅助放疗等综合治疗为特色的肿瘤重点学科,在各类妇科恶性肿瘤的诊断及集手术、放化疗、中医为一体的中西医结合综合治疗方面积累了丰富的经验,诊治技术在全省乃至全国一直处于领先地位。

妇科肿瘤的综合治疗使患者的生存率明显上升,其中化疗、靶向治疗、中医药等疗法通过使用中西药物进行治疗,在肿瘤康复中发挥着重要的作用。化疗药物及新上市的精准治疗药物在抗肿瘤的同时,不可避免地会带来一些不良反应。中医药作为中华五千年历史传承下来的瑰宝,在抗肿瘤的历史征程中一直占据着重要地位。中药多成分、多靶点的药理学特性,除使很多中药呈现抗肿瘤药理活性以外,还能增效减毒——增强化疗药物的疗效,降低化疗药物的副作用,甚至延缓耐药。中西医结合治疗肿瘤对提升妇科肿瘤患者的生活质量,延长其生存时间具有重大意义。

我作为肿瘤外科专家,对中西医结合肿瘤诊治的疗效深有体会。但发现在治疗过程中,如何在增强抗肿瘤疗效的同时合理使用中药,不增加肿瘤患者的肝肾负担、不产生新的不良反应,一直困扰着临床医师和药师。妇科肿瘤患者人数众多,年龄跨度大,面临经、孕、乳等不同的生理阶段,合理使用中药,对巩固外科、放化疗科的治疗效果有重要意义。此次妇科肿瘤专家朱滔联合中药学、临床药学专家章红燕、方罗共同就妇科肿瘤常用的中药从来源、产地加工、常用配伍、常用剂量与用量、功效主治、临床合理应用等重要方面进行了阐述,图文并茂,为临床正确应用中药提供了参考,为中药师审方、验收、调剂提供了依据和参考,对妇科肿瘤患者合理使用中药具有重要指导作用。

　　身处半山,心有高峰。在浙江省肿瘤医院六十华诞之际,浙江省肿瘤医院妇科肿瘤团队及药学团队秉承"仁爱、和谐、创新、奉献"的院训,以人类抗癌事业为己任,崇尚医德、守正创新、攻坚克难、护卫健康,在繁忙工作之余,精心编撰了《妇科肿瘤常用中药应用精析》一书。恰逢该书完稿,谨以此序,是以为贺。

中国抗癌协会副理事长

2024 年 3 月

主编简介

朱滔,教授,全国知名青年妇科肿瘤外科学专家、主任医师、硕士研究生导师,美国德克萨斯大学安德森癌症中心(M.D.Anderson)访问学者。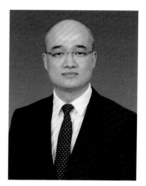

现任浙江省肿瘤医院党委委员、副院长,浙江省肿瘤微创外科联盟执行主席,浙江省肿瘤诊治质控中心副主任,浙江省核酸适体与临床诊治重点实验室副主任。

担任中国抗癌协会宫颈癌专业委员会副主任委员、浙江省医师协会理事、浙江省预防医学会生殖健康专业委员会副主任委员、浙江省抗癌协会妇科肿瘤专业委员会副主任委员、浙江省医师协会妇产科医师分会常委。

主要从事卵巢癌、宫颈癌、子宫内膜癌、外阴癌等妇科肿瘤的诊断与治疗。具备高超的外科手术技能,能够实施各种疑难复杂的手术。尤其擅长开展妇科肿瘤腹腔镜微创手术、年轻患者保留生育功能治疗和复发疑难妇科恶性肿瘤的治疗等。多次在国内外妇科肿瘤外科手术比赛中获得第一名。精通妇科肿瘤术后患者的集放化疗、中医药治疗为一体的中西医结合的综合治疗方法。聚焦妇科肿瘤微创外科精准导航技术的研发、妇科恶性肿瘤精准诊治的机制研究和转化研究。作为主要研究者,参与了多项国内外联合开展的临床研究,其中与欧洲外科专家合作开展多中心国际 Senticol Ⅲ 前哨淋巴结技术的临床研究,参与著名的澳大利亚 Queensland 和美国 M.D.Anderson 癌症中心主持的多中心Ⅲ期随机临床 LACC 研究,研究结果发表在国际知名《新英格兰医学杂志》上;目前共参与或主持国家级、省部级课题多项,发表 SCI 和国内核心期刊论文 20 余篇。

主编简介

章红燕,主任中药师,硕士研究生导师。

现任浙江省肿瘤医院药剂科副主任,浙江省胸部肿瘤实验室中药学科带头人、浙江省腺体肿瘤中药研究与评价重点实验室后备技术骨干、浙江省中医药"十三五"重点专科学科后备学科带头人。

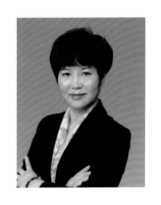

担任中国未来研究会中医药一体化发展研究分会专家委员会副主任委员、中国民族医药学会药材饮片分会常务理事、世界中医药学会联合会李时珍医药研究与应用专业委员会理事、中华中医药学会中药临床药理分会常务委员、中华中医药学会中药实验药理分会委员、中华中医药学会中药炮制分会委员,浙江省中医药学会中药分会委员,浙江省医学会、杭州市医学会医疗鉴定专家库成员。

主要从事抗肿瘤中药药事管理与中药临床药学工作。擅长中药质量评价、临床用药合理性评价、用药咨询等。主要对中药抗肿瘤药理及中药质量评价、中药药效物质基础等开展研究。目前参与国家级课题多项,主持研究浙江省科学技术厅公益类科研项目1项,浙江省中医药重点研究项目1项,浙江省抗癌协会中医药专项重点基金项目1项及多项厅局级项目。作为主要参与者,获浙江省中医药科学技术奖一等奖1项。多年来发表论文50多篇,其中SCI收录5篇。主编/参编教材及著作2部。

主编简介

方罗,主任药师、博士研究生导师。现任浙江省肿瘤医院药剂科主任,浙江省腺体肿瘤中药研究与评价重点实验室主任、浙江省中医药"十三五"重点专科学科带头人、浙江省医学重点学科(创新学科)学科带头人。入选浙江省"万人计划"青年拔尖人才、浙江省卫生创新人才培养对象、浙江省"151"人才工程培养人员(第三层次)、浙江省"医坛新秀"。

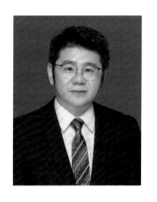

担任国家肿瘤质控中心药事质控专家委员会委员、中国抗癌协会中西医整合控瘤新药研究专业委员会副主任委员、肿瘤临床药学专业委员会常委、抗癌药物专业委员会委员,中西医整合肿瘤专业委员会委员,国家卫健委儿童用药专家委员会委员,中国医院协会药事专业委员会委员;中国药理学会免疫药理学会专业委员会委员;浙江省抗癌协会抗癌药物专业委员会副主任委员,浙江省医学会临床药学分会副主任委员、浙江省药学会药学服务专业委员会副主任委员、药剂专业委员会青年主任委员、药物毒理学专业委员会青年副主任委员,浙江省药理学会理事、《中国现代应用药学》编委、《中国药房》编委、《中国药学杂志》编委等。

主要从事临床药理学的研究与技术创新工作,聚焦肿瘤药物的临床综合评价、定量药理学研究、药物毒理研究。主持国家自然科学基金面上项目 3 项、浙江省重大社会公益类项目等重大项目 2 项。以第一作者或主要通信作者发表论文 50 余篇(SCI 论文 40 篇),主编 / 参与编著论著 5 部和专家共识 6 项。获中国中西医结合学会科学技术奖、浙江省科学技术进步奖、浙江省医药卫生科技奖 / 浙江省中医药科学技术奖共 7 项。

内容提要

　　本书是集学术性、专业性、实用性于一体的介绍妇科肿瘤临床常用中药的专业书籍。

　　全书分为总论和各论两部分。总论介绍中药合理应用的概念和影响肿瘤患者中药合理应用的因素、妇科肿瘤患者中药合理应用、妇科肿瘤患者中西药合理应用。各论为妇科肿瘤临床常用中药的应用精析，以临床合理遴选药物为出发点，对这些中药的来源、产地、采收加工、性状鉴别、性味与归经、功效与主治、常用配伍、常用剂量与用法、主要化学成分、抗妇科肿瘤研究、临床合理应用等方面进行详细介绍和论述。

　　全书内容丰富，实用性强，理论与临床相结合，有助于读者全面深入地了解妇科肿瘤临床常用中药。本书可供中西医临床医师、中药临床药师、科研工作者及广大中医药爱好者参考阅读。

前　言

　　妇科肿瘤（良性、交界性、恶性、癌前病变、恶变及良性病变具恶性生物学行为等）也称女性生殖系统（外阴、阴道、宫颈、子宫、卵巢及输卵管）肿瘤，是严重危害女性身体健康的一类重大疾病。近年来，妇科肿瘤的临床与基础研究都得到长足发展，诊治理念及现代技术也在不断进步，妇科肿瘤的诊疗更精准、更规范，在手术、化疗及放疗诸方面，都有明确的疗效显现和日臻完善的疗法推行。

　　采用中西医结合方法防治肿瘤是我国肿瘤治疗与预防的一大特色，大多数的癌症患者在西医诊疗过程中都求治过中医。中医药作为西医治疗肿瘤的辅助手段，不仅能减轻手术、化疗、放疗、靶向治疗、免疫治疗等的副作用，提高患者生活质量，还能增强手术、放化疗等西医治疗的效果，增强机体免疫功能，延缓或抑制肿瘤生长，延长患者生存期。因此，部分肿瘤患者将服用中药贯穿治疗始终，尤其是女性患者，更依赖中医药的治疗。中医学认为，肿瘤患者多体虚邪实，实邪常以血瘀、痰凝、气滞、湿热蕴结等为主，治疗中须攻补兼施，攻补之主次依患者个体情况——西医诊疗阶段不同情况及"望、闻、问、切"四诊所得进行的八纲辨证而定，将攻补兼施贯穿肿瘤治疗始终。妇科肿瘤的中医治疗同样需要在使用扶正培本中药的同时配伍活血化瘀、软坚散结、化痰祛湿及解毒攻毒等具祛邪功效的中药，只有这样才能起到扶正固本、祛邪散结的作用。然这些祛邪中药可能对妇科肿瘤患者的经、带、产等生理因素产生影响，故临床用药更需谨慎。

　　古人云"为医如为将，用药如用兵"。良将用兵贵在"知己知彼"，这样方能百战百胜；良医用药胜在"知病识药"，如此才能达到效如桴鼓、立起沉疴的效果。故欲成良医，必先深谙药性，明其特点，从而为肿瘤患者康复、带瘤生存保驾护航。

　　基于目前妇科肿瘤患者人数增加、中西医结合个体化诊治妇科肿瘤成为主流、合理用药影响因素多的现状，三位专家共同编撰本书，从妇科肿瘤患者的生理和药动学特点,探讨妇科肿瘤患者的合理使用中药原则——用药选择原则、剂量选择原则、中药剂型及给药途径选择原则、服药时间选择原则。结合妇科肿瘤临床实际,本书着重将常用的中药饮片从采收加工、性状鉴别、常用配伍、常用剂量与用法,现代研究成果——主要化学成分、抗妇科肿瘤研究及临床合理应用等方面进行全面阐述,并附中药饮片彩色图,指导妇科临床正确合理使用,达到将不良反应降至最低、疗效发挥至最好的目标。

本书可供妇科肿瘤医师、中医师、中药师、科研工作者及广大中医药爱好者参考阅读,也可作为在校学生(临床医学、中药学)、肿瘤科规培生、进修医师、妇科肿瘤相关继续教育培训班学生、中药临床药学相关继续教育培训班学生的教材或教辅用书。

2023 年 10 月 23 日,是浙江省肿瘤医院建院 60 周年。自建院以来,浙江省肿瘤医院医务工作者在人类抗癌事业上,始终"身处半山,心有高峰",孜孜不倦,攻坚克难,勇攀抗癌高峰。回顾浙江省肿瘤医院妇科肿瘤学科、中医药学科 60 年来在守卫人类健康所取得的成就,总结 60 年来妇科肿瘤中西医结合合理用药临床经验,对指导妇科肿瘤临床安全诊疗、合理使用中药具有重要意义。同时,本书的完稿也为六十周年医院大庆送上一份厚礼。

本书集一家之长,因编写时间仓促,偏颇错误在所难免,诚望高贤斧正,以便再版时修订。

编者

2023 年 5 月 15 日

目　录

总　　论

第一章　肿瘤患者中药合理应用 ……………………………………… 2

　第一节　中药合理应用概念 …………………………………… 2

　第二节　影响肿瘤患者中药合理应用的因素 …………………… 3

第二章　妇科肿瘤患者中药合理应用 ……………………………… 9

　第一节　妇科肿瘤患者的生理学和药动学特点 ……………… 9

　第二节　妇科肿瘤患者合理使用中药的原则 …………………… 12

　第三节　妊娠期及哺乳期妇科肿瘤患者合理用药原则 ………… 17

　第四节　妇科肿瘤患者慎用中药 ………………………………… 18

第三章　妇科肿瘤患者中西药合理应用 ………………………… 21

　第一节　妇科常用抗肿瘤药 …………………………………… 21

　第二节　妇科肿瘤常用中成药 ………………………………… 25

　第三节　妇科肿瘤患者中西药联用注意事项 ………………… 30

各　　论

第四章　妇科肿瘤常用中药 ……………………………………… 34

　艾叶 ……………………………………………………………… 34

　白花蛇舌草 ……………………………………………………… 36

　白毛藤 …………………………………………………………… 38

　白芍 ……………………………………………………………… 40

　白头翁 …………………………………………………………… 43

　百部 ……………………………………………………………… 45

　败酱草 …………………………………………………………… 47

　半夏 ……………………………………………………………… 49

半枝莲 …………………………………………… 52

鳖甲 ……………………………………………… 54

补骨脂 …………………………………………… 57

苍术 ……………………………………………… 59

柴胡 ……………………………………………… 61

车前子 …………………………………………… 64

赤芍 ……………………………………………… 66

川芎 ……………………………………………… 68

穿山甲 …………………………………………… 71

大黄 ……………………………………………… 73

大血藤 …………………………………………… 76

丹参 ……………………………………………… 78

当归 ……………………………………………… 81

生（熟）地黄 …………………………………… 84

豆蔻 ……………………………………………… 88

杜仲 ……………………………………………… 90

莪术 ……………………………………………… 93

凤尾草 …………………………………………… 95

佛手 ……………………………………………… 97

茯苓 ……………………………………………… 100

附子 ……………………………………………… 102

狗脊 ……………………………………………… 105

贯众 ……………………………………………… 107

合欢皮 …………………………………………… 109

红花 ……………………………………………… 111

厚朴 ……………………………………………… 113

厚朴花 …………………………………………… 116

虎杖 ……………………………………………… 118

黄柏 ……………………………………………… 120

黄精 ……………………………………………… 122

黄连 ……………………………………………… 125

黄芪 ……………………………………………… 128

鸡血藤 …………………………………………… 131

僵蚕 ………………………………………………… 133

绞股蓝 ……………………………………………… 136

芥子 ………………………………………………… 138

金银花 ……………………………………………… 141

菊花 ………………………………………………… 143

苦参 ………………………………………………… 145

莱菔子 ……………………………………………… 148

灵芝 ………………………………………………… 150

　附:灵芝孢子粉 ………………………………… 153

龙葵 ………………………………………………… 155

猫人参 ……………………………………………… 157

猫爪草 ……………………………………………… 159

玫瑰花 ……………………………………………… 161

牡丹皮 ……………………………………………… 163

牡蛎 ………………………………………………… 165

木香 ………………………………………………… 168

南方红豆杉 ………………………………………… 170

牛膝 ………………………………………………… 172

女贞子 ……………………………………………… 175

蒲公英 ……………………………………………… 177

芡实 ………………………………………………… 179

全蝎 ………………………………………………… 181

人参 ………………………………………………… 184

肉桂 ………………………………………………… 187

乳香 ………………………………………………… 190

三七 ………………………………………………… 192

　附:三七花 ……………………………………… 195

三叶青 ……………………………………………… 196

砂仁 ………………………………………………… 198

山慈菇 ……………………………………………… 200

山药 ………………………………………………… 203

蛇床子 ……………………………………………… 205

石斛 ………………………………………………… 208

石上柏 ……………………………………………… 211

桃仁 ………………………………………………… 213

藤梨根 ……………………………………………… 216

天花粉 ……………………………………………… 218

天葵子 ……………………………………………… 220

天南星 ……………………………………………… 222

菟丝子 ……………………………………………… 225

乌药 ………………………………………………… 228

无花果 ……………………………………………… 230

仙鹤草 ……………………………………………… 232

淫羊藿 ……………………………………………… 234

香附 ………………………………………………… 236

续断 ………………………………………………… 238

延胡索 ……………………………………………… 240

益母草 ……………………………………………… 243

薏苡仁 ……………………………………………… 245

茵陈 ………………………………………………… 247

郁金 ………………………………………………… 250

远志 ………………………………………………… 252

皂角刺 ……………………………………………… 255

泽泻 ………………………………………………… 257

赭石 ………………………………………………… 259

枳实 ………………………………………………… 261

　　附:枳壳 ………………………………………… 264

紫草 ………………………………………………… 265

总　论

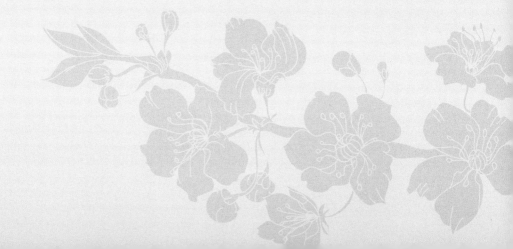

第一章

肿瘤患者中药合理应用

第一节　中药合理应用概念

　　中药是指在中医药理论指导下采集、炮制、制剂、说明作用机制并指导临床应用的药物。简而言之,中药就是在中医药理论指导下,用于预防、治疗、诊断疾病并具有康复与保健作用的物质。中药主要来源于自然界,包含天然的植物、动物、矿物及其加工品,目前收载的品种超过 5 000 种。其中以植物药居多。故自古至今,又将中药称为"本草"。随着医药学的不断创新发展,目前,中药包括中药材、中药饮片和中成药。中药材是指在中医药理论指导下所采集的植物、动物、矿物经产地加工后形成的原料药材,可供制成中药饮片、提取物及中成药。中药饮片系指中药材经过炮制后可直接用于中医临床或制剂生产使用的处方药品。中成药是指在中医药理论指导下,以中药饮片为原料,经过药学、药效、毒理与临床研究,获得国家药品主管部门的批准,按规定的处方、生产工艺和质量标准,加工制成一定的剂型,标明其成分、性状、功能主治、规格、用法用量、注意事项、不良反应、贮藏等内容,实行批准文号管理的药品。因此,直接用于临床的中药包含中药饮片和中成药两种形式。本书主要针对中药饮片的临床合理应用进行归纳总结。

　　合理用药的概念最早由世界卫生组织(WHO)提出并推动。1985年,在肯尼亚首都内罗毕召开的合理用药专家会议上,WHO 定义了合理用药,即"患者在得到足够医疗保健服务的同时,以最低的成本和最小的药物风险,使用符合其临床需要的药物"。合理用药倡导以当代系统的医药学知识和理论指导实施治疗。倡导医务人员在预防、诊断、治疗疾病的过程中,以当代药物和疾病的系统知识及理论为基础,安全、有效、经济、适当地使用药物。

中药合理用药是在中医药理论指导下,在治未病、诊治、康复过程中,充分掌握中药药性,安全、有效、经济、适当地使用中药,包括药物的适宜性、用法用量的恰当性、配伍的合理性、用药的经济性等。其目的是选择经济、便捷的中药和用法,充分发挥中药疗效的同时,尽量避免或减少不良反应的发生。中药合理用药的基本原则为安全、有效、经济、适当,四者缺一不可。

安全:保证患者用药的安全性。中医师或中药师在指导患者使用中药时,要确保患者用药过程中使用的药品质量合格、毒性低、副作用小、风险小。若选用的药物具有已知毒性,在用药时一定要采取相应的措施,最大限度地减少其毒副作用。即使所使用的药物无毒,也应注意配伍及使用剂量、时间,询问患者的不适感觉和表现,防止不良反应的发生。

有效:所选用中药具有最佳的治疗效果。中医师或中药师在指导患者使用中药时,必须在用药安全的前提下,力争做到所选用的中药对患者既不会造成伤害,又是现今药物中对治疗该疾病具有最好疗效的药物,使患者用药后能较快地达到预期的治疗目的。

经济:用药要经济实用。中医师或中药师在指导患者使用中药时,应在用药安全、有效的前提下,做到用药精简、价格低廉、简便快捷,最大限度地减轻患者的经济负担、降低公共卫生资源的消耗。

适当:通过正确的中医辨证,选择适当的中药、适当的用药时间、适当的剂量、适当的给药途径、适当的疗程,并确定适当的治疗目标,以达到用药的适当性。

总之,中药的合理应用既要最大限度地发挥药物的治疗作用,有效地防治疾病,又要减少药物毒副作用的发生;既要考虑药物的疗效与治疗疾病的需要,又要顾及患者的经济承受能力及卫生资源与生态环境的保护,并以此为宗旨,制定出恰当的药物治疗方案。

第二节　影响肿瘤患者中药合理应用的因素

肿瘤是一种全身性疾病,局部的癌肿可以在全身系统产生广泛的影响。中医从整体观念出发,辨证论治,应用中药调整患者全身阴阳,以辅助西医的抗肿瘤治疗。中医药在防癌抗癌,促进肿瘤患者手术后康复,增强放化疗、靶向治疗、介入治疗等的疗效,降低放化疗、靶向治疗、介入治疗等引起的不良反应方面起着重要的作用。

中药治疗肿瘤具有多方位、多靶点、不易产生耐药等优势,符合肿瘤多因素、多环节致病的机制。目前已知具有抗肿瘤作用的中草药已有几百种,常用的也有一百多种,如薏苡仁、郁金、南方红豆杉、冬凌草、黄药子、半枝莲、半边莲、穿心莲、预知子、山慈菇、石上柏、石见穿、夏枯草、龙葵、白花蛇舌草、瓜蒌、天南星、急性子、牛黄、猫爪草、泽漆、青黛、壁虎、金钱白花蛇、蜈蚣、全蝎、僵蚕、蟾酥、山海螺、白英、藤黄、仙鹤草、山豆根、斑蝥、三棱、莪术、人参、灵芝、雄黄、砒霜等。在临床实践中,抗肿瘤中药常分为扶正固本、清热解毒、活血化瘀、以毒攻毒、软坚散结、化痰祛湿六大类。

中医学认为,恶性肿瘤以正虚为本,邪实为标,患者在西医治疗过程中病况转变错综复杂,往往多脏同病,虚实并见。在治疗法则上,以"攻补兼施"为治则,但实际治疗中,治法往往各不相同,或先扶正再祛邪,或先祛邪再扶正,或以扶正为主祛邪为辅,或以祛邪为主扶正为辅,不一而足。在用药的选择上也不尽相同。在"祛邪"用药上可选择活血化瘀、清热解毒、软坚散结、祛湿化痰、疏肝解郁等多类中药,配伍相应的中药后可达到祛除实邪、攻伐癌瘤、消除或控制肿瘤的目的。在"扶正"用药上可用益气健脾、温肾化阳、滋阴养血、养阴生津等多类中药,以达到"攘内以除外"的目的。不同中药具有不同的药物偏性,相同的中药,产地、采收季节、炮制、配伍、剂量、用法等因素也影响疗效。临床上合理使用中药抗肿瘤,对减除患者痛苦、提高患者的生存质量、延长患者生命具有重要意义。

根据"安全、有效、经济、适当"四大合理用药原则及具体要求,肿瘤患者中药合理用药影响因素包括药物因素、使用因素、机体因素和环境因素。

一、药物因素

1. 产地　中药材是制备中药饮片的原料,除部分来源于人工制品外,绝大部分来自天然的动物、植物和矿物。我国疆域辽阔,气候、地貌南北迥异,使各种中药材的生产,无论是品种,还是产量和质量,都有一定的地域性,形成了独特的"道地性"中药。如山东的东阿阿胶,山西的黄芪、党参,东北的北五味子、人参、鹿茸,江苏太仓的薄荷,浙江的杭白菊、温郁金,广东的阳春砂等,长期的临床实践证明,产地对保证中药疗效具有重要意义。

2. 采收　中药的采收时节、采收部位、采收方法(产地加工)是确保中药质量的重要环节之一。动植物生长发育的不同时期,其药用部分所含的有效成分含量高低不同,不同部位的药用作用有差异;采收后及时加工的方法不同,外观、质量、疗效也会产生差异。每味中药材的采收时节、采收部位和采收方法都不相同,故应重视采收环节对中药疗效的影响。

3. 养护　中药在采收后的加工、运输、贮藏等环节养护不当也会影响中药疗效。中药自身的性质(所含化学成分、含水量等)受外界环境(温度、湿度、空气、日光、微生物、虫害及鼠害等)的影响,易发生物理、化学变化,出现发霉、虫蛀、变色、泛油、风化等中药变异现象。故在加工、运输、贮藏等环节要根据每味中药的品种、特性、季节气温的变化采取不同的措施,进行科学养护,以保证质量、降低资源损耗。

4. 炮制　中药材大都为生药,须经过炮制后方可用于中医临床或制剂生产使用。每味中药根据它的药性及临床治疗需求,有多种炮制方法;有些有毒之品必须经过炮制以降低毒性,从而确保用药安全;有些药材的炮制还要加用适宜的辅料,需要注意操作技术和火候;相同的中药用不同的炮制辅料、不同炮制火候、不同的炮制方法,得到的炮制品的功效有极大不同。在临床应用中药时,炮制是否到位,炮制品的选择是否符合治疗预期,是保证"安全、有效、适当"合理用药的重要因素之一。

二、使用因素

1. 辨证论治,选药组方　辨证论治是中医学的特色。中医治病须在审明病因、辨清证候的基础上制定治法,常用治法有"汗、和、下、吐、清、温、消、补",选药组方则"方从法立",根据治法,按照组方原则进行选药配伍组成方剂用于临床。抗肿瘤治疗中,肿瘤患者病情复杂,不同治疗阶段会出现不同的证候,只有治法与病证相符、方剂的功用与治法相同,才能邪去正复。

2. 饮片质量与性状鉴定　中药饮片的质量直接决定了临床疗效。中药饮片具有多基源、多产地、多炮制品等特点,导致同一品种不同批次的饮片质量参差不齐。目前,药监系统对中药质量评价基于基源鉴定、性状鉴定、薄层鉴定、显微鉴定和生物鉴定五种鉴定方法进行整体全面的基本评价。而在医疗机构,多在临床用药前依据药材的外观性状及某些特征判定其真伪优劣,以求达到药到病除之效。由于各种中药的特定外观性状和某些特性与内在质量具有相关性,即药材的外形特点,也是其内部组织结构、内含化学成分的外在表现。大量基于"性状表征 - 物质基础 - 药效"关联的研究也证实:"辨状论质"是中药传统经验鉴别的精髓。因此,在医疗机构靠的是中药师积累的多年经验,通过眼观、鼻闻、口尝等简单便捷的方法挑选出优质饮片用于临床。这就要求中药师具有扎实的中医药理论基础和丰富的饮片鉴别经验。

3. 疗程与剂量　方剂中药物的用量是方中药力大小的重要标识之一。一般应以最新版《中华人民共和国药典》(简称《中国药典》)为指导,根据药物性质、剂型、配伍关系和患者的年龄、体质、病情,以及季节变化而酌定。药味组成相同的两首方剂,随着方中药味剂量的不同,方剂的配伍关系、君臣佐使都会相应发生变化,从而功效、主治都各不相同。尽管中药安全剂量幅度较大,用量不像化学药品那样严格,但用量得当与否,也直接影响疗效的发挥。药量过小,因起不到治疗作用而贻误病情,药量过大,则戕伐正气,也可引起不良反应,或造成资源浪费。因此,中医抗肿瘤临床上应科学认识、合理确定中药的剂量。

4. 用法与剂型　中药抗肿瘤用药方法内服、外用兼具,选择合适的剂型能"事半功倍"。剂型对药物的释放、吸收在一定条件下具有关键性作用。例如,肿瘤患者放化疗过程中在皮肤、口腔、肛门、阴道等部位出现不良反应时,可中药内服、外治同时使用,内服以能灵活组方的汤剂为主,外治则可根据用药部位,选择散剂、洗剂、含漱剂、栓剂等外用剂型,使药效得以快速到达病变部位。因此,在中医治疗肿瘤的过程中,恰当的剂型对药物疗效的发挥有积极作用。

5. 煎煮与服用方法　汤剂是抗肿瘤中药治疗过程中最常采用的剂型,药物配伍合理、剂量准确、剂型适宜,如若煎药方法或服药方法不当,则"非特无功,而反有害"。煎药过程对于煎药用具、用水、加水量、火候,以及特殊中药的煎药方法(先煎、后下、包煎、烊化、冲服等)都有讲究,肿瘤患者用药味数多、用量大,煎煮过程更需仔细。服药方法和服药时间要依据病情、病位、病性和药物特点等选择。如病在上焦,宜食后服;病在下焦,宜食前服。补益药和泻下药,宜空腹服。治疗放化疗引起的虚烦不寐可睡前服用安神药。如治疗热证,可寒药冷服;治疗寒证,可热药热服。而肿瘤患者放化疗过程中出现呕吐,应寒药热服,或热药冷服,以防邪药格拒。因此,中药师应在用药交代时就煎煮方法、服药时间、服用方法等对患者进行精心指导。

6. 联合用药　肿瘤患者病情重,治疗期长,用药复杂,常常需要中西医结合进行治疗,中药与西药的联合,中药与中药的联合,用之不慎则不仅会影响临床疗效,还会出现不良反应。因此联合用药,需注意用药禁忌。中药的用药禁忌主要包括配伍禁忌、证候用药禁忌、妊娠禁忌和饮食禁忌四个方面。

7. 饮食调摄　饮食禁忌、保暖、动静调摄是服用中药应注意的重要问题,否则除了降低药物疗效外,可能还会产生不良反应。

三、机体因素

1. 性别　男性与女性在体质和生理上均有不同,对药物的反应也不尽相同,因此应谨慎用药。特别是女性月经期、妊娠期,更应注意用药安全。

2. 年龄　儿童、老年人是两大特殊人群。儿童因发育尚未完善,对药物反应较成人敏感;老年肿瘤患者因各项生理功能衰退,且多伴有心、肝、肾等多脏器功能障碍,对药物的耐受力较弱。因此,儿童、老年人用药剂量宜适当减小,以避免造成不良反应。

3. 体质　人体由于体质不同,对药物耐受程度随之不同。一般体质壮实的肿瘤患者用量宜重,以祛邪为主;体质虚弱的患者应减少用量,以扶正为主。化疗药易引起胃肠道反应、骨髓抑制、肝功能损坏等不良反应,体质不同,反应的程度有很大差别,在用药时应引起高度重视。

4. 病情　西医治疗肿瘤用药与肿瘤病变部位、分期、基因检测结果、治疗时长及并发症等密切相关,中药配合治疗时要紧密关注患者病情、用药情况,特别是已发生肝肾损害时,有可能因影响药物在肝内代谢和经肾排泄而产生药物不良反应,甚至引起中毒。

5. 心理因素　某些心理改变不仅可以产生躯体症状,还可以影响心理活动,七情过于激烈或持续过久,又会使脏腑、经络气机失调而导致病理变化的产生,在临床上也观察到恶性肿瘤患者的心理因素对疗效、转归及预后等各方面都有影响。因此在辨证用药的同时,也应重视调节心情,通过心理治疗,减轻乃至消除患者对肿瘤的恐惧,增加患者的依从性,积极配合治疗从而提高临床疗效。

四、其他因素

1. 环境因素　环境因素是中药合理应用独有的特点之一。因时、因地制宜强调了自然环境对人体的影响。因此,适宜的用药方法也应该因不同的时令气候、地理环境而有所不同。

2. 社会因素　社会舆论导向及药物信息的大量宣传,肿瘤患者及其家属"病急乱投医"的心态,有可能误导人们的认识,从而导致患者或家属用药不当,过度服用中药,造成中药不合理用药现象的产生。

　　总之,抗肿瘤中药合理用药的基本原则就是安全、有效、经济、适当,四者缺一不可。既要权衡肿瘤患者应用药物所获得的收益,又要考虑用药后对肿瘤患者可能造成的伤害;既要考虑药物的疗效与治疗疾病的需要,又要顾及肿瘤患者的经济承受能力及卫生资源与生态环境的保护。并以此为宗旨,制定出最好的药物治疗方案。

第二章

妇科肿瘤患者中药合理应用

第一节　妇科肿瘤患者的生理学和药动学特点

一、妇科肿瘤患者生理学特点

1. 中医认识　妇女下腹有结块,或胀,或满,或痛,或出血,或带下,在中医学称为"癥瘕""积聚""肠覃""血瘕""石瘕""崩漏""五色带"等,属于现代医学妇科肿瘤的范畴。妇女"癥瘕""积聚"等的发生是在脏腑经络功能失常的基础上,外邪内侵、七情饮食内伤,肝气郁结,脏腑经络气机紊乱,血行瘀滞,痰饮内停,有形之邪阻于冲、任、督、带,结聚胞宫而成。其病位在胞宫,与肝、脾、肾三脏,冲、任、督、带四脉关系密切。病因和气血及痰、湿、热等相关。常见证型有血瘀内结、肝郁气滞、痰湿凝结、气血双亏、脾肾阳虚、肝肾阴虚等,且常呈现本虚标实之象。患者早期多见痰湿蕴结、气滞血瘀之实象,中晚期则见毒邪暗结,损耗气血,多表现为虚实夹杂。西医治疗期间证候会发生转变需加以辨证。

2. 西医认识　妇科恶性肿瘤包括外阴、阴道、宫颈、宫体、卵巢及输卵管的恶性肿瘤。主要有宫颈癌、外阴癌、阴道癌、子宫内膜癌、子宫肉瘤、卵巢癌和妊娠滋养细胞肿瘤等,其中以宫颈癌、子宫内膜癌和卵巢癌最为常见。妇科肿瘤的常见症状有阴道出血,下腹痛、坠、胀、满,阴道分泌物增多,腹水,肿块压迫症状(大便、小便的异常等)等。妇科肿瘤在晚期或复发后通过血行或淋巴等途径呈现近处或远处转移,如外阴癌的原发病灶可以直接浸润到邻近的组织和器官,如阴道、尿道口及肛门,或一侧病变直接蔓延到对侧,30%~50%的病例有腹股沟淋巴转移。宫颈癌向盆腔淋巴结转移,晚期可以转移到锁骨上淋巴结及全身其他淋巴结。卵巢肿瘤会转移到盆、腹腔,也可能通过血行播散至肺、肝、骨、脑等器官或组织。因此中晚期患者除了肿瘤相关症状外,还会出现发热、疼痛、腹水、肿瘤相关感染、骨转移、肠梗阻、乏力等肿瘤并发症。西医根据患者的影像、病理等检查结果及疾病进展进行规范化的治疗,手术、放疗和化疗一直是妇科恶性肿瘤三大主要治疗手段。近年来,靶向治疗和免疫疗法作为个体化和精准化的治疗手段,也在不断发展,为延长妇科肿瘤患者的生存时间发挥着重要作用。但不管是手术、放化疗、靶向治疗还是免疫疗法,在治疗的过程中,都有可能会出现心肺毒性、肝肾功能损伤、骨髓抑制、血小板减少、贫血、脱发、药物外渗与静脉炎、胃肠道反应(恶心、呕吐、腹泻、便秘)、出血性膀胱炎、神经系统毒性、皮肤毒性等肿瘤治疗所致的并发症。

二、妇科肿瘤患者药动学特点

1. 一般患者的药动学特点

(1)侵袭和转移:肿瘤侵袭和转移的过程引起了器官功能和代谢的改变,可能会影响药物的吸收、分布、代谢和排泄。

(2)药代动力学:由于肝肾功能发生改变,肿瘤患者药物代谢能力下降,药物在体内的半衰期延长,药物主要排泄途径发生改变,从而影响药物的动力学特征,增加药物的副作用和毒性。

(3)药物相互作用:对于使用多种药物进行联合治疗的患者而言,可能会发生药物相互作用,从而影响药物的代谢、吸收、分布和排泄,增加药物不良反应的发生和影响药物疗效。

(4)肿瘤放化疗对造血系统和免疫系统的影响:癌症放化疗通常会影响造血系统和免疫系统,降低患者身体的耐受性,从而降低治疗效果,同时增加了药物的不良反应。

2. 老年患者的药动学特点

(1)药物吸收:受小肠吸收面积、消化液分泌、胃肠蠕动和内脏循环血量减少的影响,老年患者的药物吸收率降低。另外,复方用药也是限制老年患者吸收的重要原因。国外的调查研究表明,虽然65岁以上的人口只占总人口的15%,但是却应用了占总量约三分之一的处方药,甚至更高比例的非处方药物。在多重用药的情况下,可能会出现胃肠道 pH 改变和多种药物竞争载体等情况,这都会影响抗肿瘤药物的吸收。药物吸收率是影响口服药物治疗疗效的最重要干扰因素之一,而口服药物治疗对日常生活影响小,是老年肿瘤治疗的重要及推荐方式,口服药物吸收率降低很可能最终对患者的生存率产生影响。

（2）药物分布：影响药物在体内分布的因素主要有器官血流量、机体构成成分、体液 pH、与血浆蛋白结合及与组织蛋白结合等。随着年龄的增长，人体的组成成分比例发生改变，主要表现为机体水分减少，脂肪含量增加。这种改变趋势导致随着年龄的增长，水溶性药物分布容积减少，在老年人中应用时药物浓度峰值降低及半衰期延长，从而导致药物不良反应的增多。而脂溶性药物分布容积增大，则会导致药物浓度峰值增高，增加药物的毒性。此外，老年人的血浆蛋白含量随年龄的增长而减少，这种改变使老年人的血浆蛋白结合率下降，即同样的治疗剂量下，老年人的血中游离药物浓度较高，这会导致药效增强而出现不良反应。

（3）药物代谢：肝脏是药物代谢的主要器官，但是随着年龄的增长，肝脏的体积逐渐缩小，血流减少，功能逐年下降。有研究显示，细胞色素 P450 含量在 70 岁的老年人肝细胞内的含量比年轻人下降约 30%，其活性也较年轻者下降。作为重要的肝药酶，细胞色素 P450 活性和含量的下降将导致经肝脏代谢药物的代谢减少，半衰期延长，毒性增加。紫杉醇、多西他赛等药物主要经肝脏代谢，受此过程影响较大。因此，在肝功能较差的情况下，调整相应化疗药物的剂量十分必要。因为复方用药的原因，老年患者在代谢水平的药物相互作用较年轻人亦更加值得关注。

（4）药物排泄：药物的排泄主要经过泌尿系统，肾小球滤过率（GFR）下降是老年患者最持续的变化之一，40 岁以后，肾小球滤过率每年降低约 1ml/min，排泄速度减慢，易出现蓄积中毒。对于主要经肾脏排泄的药物，当肌酐清除率（CrCl）低于 60ml/min 时应减低剂量。常见药物如甲氨蝶呤、卡铂等完全经肾脏排泄，肾功能不全将会导致药物毒性增加。已经证实，依据肾功能调整化疗药物用量可以显著减少血液学毒性。水化和使尿液碱化可能减少甲氨蝶呤的肾毒性。国际老年肿瘤协会推荐，在初始化疗之前，应评估患者的肾功能状态，并根据肾小球滤过率来调整经肾脏排泄或具有肾毒性药物的剂量。目前，常用 Weight 公式来计算肾小球滤过率，其灵敏度较高，偏倚性较小。除了肾脏外，其他器官的衰退也会导致药物排泄的下降，如长春瑞滨是一种通过胆汁排泄的半合成长春花碱类药物，所以肝功能下降时应该进行剂量调整。

第二节　妇科肿瘤患者合理使用中药的原则

一、用药选择原则

1. 根据辨证选择用药　妇科肿瘤患者的病因不同,呈现的中医证型也不同,临床根据证型选择合适的中药对完成治疗目标有重要的作用。肿瘤多由脏腑阴阳气血失调,痰、湿、气、瘀、毒等搏结日久,积渐而成。妇科肿瘤临床常见的证型有正气虚、肝郁气滞、气滞血瘀、湿热蕴结、气血两虚、痰凝湿聚、邪毒内结等,常选择补虚、清热解毒、化痰祛湿、活血化瘀、疏肝理气、软坚散结等中药进行治疗。在肿瘤治疗的放化疗、靶向治疗阶段,中医药的治疗主要应以扶正、改善治疗引起的副作用为主,祛邪用药选择须谨慎。妇科肿瘤患者不同治疗阶段的证型会发生改变,选择用药也要发生改变。有临床研究显示,在化疗早期以胃阴亏虚证为主,在化疗中期以脾胃虚寒证和肝气犯胃证为主,治疗化疗引起的呕吐的用药选择就会不同。

2. 根据西医治疗阶段选择用药

(1)围手术期用药:妇科肿瘤术前,患者机体多为正虚邪实,标实而本虚,治疗当扶正祛邪兼顾,以改善机体阴阳失调、控制病情进一步发展为目的,为手术顺利进行、减少手术并发症和后遗症提供保障。临床祛邪常用活血化瘀、清热解毒、祛痰软坚等方法,扶正常以健脾益气、疏肝解郁、滋阴生血等治法。常用的活血化瘀中药有当归、丹参、赤芍、三七、三棱、莪术、鳖甲、桃仁、水蛭等;常用的清热解毒中药有半枝莲、白花蛇舌草、藤梨根、天葵子、石打穿、露蜂房等;常用的化痰软坚中药有薏苡仁、土茯苓、夏枯草、生牡蛎、橘核、海藻、胆南星、法半夏、预知子等。再根据不同兼证予以益气、补肾、养阴等扶正治法。也可用桂枝茯苓丸、大黄䗪虫丸、鳖甲煎丸等以活血化痰消癥;用补中益气丸、六味地黄丸、逍遥丸、归脾丸等以扶助正气。术后,患者由于大伤元气,常出现低热虚汗、胃纳减退、腹部胀气、大便不畅等气阴两伤、脾胃功能失调的症状,治疗当以益气养阴、健脾理气为主,从而改善或减轻术后的并发症,促进身体尽早康复,为及时放化疗赢得最佳时机。常用益气养阴、健脾理气中药有党参、半夏、陈皮、茯苓、枳实、山楂、神曲、莱菔子、厚朴、白豆蔻、砂仁、广藿香、木香、高良姜、干姜等。大便秘结者可加大黄、槟榔以清热导滞通便;若脾虚食积、大便溏薄者,可加白术、黄芪以健脾益气。也可用二陈汤合平胃散、保和丸、越鞠丸、半夏泻心汤等加减治疗。

（2）化疗期间用药:化疗在杀伤癌细胞的同时也同样杀伤人体正常增殖细胞,损伤机体,产生各种不良反应和免疫抑制。患者常可出现头昏、纳差、神疲乏力、口干咽燥、舌光无苔等气阴两虚证的症状。由此,化疗期间当以益气养阴,固护患者的阴液为选药原则,再根据其他兼证配伍相应中药。常用清热解毒类、养阴生津类、益气和血类、滋肝补肾类、健脾和胃类等中药,如铁皮石斛、西洋参、冬虫夏草、黄芪、党参、阿胶、炙鳖甲、黑芝麻、当归、白术、白芍、天冬、麦冬、枸杞子、牡丹皮、生地黄、天花粉、五味子等,治理气阴之偏,若兼热毒凝聚证候,则予扶正加清热解毒之品,如预知子、白花蛇舌草、半枝莲、蜂房、三叶青等。妇科恶性肿瘤化疗所致呕吐患者主要以益气健脾类中药黄芪、白术、党参、茯苓、甘草最常用,其次配以理脾行气、降逆止呕的陈皮、半夏及山楂、神曲、麦芽、鸡内金等消食和胃类药物。

（3）放疗期间用药:中医学认为,放射治疗属热毒伤阴,可致人体阴液亏损、气血不和、肝肾阴虚等,妇科肿瘤放疗后常出现口干舌燥、咽喉疼痛、放射性盆腔炎、膀胱炎、肠炎、阴道炎、白细胞减少、乏力等并发症。临床根据症状宜选用养阴清热类、清热凉血类、活血化瘀类中药,以减轻放疗近期不良反应,减少远期后遗症,保证顺利完成治疗计划并增敏增效,从而改善症状,延长生存期。如放射性肠炎以"火、瘀、毒"为病机关键,以热毒下注、热伤血络及脾气受损、脾阳虚陷为主要病机。治疗常用健脾益肾、涩肠止泻、清热解毒、清利湿热、活血祛瘀、行气活血等方法,临床以解毒、利湿、活血为主要治法,经典方中以白头翁汤、芍药汤、葛根芩连汤、参苓白术散加减较为多用,另真人养脏汤、补中益气汤、香连丸等也经常用到。经常选用的清热解毒药主要有黄连、黄柏、黄芩、白头翁、红藤、秦皮等,凉血止血药主要有白及、槐花、地榆、三七等,收敛止泻药主要有诃子、五倍子、罂粟壳等,健脾益气药主要有黄芪、党参、白术、茯苓等,行气调血药主要有木香、芍药、当归、槟榔等。

（4）放化疗间歇期间用药:由于手术创伤后的即行放化疗,可影响人体细胞代谢功能,导致机体正气亏虚,精液耗损,加之子宫、卵巢切除,体内激素水平改变,患者常出现消瘦、贫血、纳差、厌食、恶心等胃肠反应或出现烦躁、烘热、汗出、失眠等更年期症状,对此,需通过健脾和胃、补养气血、滋补肝肾等中药治疗,可选用二至丸、人参健脾丸、柏子养心丸、天王补心丹、一贯煎、知柏地黄丸、六味地黄丸等中药。

（5）缓解期用药：术后、放化疗结束后的3~5年，为防止复发转移，需扶正祛邪兼顾，扶正解毒同行，调整人体阴阳，平衡机体。宜选用黄芪、党参、墨旱莲、女贞子、天花粉、白术、白芍、薏苡仁、茯苓、仙鹤草、鸡血藤、猪苓、丹参、玄参、半枝莲、白花蛇舌草等中药适当配伍使用。常用的中成药验方如冬凌草片、斑蝥素片、复方斑蝥素片、小金丹、犀黄丸、片仔癀、平消胶囊、新癀片、甲基斑蝥素等；或橘皮薏苡仁赤豆粥、乌鸡鳖甲洋参汤等药膳辅助正气。中医扶正祛邪调理，通过提高免疫功能，抑制肿瘤细胞增殖或延缓增殖速度，可使患者带瘤生存。

3. 根据剂型与给药途径选择　中医药治疗肿瘤除中药内服外，还可根据病情选择中医外治和中药外治。中药外治可以通过多种途径（包括皮肤、黏膜、肛门等）进入人体，可选择洗剂、膏剂、贴剂、栓剂等外用制剂进行治疗。其具有吸收快、药效稳定、给药途径直接、疗效快、不易产生副作用等优点，对于改善肿瘤患者局部的放化疗不良反应，加速组织与细胞修复及增强机体的免疫力等方面有很好的疗效。外治组方宜选取生、猛、香的药物，主药宜选择未经炮制，或气雄而力足之药，如黄芩、金银花、柴胡、升麻、附子、大黄、苍耳子、半夏、大血藤、延胡索、黄柏、莪术、姜黄等。外用穴位贴敷，白芥子宜选用生白芥子，可适当选用麝香、冰片、檀香、沉香、苏合香、石菖蒲、乳香等芳香走窜、引药入经的药物。同时因女性患者皮肤娇嫩，洗剂用药应尽量温和，不宜采用刺激性强、浓度高的药物。

二、剂量选择原则

中药的用药剂量能直接影响药物的治疗效果。如果用量过轻则不显疗效，用量过重可能产生不良反应。剂量不同其功效和适应范围也会不同，为了达到合理用药、保证治疗获得最佳的效果，严格掌握用药剂量是一个重要环节。妇科肿瘤患者中药剂量的选择原则主要如下。

1. 根据中药药性选择　中药用于抗肿瘤的用量一般较普通处方的用量大，但其中有些中药气味浓厚峻烈，或大苦、大寒、大辛之品，如黄连、乌头、肉桂、干姜等，用量宜少；用于健脾益气、消食化滞、补气补血之药，如山药、茯苓、扁豆、薏苡仁、鸡血藤等，用量可稍偏大。质重中药如鳖甲、牡蛎、磁石等，用量宜大；质轻者如桑叶、蝉蜕、通草、灯草等，用量宜小。鲜品用量可大些，干品用量宜轻。一般说质量好的道地中药用量稍少，反之用量可稍大。对于有毒的中药,应该严格控制剂量,中病即止,不可过服。

2. 根据方剂配伍选择　同一种中药,在不同处方中,作为君药时用量宜重,作为辅药时药味多则量一般较轻,药味少则量一般较重。同一种中药,剂量不同,在处方中的功效不同,应根据方剂功效进行剂量的选择。如茯苓用于宁心安神时,其量宜大,可用至 30~60g;作利水渗湿之用时剂量宜中,一般为 15~30g;用作健脾补中时,其量宜小,以 6~12g 为好。如柴胡用于升举阳气用 2~5g 即可,用于疏肝解郁当以 5~10g 为宜,用于解肌退热须达 10~30g。对于毒性中药剂量较大者可通过适当配伍降低毒性,发挥疗效。如附子,《中国药典》规定最大用量为 15g,但文献报道如能恰当配伍(加甘草、干姜)和久煎(1~2 小时),剂量每剂可加大至 30~40g,无任何副作用且常能使剧痛缓解取得意外疗效。

3. 根据病情选择　病情严重需急救,用量一般宜重;病情较轻或需长期调养,用药剂量较轻。此外,用药剂量轻重尚需根据适应证而定,肿瘤初期,患者实邪、体壮且脾胃功能不衰者,以祛邪为主,祛邪中药如药性峻烈则使用时应从最小剂量开始,中病即止。放化疗期间,以扶正为主,祛邪中药剂量宜轻,以防"攻伐太过"。尤其对体质较弱,病情较重的晚期患者切不可随意加药。放化疗后肝肾功能差者,宜调整剂量,不宜大剂量投药。

4. 根据年龄选择　老年人用药,剂量宜从轻,最好选用安全有效的道地药材治病。因老年人气血虚弱,不能载药,若重剂,常产生腹胀、少食、呕吐、烦躁等不良反应。一般地说,为了保障治疗安全,60~69 岁的老年人,中药用量应为成人的 3/4,或取《中国药典》标准剂量的最轻量。70~79 岁的老年人,用药量应为成人量的 3/5。80~89 岁的老年人,用药量应为成人量的 1/2。90 岁以上的老年人,应仿小儿剂量投药。

三、中药剂型及给药途径选择原则

适当的剂型、合适的给药途径能充分发挥中药的作用,达到临床治疗目的。中药的传统剂型包括汤剂、膏剂、丹剂、散剂、丸剂、糊剂、锭剂等,随着科技的发展,逐渐出现了现代中药剂型,如颗粒剂、胶囊剂、片剂、滴丸剂及口服液等口服剂型,以及栓剂、喷雾剂、气雾剂等黏膜给药剂型和起效迅速的注射剂型。不同剂型的中药、不同的给药途径其吸收程度和作用速度也不同。在中药剂型中吸收率从慢到快依次为丸剂、片剂、散剂、栓剂、汤剂、酒剂、皮下注射剂、肌内注射剂、气雾剂、静脉注射剂。给药途径的吸收速率由低而高的顺序排列为皮肤给药、黏膜表面给药、直肠内给药、口服给药、舌下给药、皮下注射给药、肌内注射给药、吸入给药、静脉注射给药。妇科肿瘤患者使用中药时选择剂型和给药途径的原则如下。

1. 根据病情选择　妇科肿瘤患者多数情况以汤剂内服为主,因其煎煮简单,作用迅速,适应面广。对于需长期服用的,可选用便于服用和携带的丸剂内服。对于放化疗期间出现不良反应,特别是兼恶心呕吐、不思饮食等症状的胃纳不佳患者及肝肾功能不良患者,可以选用中医外治法,将中药制成外用制剂进行治疗,如用含漱剂治疗口舌糜烂,用气雾剂治疗咳嗽,用栓剂治疗放射性肠炎、阴道炎,用浴剂、熏洗剂治疗化疗引起的周围神经毒性,用散剂或外用膏剂通过穴位敷贴、热熨等治疗便秘、泄泻等。

2. 根据病位选择　妇科肿瘤发病部位在腹部,术后会引起盆腔淋巴水肿,放疗后会引起放射性直肠炎、阴道炎等放射性炎症及其他症状,化疗后会引起胃肠道反应、骨髓抑制等不良反应。中医临床治疗除中药内服外,还可用脐疗、按经络穴位或经肛门、阴道、皮肤等给药途径进行外治,如保留灌肠法、外阴冲洗法、坐浴法、中药离子导入法、药液穴位注射法、经穴敷贴法等,根据病位正确选择给药途径,从而提高中医临床疗效。

3. 根据中药药性选择　不同用药途径,有的中药疗效不同。如芒硝主要成分为硫酸钠,内服不易被肠壁吸收,存留肠内形成高渗液,阻止肠内水分吸收,使肠内容积增大,引起机械刺激,促使肠的蠕动,加快排除稀便,显示泻下软坚作用;外用能增强网状内皮系统的吞噬功能,加快淋巴细胞的生成,具有清热消肿作用。故在妇科肿瘤术后防治盆腔淋巴水肿宜选择纱布袋包裹后外敷。有一些毒性中药,具有强烈的刺激性和毒性,宜制成糊丸、蜡丸使用。如甘遂逐水的有效成分为溶于乙醇而不溶于水的树脂样物,一般只宜作丸散剂服用。

四、服药时间选择原则

《黄帝内经》《神农本草经》等经典医学著作中都认为人体用药应根据四季交替、十二时辰阴阳变化、人体经络流注等按时按节律服用药物。中医时辰药理学也阐述了择时服药的重要性:择时用药顺应时令变化,符合机体对阴阳需求的时间性,可以借助机体气机升降之势,诱导紊乱的人体节律恢复正常,预防或减少药物的不良反应,增强用药疗效,增加某些疑难病症的治愈途径,提高其治愈概率。

妇科肿瘤患者在治疗期间,可按二十四节气规律养护调理身体,"春月疏肝养脾,夏月抑火固金,秋月省辛增酸,冬月省咸增苦"。更年期前女性患者还应根据月经周期分阶段用药,行经期多以泻心、化瘀为主,经后期多以补肾扶正为主,经间期以健脾祛湿为主,经前期以疏肝理气为主。防治放化疗引起的不良反应的用药时间选择:涌吐药多宜清晨午前服用;解表发汗药多宜午前服用;泻下药多宜午后晚间服用;益气补阳药宜上午或清晨服用;滋阴养血药宜夜间服用;祛水湿药宜清晨服用;安神药宜睡前服用。除此以外,还应根据现代研究的客观指标择时服药。可按激素排泄或环核苷酸代谢的日节律来调整给药时间。例如,对各种肾上腺皮质功能低下的肾(脾)阳虚病证,在应用温补肾(脾)阳方药时,可考虑在肾上腺皮质激素高峰时(上午 6~8 时)一次给药;对于甲状腺素水平低下的病症,在应用益气养血方药时,可考虑高峰期间一次给药。

第三节　妊娠期及哺乳期妇科肿瘤患者合理用药原则

一、妊娠期妇科肿瘤患者合理用药原则

妊娠合并妇科恶性肿瘤最常见的是宫颈癌和卵巢癌,子宫内膜癌和外阴癌罕见。面临这种境况,医师治疗方案决策,尤其是药物治疗方案,必须权衡胚胎、胎儿的健康和孕妇肿瘤的预后。通常选择胎盘屏障率低的化疗药物,单药给药,选择合适的用药时间和用药剂量来合理用药,为胎儿及患者带来最大的益处。其间,中医药的治疗需以治病与安胎并举,以补肾健脾为主,慎重用药,选择对孕妇胎儿安全的中药,以保证孕期用药的合理性。

1. 慎重选药　凡峻下、滑利、祛瘀、破血、耗气、散气,以及一切有毒药品,都宜慎用或者禁用。但在病情需要的情况下,如妊娠恶阻也可以适当选用降气药物,但必须严格控制剂量,以免动胎气、伤胎儿。用药宜强调炮制减毒和配伍减毒,通过适当的炮制和正确的配伍,起到增效减毒的作用。

2. 用药剂量和用药时间　把握用药时间和剂量,时间宜短不宜长,剂量不宜过大;紧急抢救剂量宜大,病情缓解后应及时调整到安全剂量。应中病即止,以免损及胎儿。

3. 给药途径　首选口服给药,尽量局部用药。尽量避免全身用药。

4. 中西药物联用　因病情需要中西药物联合应用时,应以中西医双重理论为指导,首先要确定中、西药单用是否对母体及胎儿不利,同时还要注意联用后是否会危及母体及胎儿,要详细了解中西药物各自特性,扬长避短,以谨慎为宜。

二、哺乳期妇科肿瘤患者合理用药原则

哺乳期妇女使用药物可通过乳汁转运进入婴儿体内。因此,哺乳期妇女应禁忌使用细胞毒性药物、放射性同位素和其他对婴儿有潜在威胁的药物。对于中药能否进入乳汁的研究未见,从安全角度讲,应假定能充分进入,故哺乳期用药范围与妊娠期相同。如果必须服药时,应辨证用药,合理配伍,尽量减少用药量和用药时间。

1. 慎重用药　哺乳期必须使用毒副作用大的药物(如化疗药、罂粟壳)时应停止哺乳,以免对乳儿产生严重的危害。禁止使用番泻叶、大黄及以大黄为主的制剂(如大黄流浸膏、一清颗粒、枳实导滞丸等泻下类中药);炒麦芽水煎服,芒硝外敷有回乳作用,应慎用。

2. 用法用量　口服药物后 2~3 小时应尽量避免或减少哺乳。确需用药可采用外敷等外用、局部用药方式,以控制用药范围。

第四节　妇科肿瘤患者慎用中药

妇科肿瘤患者治疗过程中,机体气血虚衰,脏腑功能受到影响,机体各种功能退化,药物代谢能力下降,治疗效果降低,同时放化疗通常会影响造血系统和免疫系统,降低患者身体的耐受性,增加了药物的不良反应。因此,妇科肿瘤患者不仅应关注妊娠期及哺乳期用药安全,还应慎用一些药物。

1. 慎用破血药　莪术、三棱、水蛭、斑蝥破血类中药辛散行滞,行血活血,能使血脉通畅,瘀滞消散,达到止痛、调经、疗伤、消癥、通痹、消痈、祛瘀生新等功效,常用于癥瘕积聚(肿瘤),妇科月经不调、经闭、痛经、产后腹痛等。本类中药行散走窜,易耗血动血,应注意防其破泄太过,须做

到化瘀而不伤正。因此,妇科肿瘤患者月经期、其他出血而无瘀血者、血虚者、孕妇当慎用或忌用。在应用本类药物时,需针对引起瘀血的原因和具体的病证选择其他中药配伍。如瘀血因寒凝者,当配伍温里散寒、温通经脉药;因火热而瘀热互结者,宜配伍清热凉血、泻火解毒药;因痰湿阻滞者,当配伍化痰除湿药;因体虚致瘀者或久瘀致虚者,则配伍补益药;若癥瘕积聚者,当配伍软坚散结药。由于气、血之间的密切关系,在使用破血药时,常配伍行气药,以增强活血化瘀之力。

2. 慎用壮阳药 壮阳药根据来源可分为动物类和植物类两种。动物类壮阳药大多为名贵药材,益精补肾、助阳壮阳的作用比较强。一般常以单方使用或用作药膳。常见的药物有鹿茸、海马、海狗等;植物类壮阳药有淫羊藿、杜仲、补骨脂、肉苁蓉等,常常以复方使用。现在市场上最常用的中成药有金匮肾气丸、右归丸、加味五子衍宗丸等。植物类壮阳药的药性比较平和,不易伤阴动火,服用疗程可以较长,宜于妇女选用。青年女性,除肾阳虚衰者,一般不主张长期服用壮阳之品;中年女性,可根据身体不同状况,平时少量服用,有强壮身体、延长寿命的功效。长期服用这些壮阳药物,尤其是对于患有肝郁、湿热、瘀血、出血、痰瘀、肾阴虚等证的患者,可能会导致症状加重;患有心脏病、血压异常、甲状腺功能亢进(甲亢)、神经衰弱、肝肾功能不全等病症的人,也应慎用壮阳药。

3. 慎用胶类中药 胶类中药是指动物之皮、角、骨等经煎煮浓缩加工而成的中药。如阿胶、鹿角胶、龟甲胶、鳖甲胶等,传统上多单用或与其他药配伍,烊化溶服。在妇科临床使用较多,但胶类中药一般比较滋腻,难以吸收,对于放化疗后食欲不振、大便溏泄、肠胃消化功能较弱的患者应慎用。如确需应用,应配伍健脾胃中药。

4. 慎用大热大寒药

(1)寒凉药:恶性肿瘤的发病与发展及手术后、放化疗等治疗后的体质变化,虚寒者多,实热者少,正虚邪实者多,单独邪实者少,故而寒凉药的应用不可多;且历代医家在妇科疾病上应用寒凉药较少,特别是对产后病,视寒凉如猛虎,应中病即止,不可恋战。用药味数宜少不宜多,特别是对大寒大凉的方药使用应当更加慎重。其原则仍是审因辨证,对证用药。

(2)辛热药:肿瘤治疗如需温阳扶正,应选择肉苁蓉、制何首乌、巴戟天等温补肝肾的中药,慎用大辛大热药。此类药物如附子、肉桂、干姜,易灼伤津液,损耗阴血,如果确需使用,应少量,中病即止。必要时可兼用养阴药,或者应用阴中求阳法。

5. **慎用肝毒性中药**　妇科肿瘤患者经过手术放化疗的影响,肝功能减弱,代谢分解与解毒能力降低,容易受到药物损害,使用具有肝毒性的中药,易引起肝功能损伤,严重的会发生肝衰竭而危及生命。可致肝毒性的中药成分主要有生物碱类、萜类、苷类、蒽醌类等,以生物碱类居多。目前已知具有肝毒性的中药有诃子、石榴皮、五倍子、黄药子、菊三七、生何首乌、首乌藤、川楝子、千里光、地榆、款冬花、番泻叶、石菖蒲、贯众、土茯苓、白屈菜、半夏、合欢皮、肉豆蔻、苍术、泽泻、槲寄生、桑寄生、蓖麻子、常山、蒲黄、青黛、延胡索、熊胆粉、蟾酥、自然铜、砒霜等。发生肝毒性,除部分中药本身含有肝毒性成分的原因外,炮制不当、配伍不当、超剂量及长期服用都会造成肝毒性损伤。因此,使用此类中药,剂量应以常规剂量为主,并配伍相应的中药佐制毒性,或经炮制后使用,中病即止,不可长期服用。或定期复查肝功能指标,如发现异常及时停药并做护肝治疗。放化疗后已有肝损伤的患者,在护肝时,不可盲目选择多种护肝药物同时进行,过多会加重肝脏的代谢负担,一般选择不同作用机制的 2~3 种药物。

6. **慎用肾毒性中药**　妇科肿瘤患者经过手术、放化疗后,特别是化疗后,身体各个脏器的功能都受到影响,尤其是肾脏的代谢功能受到损伤,对一些毒性的排除能力不如从前。所以那些肾功能不全的患者使用具有肾毒性的中药应该格外谨慎。可致肾损害的中药主要有以下三类。第一类为植物类中药:关木通、广防己、汉中防己、马兜铃、青木香、天仙藤、益母草、苍耳子、山慈菇、甘遂、大戟、巴豆、牵牛子、千金子、苦楝子、川楝子、干漆、常山、雷公藤、草乌、鸦胆子、蜂房、山豆根、白及、肉桂、使君子等。第二类为动物类中药:斑蝥、蜈蚣等。第三类为矿物类中药:如含砷类(砒石、砒霜、雄黄、红矾)、含汞类(朱砂、升汞、轻粉)、含铅类(铅丹)和其他矿物质类(胆矾等)。同西药一样,中药也可以引起肾损害,其主要表现为肾衰竭。导致中药肾损害的主要原因是过量服用、擅自服用及长期服用等一些不规范使用药物的做法。预防中药肾损害必须认识到中药也是有毒副作用的,应正确合理用药,避免过量、长期滥用中药,更不要轻信偏方、验方、秘方。

妇科肿瘤患者中西药合理应用

第一节　妇科常用抗肿瘤药

妇科肿瘤的药物治疗主要包括化疗、靶向治疗及免疫治疗,部分肿瘤(如卵巢癌、子宫内膜癌、子宫肉瘤)还可使用内分泌治疗药物。目前精准治疗下的抗肿瘤药物的治疗方案,由具有使用抗肿瘤药物资质的医师根据临床诊疗指南及患者的具体情况制定。

一、常用化疗药物

常用化疗药物有铂类(顺铂、卡铂)、紫杉类(紫杉醇、白蛋白结合紫杉醇、多西他赛)、蒽环类(异环磷酰胺、多柔比星脂质体、多柔比星)、喜树碱类(伊立替康、拓扑替康),其他化疗药物有氟尿嘧啶、吉西他滨、丝裂霉素、长春瑞滨、长春新碱、博来霉素等。

1. 铂类药物　为经典的抗肿瘤药物,其抗肿瘤作用机制主要是通过与 DNA 交联,破坏 DNA 的结构和功能,从而抑制癌细胞的分裂。然而该作用是非特异性的。由于肿瘤细胞比正常细胞增殖快,合成 DNA 迅速,并且 DNA 受损后的修复功能不完善,因此,肿瘤细胞对抗肿瘤药的细胞毒作用更为敏感,从而显示出药物的抗癌作用。

2. 紫杉类药物　紫杉类药物中紫杉醇在妇科肿瘤的治疗中占据举足轻重的作用,主要通过促进微管聚合阻止其解聚成亚单位,进而影响微管聚合与解聚的动态平衡,阻碍纺锤丝的形成,从而导致细胞周期停滞于 G2/M 期,快速分裂的肿瘤细胞因生长抑制而发挥抗肿瘤作用。

3. 蒽环类药物　是指含有蒽环的一类药物,属于抗肿瘤抗生素类,通过嵌入 DNA 双链的碱基之间,形成稳定复合物,抑制 DNA 复制与 RNA 合成,从而阻碍快速生长的癌细胞分裂。

4. 喜树碱类药物 是拓扑异构酶抑制剂类药物,属于细胞周期非特异性药物,对 S 期作用强于 G1 期和 G2 期,通过抑制拓扑异构酶 I 活性,从而干扰 DNA 结构和功能,发挥抗肿瘤作用。

5. 其他类 氟尿嘧啶是胸苷酸合成酶抑制剂,在细胞内转化为有效的氟尿嘧啶脱氧核苷酸后,通过阻断脱氧核糖尿苷酸受细胞内胸苷酸合成酶影响转化为胸苷酸,而干扰 DNA 的合成。氟尿嘧啶同样可以干扰 RNA 的合成,对各期细胞均有作用。吉西他滨抗肿瘤药物,进入人体内后由脱氧胞嘧啶激酶活化,由胞嘧啶核苷脱氨酶代谢,其主要代谢物在细胞内掺入 DNA,主要作用于 G1/S 期。此外,双氟脱氧胞苷除了掺入 DNA 以外,还能抑制核苷酸还原酶,导致细胞内脱氧核苷三磷酸酯减少,从而抑制肿瘤细胞增殖。

二、常用靶向治疗药物

常用靶向治疗药物一般包括小分子靶向类药物(奥拉帕利、尼拉帕利、氟唑帕利、帕米帕利、拉罗替尼、恩曲替尼、仑伐替尼、舒尼替尼、布立尼布、培唑帕尼、曲美替尼)和抗血管生成靶向类药(贝伐珠单抗)。

1. 小分子靶向药物 可分为 PARP 抑制剂(奥拉帕利、尼拉帕利、氟唑帕利、帕米帕利)、NTRK 抑制剂(拉罗替尼、恩曲替尼)和其他小分子靶向药物(仑伐替尼、舒尼替尼、布立尼布、培唑帕尼、曲美替尼)三类药物。

(1)PARP 抑制剂:PARPs 是抑制 ADP 核糖聚合酶(一种参与 DNA 修复的酶)的药物,对于具有遗传性 BRCA1、BRCA2 突变的人群效果显著。PARP1 是最具特征的 PARP 抑制剂,参与碱基切除修复(BER)、DNA 断裂修复及稳定染色体。当细胞内 PARP 被抑制时会引起其内部大量单链断裂(SSBs)不能及时修复而堆积,未被修复的 SSBs 会引发到达此处的复制叉的崩解并由此产生大量的双链断裂(DSBs),这些有着很强细胞毒性的 DSBs 在正常细胞内可以通过由 BRCA1 及 BRCA2 等因子共同参与介导的 HRR 进行及时准确的修复;而在 BRCA1/2 缺陷性细胞内,由于没有了 HRR 这一重要途径,DSBs 无法修复,或者最多由容易出错的非同源末端连接(NHEJ)修复,细胞死亡的概率大大增加。

(2)NTRK 抑制剂:TRK,即原肌球蛋白受体激酶(tropomyosin receptor kinase),是调节细胞通信和肿瘤生长的重要信号通路,而 NTRK 是编码 TRK 的基因。在罕见情况下,NTRK 基因会与其他基因融合,导致 TRK 信号通路不受控制,因而促进肿瘤的生长。

（3）其他小分子靶向药物:如仑伐替尼、舒尼替尼、布立尼布、培唑帕尼、曲美替尼。

1）仑伐替尼:是一种多靶点的激酶抑制剂,除抑制促血管生成和致癌信号通路相关 RTK 外,还能够选择性抑制血管内皮生长因子（VEGF）受体的激酶活性,VEGF 包括 VEGF1VEGF2、VEGF3,以及 FGFR、PDGFRα、KIT 和 RET。

2）舒尼替尼:是一类能够选择性地靶向多种受体酪氨酸激酶的新型药物中的代表,抑制受体酪氨酸激酶被认为可经阻断肿瘤生长所需的血液和营养物质供给而"饿死"肿瘤,同时具有杀死肿瘤细胞的药理活性,即舒尼替尼结合了终止向肿瘤细胞供应血液的抗血管形成作用和直接攻击肿瘤细胞的抗肿瘤作用这两种作用机制。

3）布立尼布:是血管内皮生长因子受体 2（VEGFR2）抑制剂,具有潜在的抗肿瘤活性。布立尼布能够强烈结合并抑制 VEGFR2,这是一种几乎完全在血管内皮细胞上表达的酪氨酸激酶受体;VEGFR2 的抑制可导致肿瘤血管生成的抑制,以及肿瘤细胞生长抑制和肿瘤消退。

4）培唑帕尼:是小分子的磷酸肌酶抑制剂,作用机制是多肌酶的抑制剂抑制血管内皮生长因子受体、血小板衍生生长因子受体、成纤维细胞生长因子受体、细胞因子受体等多个肌酶的作用。通过抑制这些肌酶所介导的信号通路,从而起到抑制血管生成,并且抑制肿瘤生长的作用。

5）曲美替尼:是一种丝裂原活化细胞外信号调节激酶 1（MEK 1/2）可逆性抑制剂,主要通过对 MEK 蛋白［胞外信号相关激酶（ERK）通路的上游调节器］的作用,影响 MAPK 通路,抑制细胞增殖。因此,本品在体内、体外均可抑制 BRAF V600 突变阳性的黑色素瘤细胞的生长。

2. 抗血管单克隆抗体——贝伐珠单抗　贝伐珠单抗是一种针对 VEGF 的 IgG1 型人源化单克隆抗体。贝伐珠单抗主要通过与内源性 VEGF 结合,阻断其与受体 VEGFRs（主要为 VEGFR-1 和 VEGFR-2）结合,进而从根本上关闭血管生成信号通路,抑制内皮细胞有丝分裂、减少新生血管形成、阻断肿瘤生长。与其他化疗药物联合应用时,贝伐珠单抗可以通过促进肿瘤血管正常化、降低组织间隙压、影响血管通透性、增加到达肿瘤细胞的化疗药物浓度,从而提高化疗的有效性。

三、常用免疫治疗药物

常用免疫治疗药物包括帕博利珠单抗、纳武利尤单抗等。

1. 帕博利珠单抗　是一种结合并阻断位于淋巴细胞上的程序性细胞死亡蛋白1（PD-1）的治疗性抗体。该受体通常负责防止免疫系统攻击身体自身的组织；它是一个免疫检查点。许多癌症使蛋白质与PD-1结合，从而阻断了自身免疫系统杀死肿瘤细胞的途径。抑制淋巴细胞上的PD-1可以防止这种情况，使患者自身免疫系统靶向杀死肿瘤细胞。存在MSI-H/dMMR的患者可选用帕博利珠单抗。

2. 纳武利尤单抗　是一种人免疫球蛋白G4（IgG4）单克隆抗体，可结合至PD-1受体并通过阻断PD-1与PD-L1和PD-L2的相互作用，释放PD-1通路-介导的免疫反应的抑制作用，包括抗肿瘤免疫反应。

四、常用内分泌治疗药物

常用内分泌治疗药物包括孕激素类（甲羟孕酮、甲地孕酮、左炔诺孕酮宫内缓释系统）、芳香化酶抑制剂（来曲唑、阿那曲唑、依西美坦）、抗雌激素类（他莫昔芬、阿佐昔芬、氟维司群）、促性腺激素释放激素激动剂（戈舍瑞林、亮丙瑞林、曲普瑞林）。

1. 孕激素类　包括甲羟孕酮、甲地孕酮、左炔诺孕酮宫内缓释系统。孕激素的作用机制是抑制下丘脑促性腺激素释放激素，从而抑制促卵泡激素和促黄体生成素（LH）分泌及诱导肝α-还原酶以加速体内雄激素降解而减少雌激素合成。它与孕激素受体（PR）结合后竞争性抑制雌二醇与雌激素受体（ER）的相互结合。

2. 芳香化酶抑制剂　包括来曲唑、阿那曲唑、依西美坦。由于绝经后妇女的雌激素70%以上系肾上腺产生的雄激素前体经芳香化酶作用而生成，约70%患者的肿瘤组织中芳香化酶的活性高于周围组织，而芳香化酶抑制剂能阻断95%~98%的芳香化酶活性，从而降低体内雌激素水平。

3. 抗雌激素类　包括他莫昔芬、阿佐昔芬、氟维司群。抗雌激素类药物通过结合或阻滞癌细胞中的ER来阻止雌激素的作用。

4. 促性腺激素释放激素激动剂　包括戈舍瑞林、亮丙瑞林、曲普瑞林。促性腺激素释放激素激动剂持续给药后，LH及卵泡雌激素（FSH）分泌即可受到抑制，使雄性动物的睾酮下降到去势水平；绝经期前雌性动物的雌激素下降到绝经后水平,停药后,促性腺激素释放激素及性激素水平可逐步恢复到正常水平。

第二节　妇科肿瘤常用中成药

妇科肿瘤临床常用中成药包含抗肿瘤中成药、抗肿瘤辅助中成药、其他妇科用药三种类型。

1. 妇科肿瘤常用抗肿瘤中成药　有康艾注射液、艾迪注射液、华蟾素口服液、宫瘤清片(胶囊)、复方斑蝥胶囊、消癌平片(胶囊、糖浆)、平消片(胶囊)、桂枝茯苓丸(胶囊)、大黄蟅虫丸(胶囊)等。

(1)康艾注射液

处方:黄芪,人参,苦参素。

功能主治:益气扶正,增强机体免疫功能。用于原发性肝癌、肺癌、直肠癌、恶性淋巴瘤、妇科恶性肿瘤;各种原因引起的白细胞低下及减少症;慢性乙型肝炎的治疗。

(2)艾迪注射液

处方:斑蝥,人参,黄芪,刺五加。

功能主治:清热解毒,消瘀散结。用于原发性肝癌、肺癌、直肠癌、恶性淋巴瘤、妇科恶性肿瘤等的治疗。

(3)华蟾素口服液

处方:本品为干蟾皮经适宜的加工制成的口服液。

功能主治:解毒,消肿,止痛。用于中晚期肿瘤、慢性乙型肝炎等病症。

(4)宫瘤清片(胶囊)

处方:土鳖虫,熟大黄,桃仁,水蛭,黄芩,蒲黄,牡蛎,枳实,白芍,地黄,甘草。

功能主治:活血逐瘀,消癥破积。用于瘀血内停所致的妇女癥瘕,症见小腹胀痛、经色紫暗有块、经行不爽;子宫肌瘤见上述证候者。

(5)复方斑蝥胶囊

处方:斑蝥,人参,黄芪,刺五加,三棱,半枝莲,莪术,山茱萸,女贞子,熊胆粉,甘草。

功能主治:破血消癥,攻毒蚀疮。用于原发性肝癌、肺癌、直肠癌、恶性淋巴瘤、妇科恶性肿瘤等。

（6）消癌平片（胶囊、糖浆）

处方：本品为乌骨藤经加工制成的浸膏片。

功能主治：抗癌，消炎，平喘。用于食管癌、胃癌、肺癌，对大肠癌、宫颈癌、白血病等多种恶性肿瘤亦有一定疗效，亦可配合放疗、化疗及手术后治疗；用于治疗慢性气管炎和支气管哮喘。

（7）平消片（胶囊）

处方：郁金，仙鹤草，五灵脂，白矾，硝石，干漆，麸炒枳壳，马钱子粉。

功能主治：活血化瘀，散结消肿，解毒止痛。对毒瘀内结所致的肿瘤患者具有缓解症状、缩小瘤体、提高机体免疫力、延长患者生存时间的作用。

（8）桂枝茯苓丸（胶囊）

处方：桂枝，茯苓，牡丹皮，白芍，桃仁等。

功能主治：活血，化瘀，消癥。用于妇人瘀血阻络所致的癥块、经闭、痛经、产后恶露不尽；子宫肌瘤、慢性盆腔炎包块、痛经、子宫内膜异位症、卵巢囊肿见上述证候者。

（9）大黄䗪虫丸（胶囊）

处方：熟大黄，土鳖虫，水蛭，虻虫，蛴螬（炒），干漆，桃仁，苦杏仁，黄芩，地黄，白芍，甘草等。

功能主治：活血破瘀，通经消癥。用于瘀血内停所致的癥瘕、闭经，症见腹部肿块、肌肤甲错、面色暗黑、潮热羸瘦、经闭不行；还可以用于治疗现代医学称为的子宫肌瘤、子宫内膜异型增生、子宫内膜癌、宫颈癌、子宫内膜异位症、子宫腺肌病等属于血瘀证者，以及闭经、月经后期、多囊卵巢综合征属血瘀证者。

2. 妇科肿瘤常用抗肿瘤辅助中成药　主要用于放化疗后引起的免疫力低下、乏力、白细胞计数低、盆腔炎、阴道炎等不良反应的治疗。常用的药物有姜竭补血合剂、心脑健片、健脾益肾冲剂、至灵胶囊、生血宝胶囊、强力康颗粒、参芪十一味颗粒、十味扶正颗粒、养正合剂、注射用黄芪多糖等。

（1）姜竭补血合剂

处方：生姜，龙血竭，山药，茯苓，砂仁，当归，三七，甘草，米酒。

功能主治：补脾生血，祛瘀生新。用于脾虚血瘀所致贫血、放化疗及其他原因造成的白细胞减少症，以及肿瘤患者在放化疗过程中的辅助治疗。

（2）心脑健片

处方：茶叶提取物。

功能主治：健脾益肾。用于减轻肿瘤患者术后放化疗副作用、提高机体免疫功能，以及治疗脾肾虚弱所引起的疾病。

（3）健脾益肾冲剂

处方：党参，枸杞子，女贞子，白术，菟丝子，补骨脂（盐炙）。

功能主治：健脾益肾。用于减轻肿瘤患者术后放化疗副作用、提高机体免疫功能，以及治疗脾肾虚弱所引起的疾病。

（4）至灵胶囊

处方：本品为由冬虫夏草幼虫分离的孢霉属真菌（*Mortierella* sp.）经人工培养发酵的菌丝体加工制成的胶囊。

功能主治：补肺益肾。用于肺肾两虚所致咳喘、浮肿等症，亦可用于各类肾病、慢性支气管哮喘、慢性肝炎及肿瘤的辅助治疗。

（5）生血宝胶囊

处方：制何首乌，女贞子，桑椹，墨旱莲，白芍，黄芪，狗脊。

功能主治：养肝肾，益气血。用于恶性肿瘤放化疗所致的白细胞减少及神疲乏力、腰膝酸软、头晕耳鸣、心悸、气短、失眠、咽干、纳差食少等症。

（6）强力康颗粒

处方：灵芝菌浸膏，猴头菌浸膏，银耳菌浸膏，维生素 E。

功能主治：扶正固本，滋补强壮。用于各种肿瘤放化疗期，以及急慢性肝炎、白细胞计数低及慢性病患者。

（7）参芪十一味颗粒

处方：人参，黄芪，当归，天麻，熟地黄，泽泻，决明子，鹿角，菟丝子，细辛，枸杞子。

功能主治：补脾益气。用于脾气虚所致的体弱、四肢无力。常用于肿瘤放化疗后体弱气虚、乏力。

（8）十味扶正颗粒

处方：人参，熟地黄，白术，黄芪，茯苓，白芍，当归，肉桂，甘草，川芎。

功能主治：补益气血，温阳健脾。用于肿瘤放化疗引起的白细胞减少、免疫功能下降等所致气血双亏证，症见四肢乏力、气短心悸、面色苍白、头晕、食欲不振。

（9）养正合剂

处方：红参，黄芪，枸杞子，女贞子（酒蒸），猪苓，茯苓。

功能主治:益气健脾,滋养肝肾。用于肿瘤患者化疗后引起的气阴两虚,症见神疲乏力、少气懒言、五心烦热、口干咽燥等症及白细胞减少者。

（10）注射用黄芪多糖

处方:黄芪多糖。

功能主治:益气补虚。用于倦怠乏力、少气懒言、自汗、气短、食欲不振属气虚证因化疗后白细胞减少、生活质量降低、免疫功能低下的肿瘤患者。

3. 其他妇科用药　本身没抗肿瘤作用,但常用于妇科相关疾病及症状的治疗。常用的有妇乐颗粒、安宫止血颗粒(丸、胶囊)、冰硼散、妇科千金片、妇炎康胶囊、元胡止痛滴丸、更年安片、益母草颗粒、妇宝颗粒、乌鸡白凤丸、安坤颗粒、固经丸、宫血宁胶囊、保妇康栓等。

（1）妇乐颗粒

处方:忍冬藤,大血藤,甘草,大青叶,蒲公英,牡丹皮,赤芍,川楝子,延胡索,大黄。

功能主治:清热凉血,化瘀止痛。用于瘀热蕴结所致的带下病,症见带下量多、色黄、少腹疼痛;慢性盆腔炎见上述症状者。

（2）安宫止血颗粒(丸、胶囊)

处方:益母草,马齿苋。

功能主治:活血化瘀,清热止血。用于瘀热内蕴所致的恶露不净,症见恶露不止、小腹疼痛、口燥咽干;人工流产及产后子宫复位不全见上述证候者。

（3）冰硼散

处方:冰片,硼砂,朱砂,玄明粉。

功能主治:清热解毒,消肿止痛。常用于热毒蕴结所致的咽喉疼痛、牙龈肿痛、口舌生疮,以及皮肤瘙痒、湿疹、水疱等症状的治疗。

（4）妇科千金片(胶囊)

处方:千斤拔,金樱根,鸡血藤,功劳木,单面针,穿心莲,当归,党参。

功能主治:清热除湿,益气化瘀。用于湿热瘀阻所致的带下病、腹痛,症见带下量多、色黄质稠、臭秽、小腹疼痛,以及腰骶酸痛、神疲乏力;慢性盆腔炎、子宫内膜炎、慢性宫颈炎见上述证候者。

（5）妇炎康胶囊

处方:赤芍,土茯苓,三棱,川楝子,莪术,延胡索,炒芡实,当归,苦参,香附,黄柏,丹参,山药。

功能主治：清热利湿，理气活血，散结消肿。用于湿热下注、毒瘀互阻所致带下病，症见带下量多、色黄、气臭，以及少腹痛、腰骶痛、口苦咽干；阴道炎、慢性盆腔炎见上述证候者。

（6）元胡止痛片（口服液、胶囊、颗粒、滴丸）

处方：延胡索，白芷。

功能主治：理气，活血，止痛。用于气滞血瘀所致的胃痛、胁痛、头痛及痛经。

（7）更年安片（丸、胶囊）

处方：地黄，泽泻，麦冬，熟地黄，玄参，茯苓，仙茅等。

功能主治：滋阴清热，除烦安神。用于肾阴虚所致的绝经前后诸证，症见烦热出汗、眩晕耳鸣、手足心热、烦躁不安。

（8）益母草颗粒（片、口服液、膏、胶囊）

处方：益母草。

功能主治：活血调经。用于血瘀所致的月经不调、产后恶露不绝，症见月经量少、淋漓不净及产后出血时间过长；产后子宫复旧不全见上述证候者。

（9）妇宝颗粒

处方：地黄，忍冬藤，续断，杜仲叶，麦冬，川楝子，白芍，延胡索，侧柏叶，莲房炭，大血藤，甘草。

功能主治：益肾和血，理气止痛。用于肾虚夹瘀所致的腰酸腿软、小腹胀痛、白带异常、经漏；慢性盆腔炎、附件炎见上述证候者。

（10）乌鸡白凤丸

处方：乌鸡，人参，黄芪，山药，熟地黄，当归，白芍，川芎，丹参，鹿角霜，鹿角胶，鳖甲，地黄，天冬，香附，银柴胡，芡实，桑螵蛸，牡蛎，甘草等。

功能主治：补气养血，调经止带；主要用于治疗气血两虚所致的身体瘦弱、腰膝酸软、月经不调、崩漏、带下等病症。①适用于气血双亏、阴虚有热、热扰冲任所致月经不调，症见经水先期而至，经量多或少，午后潮热，盗汗，腰膝酸软，心烦失眠，舌质偏红，脉细数；功能性月经不调见上述证候者。②适用于气血不足、阴虚有热、热破血行所致崩漏，症见经乱无期，月经量多，或淋漓不尽，头晕，乏力，腰腿酸痛，心烦易怒，舌质偏红，脉细数；功能性子宫出血见上述证候者。③适用于气血虚弱、肝肾不足、虚热内扰、带脉不固所致带下病，症见带下量多，黄白相兼，腰酸腿软，虚热盗汗，舌质偏红，脉细数。

（11）安坤颗粒

处方：牡丹皮，栀子，当归，白术，白芍，茯苓，女贞子，墨旱莲，益母草。

功能主治：滋阴清热，健脾养血。用于放环后引起的出血，月经提前、量多或月经紊乱，腰骶酸痛，下腹坠痛，心烦易怒，手足心热。

（12）固经丸

处方：盐黄柏，酒黄芩，麸炒椿根皮，酒白芍，醋龟甲（炙），醋香附，艾叶，赤石脂，补骨脂，木贼，附子。

功能主治：滋阴清热，固经止血。主要用于崩漏、经水过多或下血量过多，血色深红或紫黑稠黏，手足心热，腰膝酸软，舌红，脉弦数。

（13）宫血宁胶囊

处方：重楼。

功能主治：凉血止血，清热除湿，化瘀止痛。用于崩漏下血，月经过多，产后或流产后宫缩不良出血及子宫性出血属血热妄行证者，以及慢性盆腔炎之湿热瘀结所致的少腹痛、腰骶痛、带下增多；现代用于月经期或子宫出血，慢性盆腔炎。

（14）保妇康栓

处方：莪术油，冰片。

功能主治：行气破瘀，生肌止痛。用于湿、热、瘀所致的带下病，症见带下量多、色黄，时有阴部瘙痒；霉菌性阴道炎、宫颈糜烂病见上述证候者。

第三节　妇科肿瘤患者中西药联用注意事项

在肿瘤中西医结合治疗中，常西药、中药联合使用。大量临床实践证明，中药能增强化疗药物的疗效，降低化学药物的毒副作用。但是，由于中西药物本身的特点，使得两者合用可能存在不必要的化学、物理反应，出现降低疗效或出现药理毒理副作用，对患者产生危害。因此，妇科肿瘤患者中西药联用时应谨慎，需注意以下几点。

1. 在专业医师的指导下服用药物，不可听信偏方、秘方，擅自服用中药。医师在了解患者的具体情况后，综合考虑中西药物的相互作用、毒副作用等因素来调配药方，嘱患者正确服用，不可擅自增减药物，可避免出现疗效降低或发生副作用的不良事件。

2. 严格控制用药剂量。中西药合用时应严格按照医师处方和用药说明来服用药物，并且严格控制用药的剂量，避免出现药代动力学上的不良反应,最大限度地减少药物的毒副作用。

3. 注意饮食调配。妇科肿瘤患者在服用中西药物的同时还应注意饮食调配,尤其是注意避免与药物相互作用的食物,如某些水果、茶叶、饮料等,有时会影响药物的疗效或增加药物的毒副作用。

4. 及时监测身体反应。妇科肿瘤患者在用药过程中应及时注意身体的反应和变化,如有头晕、恶心呕吐、腹泻等症状,应及时告诉医师,以便于医师根据症状调整用药方法和剂量。

5. 不擅自停药。妇科肿瘤患者在服用中西药物的时候,应遵循医师的用药方案,不要擅自停药或修改药量,以免影响治疗效果。

各　论

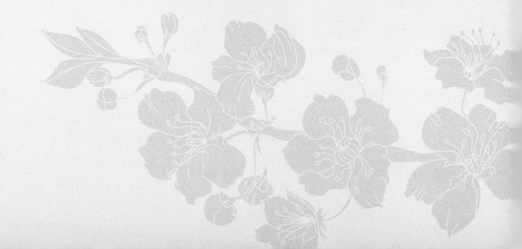

第四章

妇科肿瘤常用中药

艾叶

【来源】本品为菊科植物艾 *Artemisia argyi* Lévl. et Vant. 的干燥叶。

【产地】中国大部分地区均产。

【采收加工】夏季花未开时采摘,除去杂质,晒干。

【性状鉴别】

艾叶　多皱缩、破碎,有短柄。完整叶片展平后呈卵状椭圆形,羽状深裂,裂片椭圆状披针形,边缘有不规则的粗锯齿;上表面灰绿色或深黄绿色,有稀疏的柔毛和腺点;下表面密生灰白色绒毛。质柔软。气清香,味苦。

醋艾炭　呈不规则的碎片,表面黑褐色,有细条状叶柄。具醋香气。

艾叶临床习用品还有炒艾叶、醋艾叶。

艾叶以色青、背面灰白色、绒毛多、叶厚、质柔软而韧、香气浓郁者为佳。

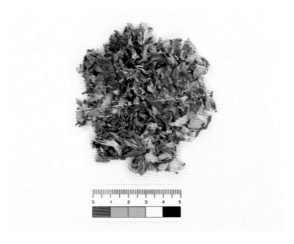

艾叶饮片图

【性味与归经】辛、苦，温；有小毒。归肝、脾、肾经。

【功效与主治】温经止血，散寒止痛；外用祛湿止痒。用于吐血，衄血，崩漏，月经过多，胎漏下血，少腹冷痛，经寒不调，宫冷不孕；外治皮肤瘙痒。

【常用配伍】

1. 配伍香附，二药并走肝肾，调补冲任、温中暖宫、理气止痛，为女科常用药对，善治宫寒不孕、少腹冷痛等，在妇科肿瘤中常用于寒凝气滞之少腹冷痛。

2. 配伍生地黄、侧柏炭，可使艾叶的温性药性受制、凉血止血力增强，常用于放疗后血热妄行之阴道出血。

3. 配伍煅牡蛎，调经止血，治疗月水不止，众药不应者。

4. 配伍阿胶，二药相互为用，一阴一阳，补血止血，是妇科常用药对（如胶艾汤），可用于下元虚冷、冲任不固所致的崩漏下血。

【常用剂量与用法】煎服 3~9g。外用适量，供灸治或熏洗用。

【主要化学成分】艾叶主要含有挥发油、黄酮类等化学成分。

【抗妇科肿瘤研究】现代药理学研究表明，艾叶具有抗宫颈癌和人乳头状瘤病毒（HPV）的药理活性。艾叶的主要抗妇科肿瘤机制：①抑制肿瘤细胞增殖。艾叶的乙酸乙酯提取物和正丁醇提取物能抑制宫颈癌 HeLa 细胞增殖，且作用呈剂量依赖性。②抗 HPV 感染。艾叶中的黄酮类化合物棕矢车菊素能够阻断人乳头状瘤病毒肿瘤蛋白 E6 和肿瘤抑制蛋白 p53 结合，并抑制宫颈癌细胞中 HPV-16 活性。此外，艾叶还具有抗菌、抗氧化、保肝利胆、抗凝血、抗过敏、抗疲劳、提高免疫等药理作用。

【临床合理应用】艾叶是一味妇科临床常用中药。其味辛、苦，性温，归肝、脾、肾经，有小毒。据临床证实，本品煎汤内服中毒量为 20~30g，致死量在 100g 以上，中毒潜伏期为 1~4 小时。故不宜长期大量使用，否则会造成不可逆肝损伤。有研究发现，本品配伍醋制香附，能温开并举，调经散寒，利气行血，从而降低肝毒性发生的可能性。

对于妇科肿瘤患者寒客胞宫、血寒虚冷、血虚火旺之出血，应使用醋艾叶，其可缓和对胃的刺激性，从而逐寒止痛；湿冷下痢脓血、腹痛，可用艾叶炭温经止血；虚寒性出血可用醋艾炭，取其温经止血之功。用治脾胃虚寒所致的脘腹冷痛，可以单味艾叶煎服，或以之炒热熨敷脐腹，或配伍温中散寒之品。现常用艾叶之"纯阳"特性，制成艾条、艾炷等，用以熏灸体表穴位，能温煦气血，透达经络。

【参考文献】

［1］李真真,吕洁丽,张来宾,等.艾叶的化学成分及药理作用研究进展［J］.国际药学研究杂志,2016,43（06）:1059-1066.

［2］龚玉英.堕胎的机理及艾叶的安胎作用［J］.河南中医,2003,12:63-64.

［3］毛小平,毛晓健,周述华,等.艾叶、香附配伍的实验研究［J］.云南中医学院学报,1998,（S1）:40-41.

白花蛇舌草

【别名】蛇舌草、二叶葎、二月葎。

【来源】本品为茜草科植物白花蛇舌草 *Hedyotisdiffusa*（Willd.）Roxb. 的干燥全草。

【产地】主产于广东、广西、福建,长江以南其他各省亦产。

【采收加工】秋季采收,干燥。

【性状鉴别】呈段状。茎纤细,具纵棱,淡棕色或棕黑色。叶对生;叶片线形,棕黑色;托叶膜质,下部连合,顶端有细齿。花通常单生于叶腋,具梗。蒴果扁球形,顶端具4枚宿存的萼齿。种子深黄色,细小,多数。气微,味微涩。

白花蛇舌草为非《中国药典》品,各省区入药来源不同,应注意区别。

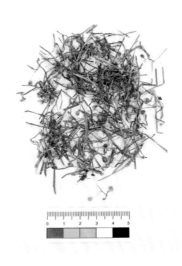

白花蛇舌草饮片图

【性味与归经】甘、淡,凉。归胃、大肠、小肠经。

【功效与主治】清热解毒,消肿止痛。用于阑尾炎,气管炎,尿路感染,毒蛇咬伤,肿瘤,肠风下血。

【常用配伍】

1. 配伍半枝莲,能清热解毒,可用于治疗各种肿瘤,如宫颈癌、卵巢癌、胃癌、胰腺癌、胆囊癌、直肠癌等属热毒蕴结型,也可用于肿瘤放化疗的辅助治疗。

2. 配伍红藤、败酱草、蒲公英等,清热解毒消痈。每日 1 剂,水煎 100~150ml 睡前保留灌肠 2 小时,每日 1 次,10 次 1 个疗程。可用于肠痈。

3. 配伍败酱草,两者同具清热、解毒、消痈之功效。白花蛇舌草还长于燥湿、解蛇毒;败酱草味辛,能行血、祛瘀、止痛。故二药合用,清热解毒、消痈、燥湿、止痛之力更强,可用于痈肿、湿疹、蛇伤、疔疮、热淋、癌肿等。

4. 配伍车前草,二药配伍,利尿作用更强,并能清热、解毒、祛湿,可用于放化疗后热淋、湿热淋、水肿、小便不利等病证。

5. 配伍白茅根,能清热解毒、凉血止血,可用于各种血热妄行之出血证,以及痈疽疮毒等。

【常用剂量与用法】煎服 9~15g。如用鲜品,用量则加倍。

【主要化学成分】本品主要含有蒽醌类、环烯醚萜苷类、黄酮类、三萜类、甾醇类、香豆素类、烷烃类等化学成分,其中蒽醌类成分含量高且具有明显的抑瘤作用。此外,环烯醚萜类成分也具有一定的抗肿瘤活性。

【抗妇科肿瘤研究】现代药理学研究表明,白花蛇舌草具有抗宫颈癌、子宫内膜癌、卵巢癌及子宫肌瘤等多种妇科肿瘤的药理活性。白花蛇舌草的主要抗妇科肿瘤机制:①诱导肿瘤细胞凋亡。白花蛇舌草已被证实对宫颈癌 U14 细胞荷瘤小鼠有明显的抗肿瘤作用,能诱导肿瘤细胞凋亡及抑制肿瘤细胞端粒酶活性,其机制为促进细胞内贮藏钙的释放和胞外钙离子的内流,显著提升癌细胞内游离钙离子浓度。白花蛇舌草中的活性成分乌苏酸也被证实可通过干预糖代谢诱导卵巢癌细胞凋亡。②改善内分泌作用。动物实验发现,白花蛇舌草能调控荷瘤动物体内性激素水平,改善因卵巢癌恶性病变导致的内分泌功能紊乱,从而发挥对卵巢癌的抑制作用。③促进抑癌因子表达。实验证实,白花蛇舌草可通过增加 PTEN 表达,抑制 PI3K/AKT 通路激活发挥抗子宫肌瘤作用。此外,白花蛇舌草还具有抗菌消炎、调节免疫、抗氧化等药理作用,可用于肿瘤的辅助治疗。

【临床合理应用】白花蛇舌草在《泉州本草》中载:"清热散瘀,消痈解毒。治痈疽疮疡,瘰疬。"其味微苦、甘、淡,性微寒,药源丰富,是广受关注的民间抗肿瘤用草药。临床常用于多种肿瘤的治疗,在妇科肿瘤如宫颈癌、绒毛膜癌等湿热蕴结型患者常配伍半枝莲煎服。本品干品、鲜品都可煎汤内服。鲜白花蛇舌草可捣烂外敷治疗疮肿热痛。也可用白花蛇舌草、苍术、土茯苓各30g,艾叶(后下)20g,加水1 500ml,浸泡10~15分钟,用文火煎煮20分钟,滤液待温度适宜坐浴熏洗外阴10~15分钟,每晚1次,15次为1个疗程,治疗1~2个疗程,治疗顽固性外阴湿疹。另白花蛇舌草100g,水煎后坐浴,可治疗慢性盆腔炎。

白花蛇舌草在临床中少见不良反应的报道,仅有一例宫颈癌患者,放化疗期间自行购买白花蛇舌草,每天煎服50g,三个月后发生腰痛、尿频、尿痛等肾损伤症状。经停药治疗后肾功能即恢复。警示:长期或大剂量服用白花蛇舌草或可引起药源性肾损伤,应在医师指导下使用。

凡阴疽及脾胃虚寒者忌用;孕妇慎用。

【参考文献】

[1] 于亮,王芳,郭琪,等.白花蛇舌草的化学成分及其药理活性研究进展[J].沈阳药科大学学报,2017,34(12):1104-1114.

[2] 王志晓,马骏,赵文秀,等.中药白花蛇舌草有效成分的抗肿瘤作用机制研究[J].中兽医医药杂志,2019,38(05):22-25.

[3] 常丰葛,张珂,马玉瑶,等.白花蛇舌草提取物对卵巢癌模型大鼠的疗效及对其血清性激素水平的影响[J].陕西中医,2019,40(06):687-691.

[4] 刘枭,许云,徐银莹,等.白花蛇舌草治疗子宫肌瘤机制的网络药理学研究[J].中药新药与临床药理,2020,31(09):1070-1078.

白毛藤

【别名】白英、蜀羊泉。

【来源】本品为茄科植物白英 *Solanum lyratum* Thunb. 的干燥全草。

【产地】主产于浙江。

【采收加工】夏、秋季两季采收,干燥。

【性状鉴别】呈段状。嫩茎及叶密生具节柔毛。根浅棕黄色。茎圆柱形,表面灰绿色或灰黄色,稍有棱;切面中空。叶互生;叶片棕绿色至绿灰色,基部心形,全缘或下部 2 浅裂至中裂,裂片耳状或戟状。聚伞花序与叶对生。浆果球形,绿棕色。种子近圆形,扁平。气微,味微苦。

白毛藤为非《中国药典》品,浙江、上海临床应用较多。

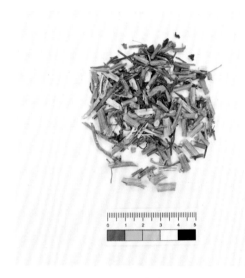

白毛藤饮片图

【性味与归经】微苦,平。归肝、胆经。

【功效与主治】清热解毒,利湿,消肿。用于风热感冒,发热,咳嗽,黄疸性肝炎,胆囊炎,白带,痈肿,风湿性关节炎。

【常用配伍】

1. 配伍白花蛇舌草、半枝莲,具清热解毒、利湿消肿功效,常用于宫颈癌、卵巢癌等的治疗。

2. 配伍土茯苓、紫草、藤梨根等,能清热利湿、化瘀解毒,可用于宫颈癌、卵巢癌等妇科肿瘤。

3. 与甘草 10g、大枣 30g 同煎,可代茶饮服,用于宫颈癌、卵巢癌等。

【常用剂量与用法】煎服 15~30g。

【主要化学成分】白毛藤主要化学成分有皂苷类、黄酮类、多酚类、有机酸类、倍半萜类、甾醇类、香豆素类、多糖类等。

【抗妇科肿瘤研究】现代药理学研究表明,白毛藤具有抗宫颈癌、卵巢癌等妇科肿瘤的药理活性。白毛藤的主要抗妇科肿瘤机制:①抑制肿瘤细胞增殖并诱导其凋亡。白毛藤提取液能够抑制人宫颈癌细胞 ME180 增殖,并促进宫颈癌 HeLa 细胞凋亡,其分子机制为上调 P53 蛋白表达和下调 Bcl-2 蛋白表达。②增强化疗药物疗效。白毛藤中的白毛多糖能够明显增强顺铂对卵巢癌的治疗作用,其机制为调控 Survivin 及 *PTEN* 等基因表达。此外,白毛藤还具有抗过敏、抗炎、抗真菌等药理作用。

【临床合理应用】白毛藤作为常用抗肿瘤中药,临床常用于宫颈癌、肝癌、肺癌等多种肿瘤治疗,其应用可单味煎服,亦可复方应用,与化疗配用则疗效更好。亦有临床试验证实,本品汤剂可增加唾液的分泌,减轻放疗后的口干症状和黏膜反应。因此,妇科肿瘤患者,放化疗期皆可应用本品辅助治疗。民间有用本品煎汁,放入桂圆同煎,制成茶饮,辅助治疗子宫肿瘤。本品性寒而有小毒,故日剂量不宜过大,若过量或长期服用出现恶心、呕吐、眩晕、咽喉烧灼感或惊厥性肌肉运动等毒性反应时,应减量或暂停服用。

《闽东本草》载:"体虚无湿热者忌用。"

【参考文献】

［1］李瑞玲,赵艳玲,张敬华.白英化学成分研究现状［J］.天中学刊,2009,24(2):23-24.

［2］张杰,杨骄霞,翟凤国,等.白毛藤多糖对人卵巢癌 A2780/DDP 细胞增殖和凋亡的影响［J］.智慧健康,2021,7(5):174-176.

［3］金国梁、章红燕.临床常用抗癌中药［M］.上海:上海科学技术出版社,2022.

白芍

【别名】杭白芍。

【来源】本品为毛茛科植物芍药 *Paeonia lactiflora* Pall. 的干燥根。

【产地】主产于浙江、安徽、四川、贵州、山东等省,均系栽培。

【采收加工】夏、秋二季采挖,洗净,除去头尾和细根,置沸水中煮后除去外皮或去皮后再煮,晒干。

【性状鉴别】

白芍　呈类圆形的薄片。表面淡棕红色或类白色。切面微带棕红色或类白色,形成层环明显,可见稍隆起的筋脉纹呈放射状排列。气微,味微苦、酸。

炒白芍　形如白芍片,表面微黄色或淡棕黄色,有的可见焦斑。气微香。

酒白芍　形如白芍片,表面微黄色或淡棕黄色,有的可见焦斑。微有酒香气。

白芍以根粗、坚实、粉性足、无白心或裂隙者为佳。

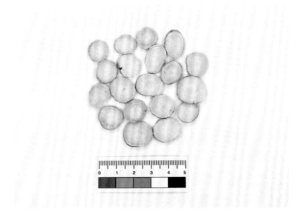

白芍饮片图

【**性味与归经**】苦、酸,微寒。归肝、脾经。

【**功效与主治**】养血调经,敛阴止汗,柔肝止痛,平抑肝阳。用于血虚萎黄,月经不调,自汗,盗汗,胁痛,腹痛,四肢挛痛,头痛眩晕。

【**常用配伍**】

1. 配伍熟地黄、当归、川芎,组成四物汤,能补血和血、调经化瘀,常用于妇科肿瘤患者血虚之面色萎黄,眩晕心悸,或月经不调、经行腹痛、崩中漏下等。

2. 配伍柴胡、当归,养血疏肝解郁,常用于治疗妇女血虚肝郁,胁肋疼痛。

3. 配伍赤芍,赤芍清热凉血,活血散瘀;白芍养血敛阴,柔肝止痛,平肝阳。二药配伍,赤芍散而不补,白芍补而不泻,一散一敛,一泻一补,对阴虚夹瘀有热之症最为合适,常用于妇科肿瘤术后调理。

4. 配伍白术、防风、陈皮等,补脾柔肝止痛,治疗脾虚肝旺,腹痛泄泻等。

5. 配伍黄芪、白术等,益气固表止汗,用治虚劳自汗不止。

6. 配伍龙骨、牡蛎、浮小麦等,敛阴止汗,用于阴虚盗汗。

7. 配伍甘草,缓急止痛,常用于阴血亏虚,筋脉失养而致手足挛急作痛,如化疗后引起的周围神经毒性。

8. 配伍牛膝、赭石、龙骨等,养血敛阴、平抑肝阳,常用于肝阳上亢之头痛眩晕。

【**常用剂量与用法**】煎服 6~15g。

【主要化学成分】白芍主要含有挥发油、单萜类、三萜类和黄酮类等化学成分。

【抗妇科肿瘤研究】现代药理学研究表明,白芍具有抗子宫肌瘤、卵巢癌及妊娠滋养细胞肿瘤等多种妇科肿瘤的药理活性。白芍的主要抗妇科肿瘤机制:①调节激素分泌。白芍中的芍药苷能通过降低孕酮,人附睾蛋白4及糖类抗原125等表达而发挥显著的治疗子宫肌瘤作用。②延缓化疗药物耐受。白芍中的芍药内酯苷能有效延缓卵巢癌细胞对铂类药物产生的耐受,其机制与调控 p38、MAPK、ATK 及 NF-κB 等信号通路,抗肿瘤细胞上皮间质化等密切相关。③减轻放化疗不良反应。白芍还具有明显的抗炎、镇痛作用,能帮助肿瘤患者有效减轻癌性疼痛,放化疗引起的恶心呕吐、脘腹胀痛及手足麻木等多种不良反应。④增强抗肿瘤免疫活性。芍药苷具有一定的增强机体免疫功能作用,在机体抗感染、抗肿瘤免疫反应过程中发挥重要的推动作用,从而抑制肿瘤增殖与转移。此外,白芍还具有改善心肌肥厚、抗血栓、改善斜视性弱视、降糖、改善骨关节炎、抗抑郁等药理作用。

【临床合理应用】白芍始载于《神农本草经》,但不分赤芍、白芍,通称芍药。唐末宋初,始将二者区分。两者性均微寒,但前人谓"白补赤泻,白收赤散",白芍长于养血调经、敛阴止汗、平抑肝阳,主治阴血亏虚、肝阳偏亢诸证;赤芍则长于清热凉血、活血散瘀、清泄肝火,主治血热、血瘀、肝火所致诸证。

白芍炮制方法有酒炒、醋炒、炒黄、土炒、炒炭等,《中国药典》2020 年版收载白芍、炒白芍和酒白芍。酒白芍入血分,长于调经止血、柔肝止痛,适用于肝郁血虚,胁痛腹痛、月经不调、四肢挛痛;醋白芍引药入肝,敛血养血、疏肝解郁的作用增强,适用于肝郁乳汁不通、尿血等;土炒白芍借土气入脾,增强养血和脾、止泻作用,适用于肝旺脾虚,腹痛腹泻;炒白芍寒性缓和,以养血和营、敛阴止汗为主,适用于血虚萎黄、腹痛泄泻、自汗盗汗等。临床应临证辨别合理使用。

白芍不宜与藜芦同用。阳衰虚寒之证不宜使用。恶石斛、芒硝。畏硝石、鳖甲、小蓟,反藜芦(《本草经集注》)。

白芍易受潮虫蛀,贮存时宜重点养护。

【参考文献】

[1]张燕丽,田园,付起凤,等.白芍的化学成分和药理作用研究进展[J].中医药学报,2021,49(2):104-109.

［2］吕晓芳,翟小娅,谢津,等.当归芍药散对妊娠期子宫肌瘤大小的影响及对不良产科并发症的预防效果［J］.世界中西医结合杂志,2021,16（6）:1128-1131.

［3］韩立,史芳瑜,郭晓娟,等.芍药内酯苷调控 NF-κB 抑制卵巢癌转移的作用研究［J］.中国医学院杂志,2022,42（22）:2361-2365.

［4］姜建伟,王春雷,周佳佳,等.芍药抗肿瘤作用机制及临床应用概况［J］.实用药物与临床,2017,20（5）:590-593.

白头翁

【**别名**】白头公。

【**来源**】本品为毛茛科植物白头翁 *Pulsatilla chinensis*（Bge.）Regel 的干燥根。

【**产地**】主产于东北、华北、华东等地。

【**采收加工**】春、秋二季采挖,除去泥沙,干燥。

【**性状鉴别**】呈类圆形的片。外表皮黄棕色或棕褐色,具不规则纵皱纹或纵沟,近根头部有白色绒毛。切面皮部黄白色或淡黄棕色,木部淡黄色。气微,味微苦涩。

白头翁以根粗长、整齐不碎、质坚实、外表灰黄色、头部有白毛者为佳。

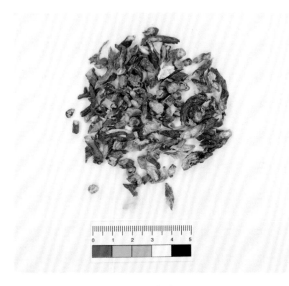

白头翁饮片图

【性味与归经】苦,寒。归胃、大肠经。

【功效与主治】清热解毒,凉血止痢。用于热毒血痢,阴痒带下。

【常用配伍】

1. 配伍黄连、黄柏、秦皮,清热解毒、凉血止痢,常用于热毒痢疾,腹痛,里急后重,肛门灼热,下痢脓血,赤多白少,渴欲饮水,舌红苔黄,脉弦数。临床常用于治疗阿米巴痢疾、细菌性痢疾等热毒偏盛者,在妇科常用于肝胆湿热型阴道炎、盆腔炎。

2. 配伍白花蛇舌草、半枝莲等抗肿瘤中药,清热利湿散结,能治疗湿热蕴结型宫颈癌、卵巢癌等妇科肿瘤。

3. 配伍苦参、白鲜皮、秦皮等,煎汤外洗,具清热燥湿之效,可用治下焦湿热所致之阴痒、带下。

【常用剂量与用法】煎服 9~15g。

【主要化学成分】白头翁主要含有皂苷类、三萜酸类、木脂素类等化学成分。

【抗妇科肿瘤研究】现代药理学研究表明,白头翁具有抗宫颈癌和卵巢癌等妇科肿瘤的药理活性。白头翁的主要抗妇科肿瘤机制:①抑制肿瘤细胞增殖并诱导其凋亡。白头翁中的皂苷总提取物具有直接的细胞毒作用,能抑制宫颈癌 HeLa 细胞和卵巢癌细胞的增殖活性,且抑制作用呈剂量依赖性,其机制为诱导肿瘤细胞凋亡。②增强抗肿瘤免疫活性。白头翁是一种免疫调节剂,其提取物能增强巨噬细胞的吞噬能力,并刺激其合成一氧化氮及白细胞介素(IL)-1 的生成,从而提高机体免疫功能,发挥抗肿瘤免疫活性作用。此外,白头翁还具有抗炎、抗氧化、抗血吸虫等药理作用。

【临床合理应用】白头翁始载于《神农本草经》。本品气微,味微苦涩,以切面色淡黄、根头部有白色绒毛者为佳。生用。本品苦寒降泄,专入大肠经,能清热解毒、清泄湿热、散瘀化滞、凉血止痢,尤善清胃肠湿热及血分热毒,对热毒血痢和湿热痢疾均有较好的疗效,为治痢之良药。本品可用于妇科肿瘤放射性肠炎、放射性盆腔炎。也可用治下焦湿热所致之阴痒、带下,常与苦参、白鲜皮、秦皮等配伍,煎汤外洗。

临床未见有关白头翁的不良反应报告。

凡虚寒泻痢者忌服。

【参考文献】

[1] 姜峰玉,陈定法,孙抒.白头翁的研究现状和临床应用[J].医学

综述,2009,15(24):3785-3787.

[2]朱京童,白玉司,文秀,等.中药白头翁提取物抗肿瘤活性的体外实验研究[J].癌变·畸变·突变,2007,19(1):67-69.

[3]戴玲,王华,陈严.白头翁糖蛋白对小鼠腹腔巨噬细胞免疫的增强作用[J].中华生化药物杂志,2000,21(5):230-231.

百部

【别名】百条根。

【来源】本品为百部科植物直立百部 *Stemona sessilifolia*(Miq.)Miq.、蔓生百部 *Stemona japonica*(Bl.)Miq. 或对叶百部 *Stemona tuberosa* Lour. 的干燥块根。

【产地】直立百部和蔓生百部均主产于安徽、江苏、浙江、湖北等省。对叶百部主产于湖北、广东、福建、四川等省。

【采收加工】春、秋二季采挖,除去须根,洗净,置沸水中略烫或蒸至无白心,取出,晒干。

【性状鉴别】

百部 呈不规则厚片或不规则条形斜片;表面灰白色、棕黄色,有深纵皱纹;切面灰白色、淡黄棕色或黄白色,角质样;皮部较厚,中柱扁缩。质韧软。气微,味甘、苦。

蜜百部 形同百部片,表面棕黄色或褐棕色,略带焦斑,稍有黏性。味甜。

百部以根粗壮、质坚实、色黄白者为佳。

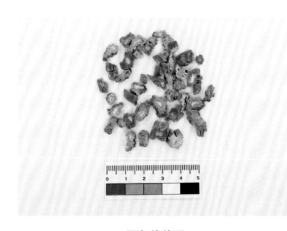

百部饮片图

【性味与归经】甘、苦,微温。归肺经。

【功效与主治】润肺下气止咳,杀虫灭虱。用于新久咳嗽,肺痨咳嗽,顿咳;外用于头虱,体虱,蛲虫病,阴痒。蜜百部润肺止咳。用于阴虚劳嗽。

【常用配伍】

1. 配伍苦参、蛇床子、蒲公英等清热解毒中药,煎汤坐浴,能治疗一切妇科炎症,如盆腔炎、阴道炎等。

2. 配伍麦冬、阿胶、三七等,滋阴润肺、镇咳止血,常用于治肺痨咳嗽、骨蒸潮热、咳嗽咯血。

3. 配伍石膏、浙贝母、紫菀等,清肺止咳化痰,常用于肺热咳嗽、咳痰黄稠。

【常用剂量与用法】煎服 3~9g。外用适量,水煎或酒浸。久咳宜蜜炙用,杀虫灭虱宜生用。

【主要化学成分】百部含有生物碱类、挥发油类、酚类、内酯类、苷类、多糖类等化学成分。

【抗妇科肿瘤研究】目前虽未有药理学研究表明百部具有抗妇科肿瘤的作用,但其抗肿瘤活性却已被证实。百部的主要抗肿瘤机制:①诱导肿瘤细胞凋亡。对叶百部总生物碱可以通过上调 Caspase-3、Bax 蛋白质及基因表达,下调 Bcl-2 蛋白质及基因表达,发挥诱导肿瘤细胞凋亡的作用。②调控癌相关基因。对叶百部总生物碱能够抑制 PI3K/AKT 通路激活,并促进 p38、MAPK 通路活化。PI3K/AKT 及 P38MAPK 信号通路已证实在宫颈癌及卵巢癌细胞的增殖与凋亡过程中扮演了重要角色,说明对叶百部总生物碱可能对宫颈癌 Hela 细胞和卵巢癌 SKOV3 细胞具有抑制作用。此外,百部还具有明显的抗菌作用和抗氧化活性。

【临床合理应用】百部最早出现在《名医别录》中,以"玉箫""箭悍"为名记载。古代本草书籍中百部实际为直立百部、对叶百部、蔓生百部、羊齿天门冬四类。《中国药典》2020 年版记载直立百部、蔓生百部、对叶百部三类。随着环境、种植技术的改进,现以长江中下游平原产百部作为优势品种,辐射至山东、福建地区。以质坚实、断面角质样者为佳。生用或蜜炙用。妇科疾病阴虱、阴痒可用生百部煎液熏洗、涂搽。妇科放化疗后阴虚劳嗽的患者,需选择蜜百部配伍入药。

古代医家有的认为百部能杀虫灭虱,有毒;有的认为百部杀虫而不伤气血,无毒。因其苦过于甘,中医学认为临床中不适用于虚人,因苦服之令人下利,应用时多与补益气血药共用,减轻毒性。现代药理学研究发现,百部的有毒成分主要是百部碱、对叶百部碱、霍多林碱等,其对胃肠道有较强的刺激作用,大剂量可降低呼吸中枢兴奋性,继而使呼吸中枢麻痹。与口服避孕药、氯噻嗪及保泰松等合用,可加重呼吸困难。故用量不可超过3~9g,且须与补益药同行。凡易伤胃滑肠,脾虚食少,便溏者忌用。

【参考文献】

［1］樊兰兰,陆丽妃,王孝勋,等.百部药理作用与临床应用研究进展［J］.中国民族民间医药,2017,26（08）:55-59.

［2］林思,秦慧真,许立拔,等.对叶百部总生物碱抑制非小细胞肺癌NCI-H460细胞增殖和诱导细胞凋亡的作用机制［J］.中国实验方剂学杂志,2023,22:71-78.

［3］林思,秦慧真,李泽宇,等.对叶百部总生物碱对人肺癌A549细胞凋亡、PI3K/Akt和JNK/p38 MAPK信号通路的影响［J］.中国实验方剂学杂志,2023,29（04）:69-76.

［4］ZHANG H, ZHAO X, LIU H, et al. Trichostatin A inhibits proliferation of PC3 prostate cancer cells by disrupting the EGFR pathway. Oncol. Lett., 2019, 18（1）: 687-693.

败酱草

【别名】黄花败酱草、白花败酱草。

【来源】本品为败酱科植物黄花败酱 *Patrinia scabiosaefolia* Fisch. ex Link 或败酱 *Patrinia villosa*（Thunb.）Juss. 的干燥地上部分。

【产地】主产于浙江。

【采收加工】秋季采收,干燥。

【性状鉴别】

黄花败酱　呈段状。茎圆柱形,表面黄绿色至黄棕色,主茎、分枝及花序梗一侧有白色硬毛;切面有髓或中空;叶对生;叶片边缘有锯齿,深绿色或黄棕色,两面疏生白毛。花黄色。瘦果无翅状苞片。气特异,味微苦。

败酱　主茎、分枝及花序梗全部或两侧被白色倒生粗毛。花白色。瘦果基部贴生在增大的圆翅状膜质苞片上。

败酱草以根长、叶多而色绿、气浓者为佳。

败酱草为非《中国药典》品,各地习用的"北败酱""苏败酱"来源不同,应加以区分。

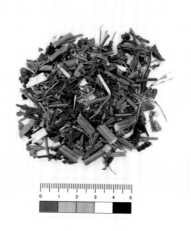

败酱草饮片图

【性味与归经】辛、苦,凉。归肝、胃、大肠经。

【功效与主治】清热解毒,祛瘀排脓。用于阑尾炎,痢疾,肠炎,肝炎,眼结膜炎,产后瘀血腹痛,痈肿,疔疮。

【常用配伍】

1. 配伍生薏苡仁、冬瓜仁、桃仁,清热利湿、祛瘀排脓,可治疗妇科肿瘤放化疗后引起的盆腔炎、阴道炎、直肠炎等。

2. 配伍鱼腥草、蒲公英,清热解毒力强,可治疗卵巢癌、宫颈癌等妇科热毒蕴结证者。

3. 配伍丹参、牡丹皮,活血凉血、化瘀排毒,可治疗瘀血阻络的各种癥瘕积聚。

4. 配伍香附、当归等,活血祛瘀、通经止痛,常用于产后瘀阻,腹中刺痛、痛经等。

5. 配伍金银花、连翘等药,治痈肿疮毒,无论已溃未溃皆可用之,或以鲜品捣烂外敷。

【常用剂量与用法】煎服 9~15g。外用适量。

【主要化学成分】败酱草主要含黄酮类、三萜皂苷类、环烯醚萜类、挥发油类、甾醇类和苯丙素类(香豆素类和木脂素类)等化学成分。

【抗妇科肿瘤研究】现代药理学研究表明,败酱草及其有效成分具有抗宫颈癌的药理活性。败酱草的主要抗妇科肿瘤机制:①抑制肿瘤细胞增殖并诱导其凋亡。败酱草总皂苷在多项体内、外试验中对多种宫颈癌细胞,如 HeLa 细胞、U14 细胞、Siha 细胞或其荷瘤动物模型均表现出明显的抗肿瘤活性,能有效抑制肿瘤增殖,诱导其凋亡。败酱草明显延长了荷瘤动物的生存期,且抑瘤活性呈时间与剂量依赖性。②增强抗肿瘤免疫活性。败酱草提取物能改善因肿瘤引起的机体免疫功能紊乱,增强抗氧化防御系统酶活性,从而增强机体抗肿瘤免疫活性。此外,败酱草还具有抑菌、抗炎、镇静、保肝利胆、治疗胃肠道疾病、抗氧化等药理作用。

【临床合理应用】败酱最早收载于《神农本草经》,被列为中品。它具有清热解毒、排脓破瘀的功效,常用于治疗肠痈、肺痈等痈肿,且本品辛散行滞,因有活血祛瘀、通经止痛之功而用于妇科。在《名医别录》有记载:"败酱……主除痈肿、浮肿、结热、风痹不足、产后疾痛。"《本草纲目》记载:"败酱乃手足阳明厥阴药也。善排脓破血,故仲景治痈及古方妇人科皆用之。乃易得之物,而后人不知用,盖未遇识者耳。"近些年,败酱草在妇科肿瘤放化疗后引起的急慢性盆腔炎、子宫内膜炎、盆腔积液等多种疾病中使用较广,如薏苡附子败酱散配伍温经散寒利湿中药治疗虚寒型盆腔积液。也可单味大剂量(30g)重用治疗盆腔炎。外用适量,捣烂敷患处,或煎汤熏洗。常内服、外用同时使用。

在临床应用时常发现本品有混淆品种,如苏败酱、北败酱等。经查证鉴别,败酱草的同名异物甚多,互为代用现象十分普遍。各地称"败酱草"应用的还有十字花科荠菜,菊科的苣荬菜、苦菜等。曾有北败酱草当败酱草使用致过敏反应的报道。因此临床应用时应加以区别。

对于脾胃虚弱,食少泄泻的患者本品不宜服用。

【参考文献】
[1]陈淑玲,韩亮.败酱草的现代研究进展[J].广东药科大学学报,2017,33(6):816-821.

[2]崔文燕,刘素香,宋晓凯,等.黄花败酱草和白花败酱草的化学成分与药理作用研究进展[J].药物评价研究,2016,39(3):482-488.

[3]陈磊,张涛,田黎明,等.白花败酱草提取物对小鼠 U14 宫颈癌细胞的抑制作用[J].中国老年学杂志,2010,30(8):1091-1093.

半夏

【别名】羊眼半夏。

【来源】本品为天南星科植物半夏 *Pinelliaternata*（Thunb.）Breit. 的

干燥块茎。

【产地】主产于四川、湖北、河南、贵州、安徽、浙江。

【采收加工】夏、秋二季采挖,洗净,除去外皮和须根,晒干。

【性状鉴别】

生半夏　呈类球形,有的稍偏斜,直径 0.7~1.6cm。表面白色或浅黄色,顶端有凹陷的茎痕,周围密布麻点状根痕;下面钝圆,较光滑。质坚实,断面洁白,富粉性。气微,味辛辣、麻舌而刺喉。

法半夏　呈类球形或破碎呈不规则颗粒状。表面淡黄白色、黄色或棕黄色。质较松脆或硬脆,断面黄色或淡黄色,颗粒者质稍硬脆。气微,味淡略甘、微有麻舌感。

姜半夏　呈片状、不规则颗粒状或类球形。表面棕色至棕褐色。质硬脆,断面淡黄棕色,常具角质样光泽。气微香,味淡、微有麻舌感,嚼之略粘牙。

清半夏　呈椭圆形、类圆形或不规则的片。切面淡灰色至灰白色或黄白色至黄棕色,可见灰白色点状或短线状维管束迹,有的残留栓皮处下方显淡紫红色斑纹。质脆,易折断,断面略呈粉性或角质样。气微,味微涩、微有麻舌感。

半夏临床习用品还有竹沥半夏。姜半夏另有以姜矾腌制工艺炮制的,性状有所差异。

半夏以色白、质坚实、粉性足者为佳。

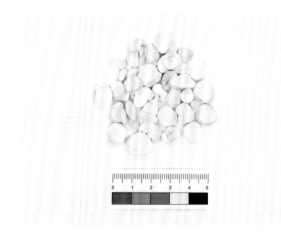

姜半夏(浙)饮片图

【性味与归经】辛、温;有毒。归脾、胃、肺经。

【功效与主治】燥湿化痰,降逆止呕,消痞散结。用于湿痰寒痰,咳喘痰多,痰饮眩悸,风痰眩晕,痰厥头痛,呕吐反胃,胸脘痞闷,梅核气;外治痈肿痰核。

【常用配伍】

1. 配伍陈皮、茯苓,可增强燥湿化痰的功效,常用于痰湿阻肺之咳嗽、白痰等。

2. 配伍天麻、白术,健脾除湿、化痰息风,常用于痰饮眩悸、风痰眩晕、痰厥头痛、呕吐痰涎等。

3. 配伍细辛、干姜,温肺化饮,常用于寒饮咳喘、形寒背冷、痰多清稀等。

4. 配伍黄芩、干姜、黄连,散结化痰消痞,可治疗寒热失调、中焦阻滞之疾病,可用于妇科肿瘤放化疗之后的呕吐、呃逆、泄泻等症。

5. 配伍厚朴、茯苓、紫苏等,行气解郁、化痰散结,可用于气滞痰凝之梅核气。

6. 配伍生姜或黄连,和胃降逆,常用于胃寒或胃热引起的呕吐;配伍石斛、麦冬,滋胃阴止呕,常用于胃阴虚引起的呕吐;故妇科肿瘤放化疗后引起的呕吐常辨证用之。

7. 配伍海藻、香附、青皮等,化痰消痞散结,常用于瘿瘤痰核。

【常用剂量与用法】内服一般炮制后使用,3~9g。外用适量,磨汁涂或研末以酒调敷患处。

【主要化学成分】半夏主要含有生物碱类、有机酸类、挥发油类、黄酮类、甾体类和糖类等化学成分。

【抗妇科肿瘤研究】现代药理学研究表明,半夏及其有效成分具有抗宫颈癌和卵巢癌等妇科肿瘤的药理活性。半夏的主要抗肿瘤机制为抑制肿瘤细胞增殖并诱导其凋亡。低浓度半夏凝集素单体(<0.1mg/ml)虽然促进了宫颈癌 HeLa 细胞的增殖,但随着浓度的增加促进增殖作用减弱,高浓度时(>0.5mg/ml)转为明显的抑制作用。半夏的乙酸乙酯提取物及总有机酸提取物具有诱导宫颈癌 HeLa 细胞凋亡的作用,其机制与调控 Bcl-2 及 Bax 水平,降低 Bcl-2/Bax 比例,并激活 Caspase 表达有关。此外,半夏还具有镇咳祛痰、止呕、抗胃溃疡、凝血、抗癫痫等药理作用。

【临床合理应用】半夏始载于《神农本草经》,被列为"下品"。它具有燥湿化痰、消痞散结的功效,既能治寒痰、湿痰,又能化痰以散结,在抗肿瘤治疗中应用广泛。临床应用疗效评价研究及药理学实验研究结果均表明,本品对妇科肿瘤、鼻咽癌、肺癌、食管癌、贲门癌、乳腺癌等多种恶性肿瘤的治疗有良好的效果。

半夏的饮片有生半夏、法半夏、姜半夏、清半夏、竹沥半夏等,不同的炮制品功效略有不同:清半夏为生半夏经白矾溶液浸泡所得,毒性降低,化痰作用增强;姜半夏为生半夏与生姜、白矾同煮晾干所得,毒性降低,止呕作用增强;法半夏为生半夏用甘草、石灰和白矾浸泡后得到的,燥性较为和缓,常用于消食化痰。各半夏炮制品均有破坏肿瘤细胞的作用,使细胞结构模糊、萎缩、崩解,形成碎片,这种破坏作用以姜半夏的作用最强。临床使用应根据临证选择合适的炮制品以增强疗效。

半夏的毒性多分布在针晶、凝集素蛋白,对局部黏膜具有强烈刺激性、肾毒性、妊娠胚胎毒性、致畸作用。表现为口舌咽喉痒痛麻木,声音嘶哑,恶心呕吐,胸闷,腹痛腹泻;严重者可出现喉头痉挛,呼吸困难,四肢麻痹,肝肾功能损害等,最后可因呼吸中枢麻痹而死亡。出现这些毒副作用与使用生半夏、超剂量服用、患者随意自服、特殊人群服用及配伍禁忌等密切相关。临床使用生半夏须谨慎。应在中医师指导下,选择合适炮制品、合适剂量、合适配伍增效减毒以防不良反应发生。凡是阴虚燥咳、血证、热痰、燥痰患者应慎用;半夏反乌头,不宜与川乌、制川乌、草乌、制草乌、附子同用;妊娠期妇女忌用,肝功能异常者慎用。

《饮膳正要》:有半夏、菖蒲,勿食饴糖及羊肉。

【参考文献】

[1] 王依明,王秋红.半夏的化学成分、药理作用及毒性研究进展[J].中国药房,2020,31(21):2676-2682.

[2] 武峰,秦志丰,李勇进,等.半夏化学成分抗肿瘤研究进展[J].中华中医药学刊,2013,31(2):270-272.

半枝莲

【别名】并头草、牙刷草。

【来源】本品为唇形科植物半枝莲 *Scutellaria barbata* D. Don 的干燥全草。

【产地】主产于浙江、河北、河南、山西、陕西等地。

【采收加工】夏、秋二季茎叶茂盛时采挖,洗净,晒干。

【性状鉴别】呈不规则的段。茎方柱形,中空,表面暗紫色或棕绿色。叶对生,多破碎,上表面暗绿色,下表面灰绿色。花萼下唇裂片钝或较圆；花冠唇形，棕黄色或浅蓝紫色，被毛。果实扁球形，浅棕色。气微，味微苦。

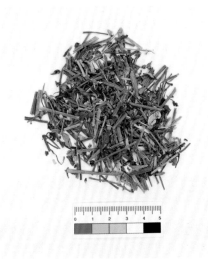

半枝莲饮片图

【**性味与归经**】辛、苦，寒。归肺、肝、肾经。

【**功效与主治**】清热解毒，化瘀利尿。用于疔疮肿毒，咽喉肿痛，跌仆伤痛，水肿，黄疸，蛇虫咬伤。

【**常用配伍**】

1. 配伍白花蛇舌草、败酱草等，清热解毒、利湿，可治疗妇科各种肿瘤，如卵巢癌、宫颈癌等。

2. 配伍半边莲，既可增强清热解毒之功，又能散瘀消肿，常用于各种肿毒之病。

3. 配伍藤梨根，清热解毒、利湿散结，常用于各类湿热蕴结型癌瘤肿毒。

【**常用剂量与用法**】煎服 15~30g。

【**主要化学成分**】半枝莲主要含有黄酮类、二萜及二萜内酯类化合物和多糖类等化学成分。

【**抗妇科肿瘤研究**】现代药理学研究表明，半枝莲具有抗宫颈癌、卵巢癌及子宫内膜癌等多种妇科肿瘤的药理活性。半枝莲的主要抗妇科肿瘤机制：①抑制肿瘤细胞增殖。半枝莲中的黄酮类化合物可抑制卵巢癌 SKOV3 细胞增殖，并增强铂类药物的治疗作用。②阻滞肿瘤细胞周期进程。半枝莲氯仿提取物能够抑制子宫内膜癌 Ishikawa 细胞增殖,其机制为干扰细胞 S 期 DNA 的准确复制和 G2/M 期蛋白质的合成,从而阻滞细胞周期进程。③增强抗肿瘤免疫活性。半枝莲黄酮及多糖类成分还具有免疫促进作用,能增强 CD4$^+$、CD8$^+$ 细胞对肿瘤的免疫杀伤力,从而抑制宫颈癌 U14 细胞增殖。④抑制肿瘤新血管生成。半枝莲多糖对实验动物血清中 TNF-α 及 VEGF 表达有调控作用,能抑制肿瘤外周新血管生成并增强环磷酰胺的抗肿瘤作用。此外,半枝莲还具有抗病毒、抗氧化、保肝、降血糖、抗菌、抗炎等药理作用。

【临床合理应用】半枝莲是清热解毒类常用抗肿瘤中草药,临床使用广泛,常用于宫颈癌、卵巢癌、肝癌、肠癌、食管癌、胃癌、胰腺癌、膀胱癌等。此外,常用于治疗肝炎、肝大、肝硬化腹水及吐血损伤出血等症。在妇科肿瘤治疗中也经常配伍半边莲用于抗肿瘤治疗。

半枝莲《中国药典》规定最大剂量为 30g,临床实际使用也有用到 60g。鲜品剂量为 30~60g。可捣汁内服或捣烂外敷。本品经临床研究发现,其不良反应的发生和长时间超大剂量服用呈正相关,超过 30g 剂量,使用时间超过 21 天,一部分患者会出现肝功能损伤或胃肠道反应。

半枝莲不宜用于血虚者,孕妇慎服。

【参考文献】

〔1〕武峰,秦志丰,李勇进,等.半夏化学成分抗肿瘤研究进展〔J〕.2013,31(2),270-272.

〔2〕满其倩,左琳,蒋海强,等.半枝莲体外抗子宫内膜癌活性的研究〔J〕,现代妇产科进展,2015,24(4),269-272.

〔3〕吴晓龙,崔思远,王琰,等.中药半枝莲有效成分抗肿瘤作用机制研究进展〔J〕.中华中医药杂志,2018,33(4),1459-1462.

〔4〕邹箴蕾,张启南.半枝莲的化学成分及药理作用研究进展〔J〕.时珍国医国药,2005,16(2),149-150.

鳖甲

【别名】鳖壳、甲鱼、甲鱼壳、必甲、团鱼壳。

【来源】本品为鳖科动物鳖 *Trionyx sinensis* Wiegmann 的背甲。

【产地】主产于浙江、江西、江苏。

【采收加工】全年均可捕捉,以秋、冬二季为多,捕捉后杀死,置沸水中烫至背甲上的硬皮能剥落时,取出,剥取背甲,除去残肉,晒干。

【性状鉴别】

鳖甲　多为长方形片块,大小不一,两端微向内曲。外表面具细网状皱纹;内表面光滑,中间有一条脊状隆起;两侧呈细齿状。一端不整齐突起,另端有一枚钝齿状突出。质坚硬,断面中间有细孔。气微腥,味淡。

醋鳖甲　表面淡黄色至淡黄棕色,质酥脆。

鳖甲以块大、无残肉无腥臭味者为佳。

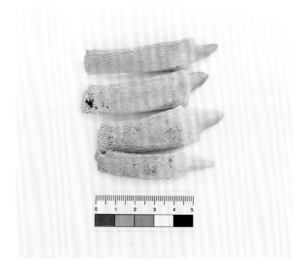

鳖甲饮片图

【性味与归经】咸,微寒。归肝、肾经。

【功效与主治】滋阴潜阳,退热除蒸,软坚散结。用于阴虚发热,骨蒸劳热,阴虚阳亢,头晕目眩,虚风内动,手足瘛疭,经闭,癥瘕,久疟疟母。

【常用配伍】

1. 配伍牡丹皮、桃仁、土鳖虫等,软坚散结,用于妇女血滞经闭、癥瘕积聚、肝脾大。

2. 配伍牡丹皮、生地黄、青蒿等,滋阴清热,治疗温病后期,阴液耗伤,邪伏阴分,夜热早凉,热退无汗。

3. 配伍秦艽、地骨皮等,退虚热,治疗化疗后阴血亏虚,骨蒸劳热。

【常用剂量与用法】9~24g,先煎。

【主要化学成分】鳖甲主要含有动物胶、角蛋白、碘质、维生素 D、磷酸钙、碳酸钙等化学成分。

【抗妇科肿瘤研究】现代药理学研究表明,鳖甲具有抗卵巢癌、宫颈癌及子宫肌瘤等妇科肿瘤的药理活性。鳖甲的主要抗妇科肿瘤机制:①抑制肿瘤细胞增殖并诱导其凋亡。复方青蒿鳖甲方能通过下调 AKT 水平使卵巢肿瘤细胞中 Bcl-2 及 Bax 蛋白平衡改变,并通过减少 BTAK 蛋白表达抑制细胞有丝分裂来发挥抑制肿瘤细胞增殖并诱导其凋亡的作用。②改善激素分泌。鳖甲胶能够改善血液流变性,影响 E_2、FSH 和 LH 等激素水平,发挥抗子宫肌瘤作用且不影响雌激素水平。③增强抗肿瘤免疫活性。本品能够提高机体溶血素抗体积数水平,增加巨噬细胞与吞噬细胞数量,调节免疫功能,提高非特异性免疫。增强机体对肿瘤细胞的杀伤能力。此外,鳖甲还具有抗肝硬化、抗乙肝病毒、抗骨质疏松等药理作用。

【临床合理应用】

鳖甲味咸,性微寒,为血肉有情之品,入肝、肾经,既善滋阴退热除蒸,又善滋阴潜阳息风,适用于肝肾阴虚所致阴虚内热、阴虚风动、阴虚阳亢诸证,为治阴虚发热之要药。本品亦长于软坚散结,常用于妇科血滞经闭、癥瘕积聚、久疟疟母、肝脾大,常与牡丹皮、桃仁、土鳖虫等药配伍,如鳖甲煎丸(《金匮要略》)。

本品经砂烫醋淬后,更容易煎出有效成分,并除去腥气,便于服用。脾胃虚寒者忌服,孕妇慎用。鳖甲本无毒性,主要含动物蛋白,如发生皮疹、过敏性休克等过敏反应可能与患者个体体质有关。不宜同时食用苋菜。

【参考文献】

［1］李彬,郭力城.鳖甲的化学成分和药理作用研究概况［J］.中医药信息,2009,26(1):25-27.

［2］曹俊红,姬霞,杜文霞,等.青蒿鳖甲方对二甲基苯蒽诱导雌鼠卵巢癌的影响及作用机制［J］.中国病理生理杂志,2019,035(009):1573-1578.

［3］杨敏春,李清林,彭芳,等."阿胶-鳖甲胶"对大鼠子宫肌瘤的影响研究［J］.中华中医药学刊,2021,11:9-12,259-260.

［4］马蓉,程慧莲.桂红鳖甲丸治疗气滞血瘀型子宫肌瘤 68 例［J］.河南中医,2010,4:382-383.

补骨脂

【别名】破故纸。

【来源】本品为豆科植物补骨脂 *Psoralea corylifolia* L. 的干燥成熟果实。

【产地】主产于四川、河南、陕西、浙江。

【采收加工】秋季果实成熟时采收果序,晒干,搓出果实,除去杂质。

【性状鉴别】

补骨脂　呈肾形,略扁,长 3~5mm,宽 2~4mm,厚约 1.5mm。表面黑色、黑褐色或灰褐色,具细微网状皱纹。顶端圆钝,有一小突起,凹侧有果梗痕。质硬。果皮薄,与种子不易分离;种子 1 枚,子叶 2,黄白色,有油性。气香,味辛、微苦。

盐补骨脂　形如补骨脂。表面黑色或黑褐色,微鼓起。气微香,味微咸。

补骨脂以粒大、饱满、色黑者为佳。

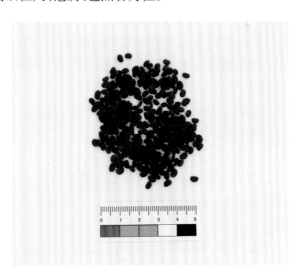

补骨脂饮片图

【性味与归经】辛、苦,温。归肾、脾经。

【功效与主治】温肾助阳,纳气平喘,温脾止泻;外用消风祛斑。用于肾阳不足,阳痿遗精、遗尿尿频、腰膝冷痛、肾虚作喘、五更泄泻;外用治白癜风,斑秃。

【常用配伍】

1. 配伍胡芦巴、胡桃仁,强腰膝、壮阳补肾,可治疗由妇科肿瘤术后气血两虚引起的腰膝酸软、遗尿等症。

2. 配伍菟丝子、胡桃肉、沉香,温肾助阳,可用于肾阳虚所致妇科放化疗后白细胞减少。

3. 配伍杜仲、胡桃肉,温肾助阳,可用于肾阳虚衰、风冷侵袭之腰膝冷痛等。

4. 配伍附子、肉桂、沉香,补肾助阳、纳气平喘,可用于放化疗后期肾阳虚衰、肾不纳气之虚喘。

5. 配伍吴茱萸、五味子、肉豆蔻,温补脾肾、收涩止泻,可用于脾肾虚寒所致五更泄泻。

【常用剂量与用法】煎服 6~10g。外用 20%~30% 酊剂涂患处。

【主要化学成分】补骨脂主要含有香豆素类、苯并呋喃类、黄酮类、单萜酚类等主要化学成分。

【抗妇科肿瘤研究】现代药理学研究表明,补骨脂具有抗宫颈癌的药理活性,其有效成分对人宫颈癌 HeLa 细胞株有较强的细胞毒作用,补骨脂乙酸乙酯提取物能够促进肿瘤坏死因子相关凋亡诱导配体介导的 HeLa 细胞凋亡。妇科肿瘤患者在放化疗期间易出现气阴两虚证候,补骨脂能够补益肝肾,提高巨噬细胞活性,促进机体免疫能力,明显提高患者生存质量,延长生存期。此外,本品还具有抗氧化、抗抑郁、保护心血管、抑制黑色素形成等药理作用。

【临床合理应用】补骨脂始记于《雷公炮炙论》,具有温肾助阳、纳气平喘、温脾止泻之功效,既可内服亦可外用。将本品研末用酒浸制成酊剂,外涂患处,能消风祛斑,用治白癜风、斑秃。

本品外用可致接触性皮炎或光敏性皮炎,表现为皮肤潮红灼热、痒不可忍,光照处皮肤出现痛感及日晒伤样损害、自觉烧灼感和痒痛肿胀,继之出现浆液性大疱。口服可致口唇发麻灼热、口腔及舌发硬烧灼感、食管及胃发热,并可出现皮肤红疹。使用本品应注意防晒。

现代研究证实,长期服用含有补骨脂的药物,有可能引起肝肾毒性。临床使用中不宜用生品,用盐水炙后可明显降低毒性。《中国药典》2020年版中补骨脂的使用剂量为 6~10g,在现有补骨脂肝损伤的报道中,服用补骨脂饮片最大剂量为 15g,连续服用补骨脂 7 天,有患者即出现肝损伤。因此使用剂量建议在 15g 以内,且服药疗程不超过 1 个月。研究表明,补骨脂通过配伍甘草或赤芍可降低肝毒性。

本品性质温燥,能伤阴助火,故阴虚火旺、大便秘结者忌服。

补骨脂与木蝴蝶不能混用。前者异名破故纸,后者异名故纸,两者的来源和功能主治都不相同,应区别应用。补骨脂与曼陀罗子在外形上极为相似,亦应避免混用。

【参考文献】

［1］谭伟.补骨脂化学成分和药理作用研究［D］.上海：东华大学,2017.

［2］居伟平.中医药在妇科肿瘤治疗中的应用［J］.现代中西医结合杂志,2008,14:2188.

［3］鲁亚奇,张晓,王金金,等.补骨脂化学成分及药理作用研究进展［J］.中国实验方剂学杂志,2019,3:180-189.

苍术

【别名】茅术、南苍术、北苍术。

【来源】本品为菊科植物茅苍术 *Atractylodes lancea*（Thunb.）DC. 或北苍术 *Atractylodes chinensis*（DC.）Koidz. 的干燥根茎。

【产地】主产于江苏、河北、湖北。

【采收加工】春、秋二季采挖,除去泥沙,晒干,撞去须根。

【性状鉴别】

苍术　呈不规则类圆形或条形厚片。外表皮灰棕色至黄棕色,有皱纹,有时可见根痕。切面黄白色或灰白色,散有多数橙黄色或棕红色油室,有的可析出白色细针状结晶。气香特异,味微甘、辛、苦。

麸炒苍术　形如苍术片,表面深黄色,散有多数棕褐色油室。有焦香气。

苍术以个大、质坚实、断面朱砂点多、香气浓者为佳。

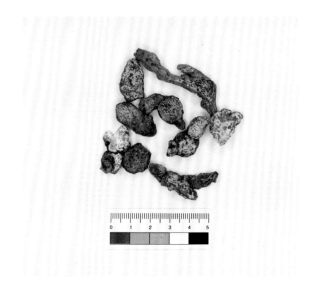

苍术(麸炒)饮片图

【性味与归经】辛、苦,温。归脾、胃、肝经。

【功效与主治】燥湿健脾,祛风散寒,明目。用于湿阻中焦,脘腹胀满,泄泻,水肿,脚气痿躄,风湿痹痛,风寒感冒,夜盲,眼目昏涩。

【常用配伍】

1. 配伍厚朴、陈皮等,燥湿健脾、止呕,常用于放化疗后湿阻中焦、脾失健运而致脘腹胀闷、食少、恶心呕吐。

2. 配伍甘松,取甘松温气开郁,苍术健脾燥湿之功,两者相拥,可治疗妇科阴肿。

3. 配伍丹参、山药、熟地黄,用于治疗不孕症、多囊卵巢综合征、原发性痛经等妇科疾病。

4. 配伍玄参,两药配伍,一润一燥,相互制约,相互促进,可治疗妇科术后气阴两虚之证。

5. 配伍龙胆、黄芩、栀子等,清热燥湿,可用于妇女湿热带下,湿疮、湿疹等。

【常用剂量与用法】煎服 3~9g。

【主要化学成分】苍术主要含有倍半萜及其苷类、烯炔类、三萜和甾体类、芳香苷类、苍术醇等化学成分。

【抗妇科肿瘤研究】现代药理学研究表明,苍术具有抗宫颈癌和卵巢癌等妇科肿瘤的药理活性。苍术的主要抗妇科肿瘤机制为阻滞肿瘤细胞周期从而抑制肿瘤增殖。茅苍术乙醇提取物能通过降低细胞周期蛋白D1 的表达,使细胞周期停滞在 G0/G1 期,从而发挥抑制卵巢癌 SKOV-3细胞增殖作用。已证实北苍术多糖不但能抑制人卵巢癌 SKOV-3 细胞增殖,且对人宫颈癌 HeLa 细胞增殖也有显著的抑制作用。此外,苍术还具有保护胃肠道、降血糖、降血压、抗菌消炎、保肝等药理作用。

【临床合理应用】苍术始载于《神农本草经》,苦温燥湿以祛湿浊,辛香健脾以和脾胃,对湿阻中焦、脾失健运而致脘腹胀闷、呕恶食少、吐泻乏力。舌苔白腻等症,最为适宜。以产于江苏茅山一带者质量最好,故名茅苍术。

本品正常剂量 3~9g,未见明显的毒副作用。但有文献报道,服用混有莨菪类植物根茎的苍术会引起颠茄样中毒症状:瞳孔散大,视物模糊,颜面潮红,口干烦渴,小便急促色赤,甚至神昏谵妄、乱讲乱摸、行走不稳等。经停药后反应即逐渐消失。因此,临床须警惕莨菪根和苍术混杂。正品苍术(茅苍术)呈不规则结节状或连珠状圆柱形,略弯曲,偶有分枝。莨菪根呈结节状圆柱形,多分枝。正品苍术饮片散有多数橙黄色或棕黄色点(油室),俗称"朱砂点";气香特异,味微甜、辛、苦。莨菪根饮片没有"朱砂点",气微,味苦。

《药性论》:术忌桃、李、菘菜、雀肉、青鱼。

本品阴虚内热,气虚多汗者忌服。

【参考文献】

[1] 邓爱平,李颖,吴志涛,等.苍术化学成分和药理的研究进展[J].中国中药杂志,2016,41(21),3904-3913.

[2] 张明发,沈雅琴.苍术抗炎、抗肿瘤和免疫调节作用的研究进展[J].药物评价研究,2016,39(5),885-890.

[3] 许静.北苍术多糖的提取、性质及抗肿瘤活性研究[D].天津:天津医科大学,2015.

柴胡

【别名】软柴胡、南柴胡、北柴胡。

【来源】本品为伞形科植物柴胡 *Bupleurum chinense* DC. 或狭叶柴胡 *Bupleurum scorzonerifolium* Willd. 的干燥根。按性状不同,分别习称"北柴胡"和"南柴胡"。

【产地】北柴胡主产于陕西、河北、河南、湖北等省,南柴胡主产于安徽、四川、湖北及东北三省等。

【采收加工】春、秋二季采挖,除去茎叶和泥沙,干燥。

【性状鉴别】

北柴胡 呈不规则厚片。外表皮黑褐色或浅棕色,具纵皱纹和支根痕。切面淡黄白色,纤维性。质硬。气微香,味微苦。

醋北柴胡 形如北柴胡片,表面淡棕黄色,微有醋香气,味微苦。

南柴胡 呈类圆形或不规则片。外表皮红棕色或黑褐色。有时可见根头处具细密环纹或有细毛状枯叶纤维。切面黄白色,平坦。具败油气。

醋南柴胡 形如南柴胡片,微有醋香气。

柴胡临床习用品还有炒柴胡、鳖血柴胡。

柴胡以条粗长、须根少者为佳。

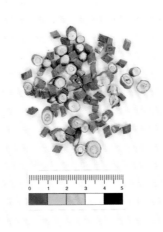

柴胡(北柴胡)饮片图

【性味与归经】辛、苦,微寒。归肝、胆、肺经。

【功效与主治】疏散退热,疏肝解郁,升举阳气。用于感冒发热,寒热往来,胸胁胀痛,月经不调,子宫脱垂,脱肛。

【常用配伍】

1. 配伍黄芩、人参、半夏、甘草、生姜、大枣,组成经典方“小柴胡汤”,为治少阳证之要药,可用于治疗寒热往来、胸胁苦满、口苦咽干、目眩等。

2. 配伍香附、川芎、白芍,疏肝理气、调经止痛,可用于妇女肝失疏泄、气机郁阻所致的胸胁或少腹胀痛、情志抑郁、月经失调、痛经等。

3. 配伍芍药、当归、白术,补血养血、疏肝健脾,可用于肝郁血虚、脾失健运之妇女月经不调、乳房胀痛、神疲食少等症,常用于妇科肿瘤术后。

4. 配伍人参、黄芪、升麻,升阳举陷,可用于妇科放化疗后中气不足、气虚下陷,以及食少倦怠、脘腹重坠、子宫脱垂等症。

【常用剂量与用法】煎服 3~10g。

【主要化学成分】柴胡含有三萜类、挥发油类及多糖类等化学成分,其主要生物活性成分为三萜类化合物三萜皂苷。

【抗妇科肿瘤研究】现代药理学研究表明,柴胡具有抗宫颈癌及卵巢癌等妇科肿瘤的药理活性。柴胡的主要抗妇科肿瘤机制:①阻滞肿瘤细胞周期。柴胡能够通过减少细胞周期蛋白 Cyclin D 和 Cyclin E 的表达,增加周期抑制蛋白的表达,发挥抑制宫颈癌 HeLa 细胞增殖的作用。②诱导肿瘤细胞凋亡。柴胡总皂苷提取物能通过增加 Caspase-3 的表达并降低 Bcl-2/Bax 值,打破卵巢癌细胞增殖与凋亡平衡,诱导肿瘤细胞凋亡。③增强抗肿瘤免疫活性。柴胡皂苷 D 可明显促进脾细胞 DNA 合成及 IL-2 表达,从而增强 T、B 淋巴细胞对机体免疫功能的调节作用。此外,柴胡还具有抗抑郁、抗炎、保肝护胆、退热、抗癫痫等药理作用。

【临床合理应用】柴胡既具有轻清升散又有疏泄的特点。既能透表退热、疏肝解郁,又可用于升举阳气。因此,它在临床上是一味既可用于实证,又可用于虚证的药物,可因配伍不同而发挥它各种不同的功效,是古今中医临床治疗肝胆疾病之常用要药。近代研究发现,本品有较好的抗癌效用,常用于肝郁脾虚、肝郁气滞型卵巢癌、肝癌、胆囊癌、胰腺癌、乳腺癌等患者。抗肿瘤宜选用醋炙柴胡。常用剂量为 9~15g,煎服。

曾有用药后出现皮肤瘙痒,红色丘疹,伴有头晕头痛、胸胁闷痛等过敏反应。一般停药后可恢复。长期使用未见肝肾功能损害的报道。柴胡其性升散,古人有“柴胡劫肝阴”之说,阴虚阳亢、肝风内动、阴虚火旺及气机上逆者忌用或慎用。大叶柴胡为 *Bupleurum longiradiatum* Turcz. 的干燥根茎,表面密生环节,有毒,不可当柴胡用。

【参考文献】

[1] 杨志刚,陈阿琴,孙红祥,等 . 柴胡皂苷药理作用研究进展 [J].中国兽药杂志,2005,39(5):27-30.

[2] 刘志华,王刚,沈建飞 . 柴胡皂苷 -D 抑制宫颈癌 Hela 细胞的分子机制研究 [J].中华中医药学刊,2016,34(12),2931-2934.

［3］刘炼,张丽芳,方志南,等.柴胡皂苷诱导人卵巢癌SKOV3细胞凋亡的作用机制[J].中国医药导报,2017,14（2）,25-28.

［4］吕晓慧,孙宗喜,苏瑞强,等.柴胡及其活性成分药理研究进展[J].中国中医药信息杂志,2012,19（12）,105-107.

车前子

【别名】车轮菜子、江车前。

【来源】本品为车前科植物车前 *Plantago asiatica* L. 或平车前 *Plantago depressa* Willd. 的干燥成熟种子。

【产地】全国各地均产。

【采收加工】夏、秋二季种子成熟时采收果穗,晒干,搓出种子,除去杂质。

【性状鉴别】

车前子 呈椭圆形、不规则长圆形或三角状长圆形,略扁,长约2mm,宽约1mm。表面黄棕色至黑褐色,有细皱纹,一面有灰白色凹点状种脐。质硬。气微,味淡。

盐车前子 形如车前子,表面黑褐色。气微香,味微咸。

车前子临床习用品还有炒车前子。

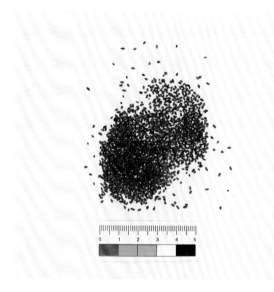

车前子饮片图

【性味与归经】甘,寒。归肝、肾、肺、小肠经。

【功效与主治】清热利尿通淋,渗湿止泻,明目,祛痰。用于热淋涩痛,水肿胀满,暑湿泄泻,目赤肿痛,痰热咳嗽。

【常用配伍】

1. 配伍木通、滑石、瞿麦,可用于妇科肿瘤化疗后,湿热下注于膀胱所致的小便淋沥涩痛者。

2. 配伍猪苓、泽泻、茯苓,可用于水湿内停引起的水肿、小便不利。

3. 配伍牛膝、熟地黄、山茱萸,可用于病久肾虚,脚肿、腰酸。

4. 配伍菊花、决明子,可用于治疗目赤肿痛、目暗昏花。

【常用剂量与用法】煎服9~15g,包煎。

【主要化学成分】车前子主要含有多糖、苯乙醇苷、环烯醚萜、黄酮类及生物碱类等化学成分。

【抗妇科肿瘤研究】现代药理学研究表明,车前子具有抗宫颈癌的药理活性,并能降低妇科肿瘤术后并发症的发生率。车前子具有利尿、抗氧化、抗炎、调节免疫功能等多种药理活性。车前子多糖能通过提高机体免疫力发挥抗肿瘤作用。此外,车前子还能用于治疗浆膜腔积液,恢复膀胱功能,治疗宫颈癌术后尿潴留并发症。

【临床合理应用】车前子最早记载于《神农本草经》:"主气癃止痛,利水道小便,除湿痹。久服轻身耐老。"《药性论》记载:"车前子……能去风毒,肝中风热,毒风冲眼目,赤痛障翳,脑痛泪出,去心胸烦热。"本品甘寒滑利,善于通利水道、清膀胱之热,常用于治疗妇科肿瘤治疗过程中湿热下注于膀胱而致的小便淋沥涩痛、水湿内停之水肿、久病肾虚之腰重脚肿者;对于湿盛之大便水泻、小便不利者,可单用本品研末,米饮送服。妇科肿瘤患者多体虚,宜选盐车前子,取其引药下行,泻热利尿而不伤阴之功。

本品在《神农本草经疏》中记载:"若遇内伤劳倦、阳气下陷之病,皆不当用,肾气虚脱者忌。与淡渗药同用。"因此,凡内伤劳倦、阳气下陷、肾虚精滑及内无湿热者,慎服。临床使用中曾发现患者使用了含车前子的处方后,出现四肢、肩背、头顶、耳后、眼睑等部位皮肤散在大片红斑,边界清晰,为多形性,明显隆起于皮面,紧张坚硬,颜色鲜红,中央着色较深,结节突起,伴瘙痒、疼痛、发热、心烦、口干苦等不良反应,停止服用车前子后过敏反应消失。

车前子常用剂量为9~15g,全国均有产,江西吉安、泰和等地是主产区。与栀子、吴茱萸、枳壳并称为江西道地药材"三子一壳"。《本草图经》指出,车前子的采收季节在夏季,"结实如葶苈,赤黑色",可见其易与葶苈子混淆。车前子常见伪品有葶苈子、党参子、荆芥子、青葙子、茺蔚子等，使用中应加以区别。

【参考文献】

［1］郑秀棉,杨莉,王峥涛.车前子的化学成分与药理活性研究进展［J］.中药材,2013,7:1190-1196.

［2］冯娜,王素敏.车前子多糖抗肿瘤作用的实验研究［J］.天津药学,2018,6:1-4.

［3］李耀程.基于数据挖掘的王晞星教授辨治宫颈癌临床经验研究［D］.太原:山西省中医药研究院,2021.

［4］李志鹏,苏云,魏峰明,等.车前子黄芪颗粒剂治疗混合痔术后尿潴留的临床研究［J］.中国中医急症,2013,3:434-435.

赤芍

【别名】赤芍药。

【来源】本品为毛茛科植物芍药 *Paeonia lactiflora* Pall. 或川赤芍 *Paeonia veitchii* Lynch 的干燥根。

【产地】主产于内蒙古等地。

【采收加工】春、秋二季采挖,除去根茎、须根及泥沙,晒干。

【性状鉴别】为类圆形切片,外表皮棕褐色。切面粉白色或粉红色,皮部窄,木部放射状纹理明显,有的有裂隙。

赤芍以根粗壮、断面粉白色、粉性大者为佳。

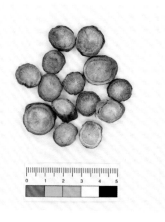

赤芍饮片图

【性味与归经】苦,微寒。归肝经。

【功效与主治】清热凉血,散瘀止痛。用于热入营血,温毒发斑,吐血衄血,目赤肿痛,肝郁胁痛,经闭痛经,癥瘕腹痛,跌仆损伤,痈肿疮疡。

【常用配伍】

1. 配伍柴胡、牡丹皮、郁金,疏肝活血化瘀止痛,可用于妇女肝郁血滞之胁痛、乳房胀痛、痛经、经色紫暗。

2. 配伍当归、川芎、延胡索,养血活血、行气散结,可用于血滞经闭痛经、癥瘕腹痛等。

3. 配伍大黄、丹参、牡丹皮,凉血散瘀,用于治疗妇科肿瘤放疗后慢性盆腔炎,也可配伍破血逐瘀类中药,用于治疗妇科的各种肿瘤。

4. 配伍白芍,既能清热凉血、活血散瘀,又能养血敛阴、柔肝止痛,对阴虚夹瘀有热之症,最为合适,常用于妇科肿瘤治疗期间调理。

5. 配伍连翘、栀子、玄参等,清热凉血、散瘀消肿,可用于热毒壅盛之痈肿疮疡。

【常用剂量与用法】煎服6~12g。

【主要化学成分】赤芍主要含有萜类及其苷、黄酮及其苷、鞣质类、挥发油类、酚酸及其苷等化学成分。

【抗妇科肿瘤研究】现代药理学研究表明,赤芍具有抗宫颈癌、卵巢癌、子宫内膜癌等多种妇科肿瘤的药理活性。赤芍的主要抗妇科肿瘤机制为通过调控肿瘤相关通路抑制肿瘤细胞增殖并诱导其凋亡。赤芍总苷能通过靶向抑制FSCN1的表达,而妨碍卵巢癌细胞的增殖、迁移和侵袭能力,且作用呈剂量依赖性。赤芍中的芍药苷能激活人子宫内膜癌RL95-2细胞中p38丝裂原活化蛋白激酶和阻滞NF-κB信号通路而抑制子宫内膜癌细胞的增殖。赤芍中的芍药苷可降低抗凋亡基因*Bcl-2*的表达,升高促凋亡基因*Bax*及凋亡诱导蛋白Caspase-3的表达,诱导人宫颈癌HeLa细胞凋亡。此外,赤芍还具有保肝、抗凝、抗血栓、抗氧化、保护心肌、抗抑郁等药理作用。

【临床合理应用】赤芍之名最早在南北朝时期,由陶弘景所撰写的《本草经集注》中明确提出。在此之前统一以"芍药"入药,而后逐渐以产地、花色、根色、加工处理、植物种质等区分为白芍、赤芍。本品苦寒,入肝经血分,具有行瘀、止痛、凉血、消肿的功效。本品临床常用于瘀滞经闭、癥瘕结聚、腹胁痛,妇科肿瘤病有上述证、症者皆可使用。

赤芍以根粗壮、断面粉白色、粉性大者为佳。《中国药典》2020年版记载了赤芍饮片,临床上常用的有赤芍饮片、酒制赤芍、炒制赤芍和麸炒赤芍四种饮片。生赤芍饮片具有清热凉血、散瘀止痛的作用;酒制赤芍能缓和寒性,增加活血散瘀之效;炒制赤芍主要用于妇人崩漏带下或经来腹痛;麸炒赤芍较生赤芍饮片药性缓和,用于脾胃虚弱的患者。

古籍有以下记载。①《本草经集注》:"恶石斛、芒硝。畏硝石、鳖甲、小蓟。反藜芦。"②《本草衍义》:"血虚寒人,禁此一物。"③《神农本草经疏》:"赤芍药破血,故凡一切血虚病,及泄泻,产后恶露已行,少腹痛已止,痈疽已溃,并不宜服。"

孕妇慎用。不宜与藜芦同用。血虚无瘀之症及痈疽已溃者慎服。

【参考文献】

[1] 张媛媛,李文芸,古扎丽努尔·阿不力孜,等.赤芍总苷通过调控miR-200b-3p/FSCN1轴抑制卵巢癌细胞增殖、侵袭和迁移[J].中国优生与遗传杂志,2021,29(7),899-904.

[2] 马云飞,李光达,李琦玮,等.赤芍活性成分抗肿瘤作用机制研究进展[J].中国药房,2020,31(4),500-504.

[3] 陆小华,马骁,王建,等.赤芍的化学成分和药理作用研究进展[J].中草药,2015,46(4),595-602.

川芎

【别名】芎䓖。

【来源】本品为伞形科植物川芎 *Ligusticum chuanxiong* Hort. 的干燥根茎。

【产地】主产于四川。

【采收加工】夏季当茎上的节盘显著突出,并略带紫色时采挖,除去泥沙,晒后烘干,再去须根。

【性状鉴别】为不规则厚片,外表皮灰褐色或褐色,有皱缩纹。切面黄白色或灰黄色,具有明显波状环纹或多角形纹理,散生黄棕色油点。质坚实。气浓香,味苦、辛、微甜。

川芎临床习用品还有酒川芎,其形如川芎片,色略深,偶见焦斑,略有酒气。

川芎以个大、质坚实、断面色黄白、油性大、香气浓者为佳。

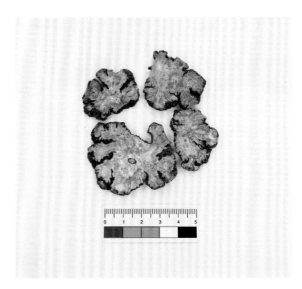

川芎饮片图

【性味与归经】辛,温。归肝、胆、心包经。

【功效与主治】活血行气,祛风止痛。用于胸痹心痛,胸胁刺痛,跌仆肿痛,月经不调,经闭痛经,癥瘕腹痛,头痛,风湿痹痛。

【常用配伍】

1. 配伍当归、熟地黄、白芍,补血养血、活血调经,既可治疗因血虚导致的妇科疾病,也可用于妇科肿瘤术后血虚证。

2. 配伍羌活,可使风邪外解,经气清和,筋脉得养,可治疗妇科肿瘤放化疗后血不养脉之证。

3. 配伍赤芍、当归、延胡索,活血调经止痛,可用于妇女血瘀气滞引起的瘀滞痛经、闭经,月经不调。

4. 配伍当归、桃仁,养血活血调经,可用于妇女产后瘀阻腹痛、恶露不行。

5. 配伍当归、吴茱萸、桂心,养血调经、温经止痛,常用于治疗寒凝血瘀之经行腹痛、闭经。

6. 配伍柴胡、香附,疏肝理气止痛,可用于肝郁气滞,胁肋作痛、胸闷叹息。

7. 配伍桃仁、红花,活血行气、散结止痛,用于肝血瘀阻,积聚痞块、胸胁刺痛。

【常用剂量与用法】煎服 3~10g。

【**主要化学成分**】川芎主要含有生物碱类、挥发油类、多糖、内酯类、有机酸类、苷类等化学成分。

【**抗妇科肿瘤研究**】现代药理学研究表明，川芎具有抗宫颈癌、卵巢癌等妇科肿瘤的药理活性。川芎的主要抗妇科肿瘤机制：①阻滞肿瘤细胞周期。川芎嗪能够通过抑制宫颈癌中 CVCR4 表达阻滞常细胞周期，发挥抗肿瘤作用。②增强化疗药物疗效。川芎嗪能够减少顺铂耐药卵巢癌 COC1/DDP 细胞内 GSH 含量，提高顺铂对癌细胞的杀伤作用。③抑制肿瘤细胞迁移。川芎嗪能够抑制卵巢癌 SKOV3 细胞中 MMP-9 蛋白表达，从而降低 IL-8 诱导的肿瘤细胞迁移活性。此外，川芎还具有镇痛、抗炎、抗氧化、抗凝血、抗脑缺血、抗抑郁、改善心功能等药理作用。

【**临床合理应用**】川芎始载于《神农本草经》，主产于四川都江堰市、崇州市，为四川道地药材，以切面色黄白、香气浓、油性大者为佳。切片，生用或酒炒用。本品辛香行散，温通血脉，既能活血祛瘀，又能行气通滞，为"血中气药"（《本草汇言》），功善止痛，妇科肿瘤临床常用本品治气滞血瘀诸痛证。

据报道，有患者内服含川芎剂量超过 20g 汤剂后出现下腹持续刺痛，拒按，尿频、尿急、尿痛、尿色浓茶样，或剧烈头痛、呕吐等毒性反应。也有患者出现皮肤、黏膜过敏反应。《中国药典》2020 年版规定的用量为 3~10g，故毒性反应可能与用量过大、患者个体因素有关。另有报道，用粉碎机加工川芎可引发双目不适、太阳穴严重疼痛、呕吐，甚至上消化道出血等症状。故加工时应注意防护。本品与当归、丹参等活血化瘀药合用，其抗凝作用有协同或相加作用，用药后少数病例发生出血时间和凝血时间延长，故出血性脑病患者不宜过早应用此类药物。

本品辛温升散，凡阴虚阳亢之头痛、阴虚火旺、舌红口干、多汗、月经过多及出血性疾病不宜使用。孕妇慎用。

【**参考文献**】
［1］侯常，潘雪珂，陈朝，等. 川芎嗪对人宫颈癌 HeLa 细胞增殖的影响及其分子机制［J］. 新医学，2013，44（1）：61-64.

［2］刘明华，任美萍，李蓉，等. 川芎嗪对人卵巢癌顺铂耐药细胞株 COC1/DDP 的逆转作用研究［J］. 重庆医学，2011，40（20）：1982-1984.

［3］殷娟，于超，杨竹. 川芎嗪抑制 IL-8 诱导人卵巢癌 SKOV3 细胞的迁移作用［J］. 重庆医科大学学报，2011，36（4）：401-404.

［4］张晓娟,张燕丽,左冬冬.川芎的化学成分和药理作用研究进展[J].中医药信息,2020,37(6):128-133.

穿山甲

【别名】甲片、鲮鲤甲。

【来源】本品为鲮鲤科动物穿山甲 *Manis pentadactyla* Linnaeus 的鳞甲。

【产地】主产于我国南部,广西、广东、贵州、云南、湖南、福建等地。国外产自越南、泰国、缅甸、柬埔寨、印尼等地。

【采收加工】收集鳞甲,洗净,晒干。

【性状鉴别】

炮山甲　全体膨胀呈卷曲状,黄色,质酥脆,易碎。

醋山甲　形同炮山甲。金黄色。有醋香气。

穿山甲以片匀、表面光洁、黑褐色或黄褐色、半透明、无腥气、不带皮肉者为佳。

穿山甲为国家保护动物,《中国药典》2020年版已不收录。

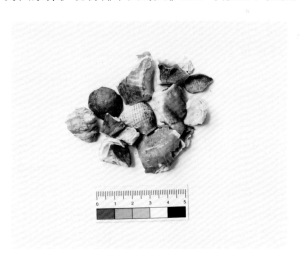

穿山甲(砂炒)饮片图

【性味与归经】咸,微寒。归肝、胃经。

【功效与主治】活血消癥,通经下乳,消肿排脓,搜风通络。用于经闭癥瘕,乳汁不通,痈肿疮毒,风湿痹痛,中风瘫痪,麻木拘挛。

【常用配伍】

1. 配伍红藤、鸡血藤，通络活血消癥，常用于瘀血阻络之妇科肿瘤。

2. 配伍当归、红花、桃仁，可活血祛瘀、消癥通经，常用于妇女血瘀经闭。

3. 配伍鳖甲、大黄、赤芍，凉血活血、消癥散结，常用于妇科癥瘕积聚。

4. 配伍当归、柴胡、川芎，疏肝理气、通经下乳，用于妇女肝气郁滞所致乳汁不下、乳房胀痛。

【常用剂量与用法】煎服 5~10g，一般炮制后用。

【主要化学成分】穿山甲主要含有蛋白质、硬脂酸、胆甾醇、脂肪族酰胺、游离氨基酸、环二肽、挥发油、生物碱及微量元素等化学成分。

【抗妇科肿瘤研究】现代药理学研究表明，穿山甲具有抗卵巢癌及子宫肌瘤等妇科肿瘤的药理活性。穿山甲的主要抗妇科肿瘤机制：①增强抗肿瘤免疫活性。穿山甲能通过增强白细胞吞噬功能，提高氧自由基清除能力，增强机体免疫力，发挥抗卵巢癌的作用。②诱导肿瘤细胞凋亡。穿山甲能通过 Caspase-3 酶活性，下调 Bcl-2 基因表达，诱导肿瘤细胞凋亡。③改善血液循环。穿山甲具有通经消肿排脓的作用，能够改善子宫肌瘤引起的血瘀经闭、痈疽肿毒等症。此外，穿山甲还具有抗炎、抗病毒、抗心律失常、抗血栓及促进核酸代谢等作用。

【临床合理应用】穿山甲原名鲮鲤，始载于公元220—450 年《名医别录》。因来源于野生动物，药源稀缺，《中国药典》2020 年版未收录。一般砂烫用，或砂烫后醋淬用，用时捣碎。本品性善走窜，功专行散，既能活血祛瘀，又能消癥通经，善治血滞经闭、癥瘕，为妇科肿瘤常用中药。常配伍当归、红花、桃仁等治疗血瘀证，配伍鳖甲、大黄、赤芍等治疗癥瘕。

穿山甲的不良反应主要有腹胀、食欲不振、肝功能异常、黄疸、肝损害及一些过敏症状，如皮疹、面肿等。本品中含有胆固醇、硬脂酸和脂肪族酰胺化合物等，可引起肝损害，用量过大（每次 15~20g）也可引起黄疸及肝功能异常，如出现以上反应应立即停药，并对症治疗，出现过敏症状后可应用抗过敏药物。

孕妇慎用；气血不足、痈肿已溃者禁用。

【参考文献】

［1］敖保世.穿山甲散治疗卵巢肿瘤八例报告［J］.江西中医药，

1981,03：35.

［2］王佳.基于数据挖掘的孙桂芝教授辨治卵巢癌临床经验研究［D］.北京：中国中医科学院，2015.

［3］谢新生，张秀丽，赵家军，等.穿山甲煎液诱导 HL-60 细胞凋亡的研究［J］.浙江中西医结合杂志，2001，11（8）：477.

［4］赵晓琴.用穿山甲组方治疗子宫肌瘤［J］.中医杂志，2002，3：172.

［5］范东明，程俊鸥.穿山甲治疗妇产科术后静脉血栓形成［J］.中医杂志，2002，3：172.

［6］周宗元，王建，马骁.穿山甲的研究进展［J］.中药与临床，2014，1：54-56，62.

大黄

【别名】锦纹、川军、生军。

【来源】本品为蓼科植物掌叶大黄 *Rheum palmatum* L.、唐古特大黄 *Rheum tanguticum* Maxim. ex Balf. 或药用大黄 *Rheum officinale* Baill. 的干燥根和根茎。

【产地】掌叶大黄和唐古特大黄药材称北大黄，主产于青海、甘肃等地。药用大黄药材称南大黄，主产于四川。

【采收加工】秋末茎叶枯萎或次春发芽前采挖，除去细根，刮去外皮，切瓣或段，绳穿成串干燥或直接干燥。

【性状鉴别】

大黄　呈不规则类圆形厚片或块，大小不等。外表皮黄棕色或棕褐色，有纵皱纹及疙瘩状隆起。切面黄棕色至淡红棕色，较平坦，有明显散在或排列成环的星点，有空隙。

酒大黄　形如大黄片，表面深棕黄色，有的可见焦斑。微有酒香气。

熟大黄　呈不规则的块片，表面黑色，断面中间隐约可见放射状纹理，质坚硬，气微香。

大黄炭　形如大黄片，表面焦黑色，内部深棕色或焦褐色，具焦香气。

大黄临床习用品还有醋大黄、清宁片。

大黄以质坚实、气香、味微苦、涩，嚼之粘牙、色黄、有沙粒感者为佳。

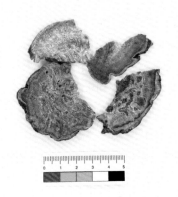

大黄饮片图

【性味与归经】苦,寒。归脾、胃、大肠、肝、心包经。

【功效与主治】泻下攻积,清热泻火,凉血解毒,逐瘀通经,利湿退黄。用于实热积滞便秘,血热吐衄,目赤咽肿,痈肿疔疮,肠痈腹痛,瘀血经闭,产后瘀阻,跌打损伤,湿热痢疾,黄疸尿赤,淋证,水肿;外治烧烫伤。

【常用配伍】

1. 配伍土鳖虫,破瘀血,消肿块,通经之力增强,常用于治疗妇科之癥瘕积聚、瘀阻腹痛、恶露不尽。

2. 配伍桃仁、桂枝,活血逐瘀通经,可用于妇女瘀血经闭。

3. 配伍芒硝,内服可治疗妇科肿瘤术后肠梗阻,打粉两药混合后可外敷腹股沟,用于防治妇科盆腔术后淋巴水肿、浅表蜂窝织炎。

4. 配伍黄连、黄芩、白芍,清热燥湿止痢,可用于妇科肿瘤放疗后引起的肠道湿热、泄泻、痢疾等。

5. 配伍茵陈、栀子,能泻下通便、导湿热外出,可用于肝胆湿热蕴结之黄疸、尿赤者。

6. 配伍当归、红花、穿山甲,能活血逐瘀通经,可用于瘀血经闭、产后瘀阻、跌打损伤等。

【常用剂量与用法】煎服 3~15g;用于泻下不宜久煎。外用适量,研末敷于患处。

【主要化学成分】大黄主要含有鞣质类、蒽衍生物类、二苯乙烯类、类衍生物、苯丁酮类、萘衍生物类、蛋白质、氨基酸、淀粉和微量元素等化学成分。

【抗妇科肿瘤研究】现代药理学研究表明,大黄具有抗卵巢癌、宫颈癌、子宫肌瘤等多种妇科肿瘤活性。大黄的主要抗妇科肿瘤机制:①抑制肿瘤细胞增殖并诱导其凋亡,大黄酸被证实能够通过下调卵巢癌细胞中的 ERK、JNK 和 AP-1 等因子磷酸化水平而发挥妨碍肿瘤细胞增殖的作用。大黄酸还能通过促进 β-catenin 降解,调控 Wnt/β-catenin 信号通路而抑制宫颈癌 HeLa 细胞增殖,并通促进凋亡相关蛋白表达,增加 Ca^+ 释放和活性氧生成等多种机制诱导肿瘤细胞凋亡。②增效减毒。研究发现,以大黄为君药的复方大黄䗪虫丸可与米非司酮联合使用,可有效改善子宫肌瘤症状,并显著减轻米非司酮对患者产生的炎症等不良反应。③调节激素水平。大黄能调节患者的性激素水平,改善卵巢功能,提高其他多种药物抗子宫肌瘤疗效。④调节免疫功能。大黄具有免疫功能双向调节及抗氧化等药理活性,在妇科肿瘤病的治疗过程中发挥重要作用。此外,大黄还具有调节肠胃功能、保肝利胆、止血、降血脂、抗炎、抑菌、抗病毒、利尿等药理作用。

【临床合理应用】大黄始载于《神农本草经》,列为下品。《神农本草经》云:"味苦,寒。主下瘀血,血闭,寒热,破癥瘕积聚,留饮,宿食,荡涤肠胃,推陈致新,通利水谷,调中化食,安和五脏。"本品为妇科肿瘤治疗常用中药,可用于放化疗后妇人实热积滞便秘、血热吐衄、目赤咽肿、牙龈肿痛、痈肿疔疮、肠痈腹痛、瘀血经闭,以及湿热蕴结之痢疾、黄疸、淋证等;也可外用,磨粉单用或配地榆粉,油调敷患处,治放疗引起的皮肤损伤。配伍玄明粉外敷治疗妇科盆腔术后引起的淋巴回流不畅。大黄具有"一药多源"的特点,《中国药典》将唐古特大黄、药用大黄和掌叶大黄称为正品大黄。其他如藏边大黄、河套大黄和华北大黄等都列入伪品大黄。正品大黄和伪品大黄的功能、毒性存在显著差异,在临床实践中,要谨防伪品大黄替代正品大黄、正品大黄混用和正伪品大黄混用的情况。

生大黄性苦寒,泻下力强,易伤正气,经炮制后,则寒性和泻下作用明显降低,而活血化瘀和泻火解毒功效则会显著增强。目前大黄有酒炙、酒蒸、醋蒸、炒炭、清蒸等多种炮制方法,以熟大黄、酒大黄、大黄炭较为多见。酒大黄善清上焦血分热毒,用于目赤咽肿、齿龈肿痛。熟大黄泻下力缓、泻火解毒,用于火毒疮疡。大黄炭凉血化瘀止血,用于血热有瘀出血证。生大黄泻下力较强,欲攻下者宜生用,入汤剂不宜久煎,或用开水泡服,外敷应选用生品。

动物药理学研究显示,长期、高剂量使用大黄,会出现肝、肾、生殖、遗传、胚胎、致癌等毒性。临床发现,长期服用可引起继发性便秘,并致大肠黑变病,纤维结肠镜检可见横结肠至直肠黏膜呈网格状改变,黏膜表面有密集的黄褐色色素沉着,呈颗粒状,黏膜下血管纹理不清。因此,大黄不应长期服用。

本品孕妇及月经期、哺乳期慎用。又本品苦寒,易伤胃气,脾胃虚弱者亦应慎用。

【参考文献】

[1]徐锡山,郑敏霞.中药饮片传统鉴别经验[M].杭州:浙江科学技术出版社,2016.

[2]金丽霞,金丽军,栾仲秋,等.大黄的化学成分和药理研究进展[J].中医药信息,2020,37(1):121-126.

[3]袁向飞,谢俊木子,谭晓华.大黄及其有效成分抗肿瘤的研究进展[J].中国中西医结合外科杂志,2018,24(3):363-366。

[4]张欣,朱琰,宋知理,等.大黄䗪虫丸联合米非司酮治疗子宫肌瘤的临床研究[J].现代药物与临床,2019,34(9):2704-2708.

[5]宋红敏.大黄毒性及其合理应用[J].吉林医药学院学报,2022,05:353-354.

[6]欧明,王宁生.中药及其制剂不良反应大典[M].沈阳:辽宁科学技术出版社,2002.

大血藤

【别名】大活血、红皮藤、红藤、槟榔钻。

【来源】本品为木通科植物大血藤 Sargentodoxa cuneata (Oliv.) Rehd. et Wils. 的干燥藤茎。

【产地】主产于湖北、四川、江西、河南、江苏。

【采收加工】秋、冬二季采收,除去侧枝,截段,干燥。

【性状鉴别】为类椭圆形的厚片。外表皮灰棕色,粗糙。切面皮部红棕色,有数处向内嵌入木部,木部黄白色,有多数导管孔,射线呈放射状排列。气微,味微涩。

大血藤以条匀、粗如拇指者为佳。

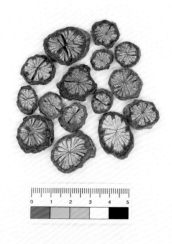

大血藤饮片图

【**性味与归经**】苦,平。归大肠、肝经。

【**功效与主治**】清热解毒,活血,祛风止痛。用于肠痈腹痛,热毒疮疡,经闭,痛经,跌仆肿痛,风湿痹痛。

【**常用配伍**】

1. 配伍紫花地丁,清热解毒、活血消痈,可用于治疗妇科热毒壅盛之肿瘤。

2. 配伍桃仁、大黄,清热解毒、消痈排脓,可用于肠痈腹痛、妇科肿瘤放疗后放射性肠炎等。

3. 配伍当归、益母草、丹参,活血散瘀、消肿止痛,常用于妇科血滞经闭、痛经等。

4. 配伍鸡血藤,清热解毒、活血调经止痛,常用于治疗妇科瘀血阻络之腹痛。

5. 配伍苦参、蛇床子、地肤子等清热利湿杀虫药,祛湿止痒,可治疗妇科各种炎症。

【**常用剂量与用法**】煎服 9~15g。

【**主要化学成分**】大血藤主要含有酚类、蒽醌类、三萜类、甾体类、木脂素类、挥发油类等化学成分。

【**抗妇科肿瘤研究**】现代药理学研究表明,大血藤具有抗炎、抑菌、抗氧化及调节心血管系统等药理作用。治疗妇科肿瘤过程中主要用于放化疗及肿瘤术后患者的辅助治疗。如以大血藤为君药的红藤汤对宫颈癌放疗后出现的放射性直肠炎有显著的治疗效果。复方红藤颗粒配合放化疗能够提高患者生存质量,增效减毒,降低肿瘤复发率。

【临床合理应用】大血藤始载于北宋苏颂主持编撰的《本草图经》,其云:攻血,治血块。本品苦降开泄,长于活血化瘀、清热解毒,具良好的抑菌、抗炎作用,在治疗妇科盆腔炎、子宫内膜异位症、炎性继发性不孕等方面起着重要作用。作为治肠痈要药,本品能散热毒、祛瘀血止痛,对妇科肿瘤行放疗后引起的放射性肠炎有很好的治疗作用。

本品与鸡血藤仅一字之差,但来源和功效都有不同之处,需加以区别。来源和性状:大血藤为木通科植物大血藤的藤茎,切面皮部红棕色,有数处向内嵌入木部,木部黄白色,有多数导管孔,射线呈放射状排列。鸡血藤为豆科植物密花豆的藤茎,切面木部红棕色或棕色,导管孔多数;韧皮部有树脂状分泌物呈红棕色至黑棕色,与木部相间排列呈 3~8 个偏心性半圆形环;髓部偏向一侧。功效主治:大血藤性平味苦,归大肠、肝经。功能清热解毒、活血、祛风,主治肠痈腹痛、经闭痛经、风湿痹痛、跌打肿痛。鸡血藤性温味苦、甘,归肝、肾经。功能补血、活血、通络,主治月经不调、血虚萎黄、麻木瘫痪、风湿痹痛。

本品孕妇慎用。

【参考文献】

［1］马瑞丽,于小凤,徐秀泉. 大血藤的化学成分及药理作用研究进展［J］. 中国野生植物资源,2012,31(6):1-5.

［2］唐莎,李伟彬. 中药小剂量保留灌肠对宫颈癌放疗后放射性直肠炎的疗效观察［J］. 临床和实验医学杂志,2008,7(7):125.

［3］吴继萍,李艺,冯妮,等. 复方红藤颗粒对放化疗患者生存质量影响的临床研究［J］. 中医研究,2004,17(4):17-18.

丹参

【别名】紫丹参。

【来源】本品为唇形科植物丹参 *Salvia miltiorrhiza* Bge. 的干燥根和根茎。

【产地】主产于山东、四川、河北。

【采收加工】春、秋二季采挖,除去泥沙,干燥。

【性状鉴别】

丹参　呈类圆形或椭圆形的厚片。外表皮棕红色或暗棕红色,粗糙,具纵皱纹。切面有裂隙或略平整而致密,有的呈角质样,皮部棕红色,木部灰黄色或紫褐色,有黄白色 放射状纹理。气微,味微苦涩。

酒丹参　形如丹参片,表面红褐色,略具酒香气。

丹参临床习用品还有炒丹参。

丹参以条粗壮、色紫红色者为佳。

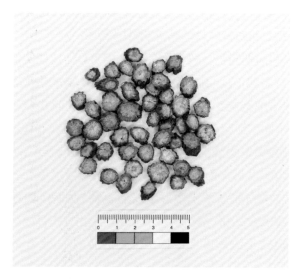

丹参饮片图

【性味与归经】苦,微寒。归心、肝经。

【功效与主治】活血祛瘀,通经止痛,清心除烦,凉血消痈。用于胸痹心痛,脘腹胁痛,癥瘕积聚,热痹疼痛,心烦不眠,月经不调,痛经经闭,疮疡肿痛。

【常用配伍】

1. 配伍黄连,清血热安神,泻心火除烦之力益彰,可治疗妇科热血内扰之口渴心烦、尿赤便秘、经行量多。

2. 配伍香附、延胡索、益母草,活血化瘀,常用于妇科瘀血阻络之癥瘕积聚。

3. 配伍金银花、紫花地丁、连翘,凉血活血、散瘀消肿,可用于热毒瘀阻所致的疮痈肿痛。

4. 配伍三棱、莪术、皂角刺,活血化瘀、散结,常用于妇科癥瘕积聚。

5. 配伍生地黄、当归、香附，能活血化瘀、调经止痛、祛瘀生新，常用于妇女月经不调、经期错乱、经量稀少、经行腹痛等。

【常用剂量与用法】煎服 10~15g。

【主要化学成分】丹参主要含有丹参酮类、丹酚酸类、挥发油及无机元素等化学成分，在药理学研究中，以水溶性的成分酚酸类和脂溶性的成分丹参酮类为代表。

【抗妇科肿瘤研究】现代药理学研究表明，丹参具有抗卵巢癌、宫颈癌、子宫肌瘤等多种妇科肿瘤的药理活性。丹参的主要抗妇科肿瘤机制：①引起肿瘤细胞周期阻滞。丹参中的丹参酮 IIA 已被证实能够通过干扰微管聚集，使宫颈癌 HeLa 细胞生长周期聚积于 G2/M 期，从而抑制其增殖。②诱导肿瘤细胞凋亡。丹参中的隐丹参酮能够激活 Caspase 家族信号通路，诱导卵巢癌细胞凋亡，并妨碍肿瘤细胞增殖和迁移。③增强化疗药物疗效。丹参提取物能提高肿瘤组织对顺铂的敏感性，增强顺铂的抗肿瘤作用。此外，以丹参为君药的复方丹参消癥方能够有效治疗子宫肌瘤。文献指出，子宫肌瘤属于中医学癥瘕范畴，血瘀之病理贯穿其全过程，而丹参具有活血祛瘀、散结消癥的功效，与诸药联合灌肠使用能够快速抵达病变部位，很大程度上保持了药物的有效浓度，疗效高，疗程短。此外，丹参还具有保护血管内皮细胞、抗心律失常、抗动脉硬化、改善微循环等药理作用。

【临床合理应用】丹参始载于《神农本草经》，列为上品，其曰：主心腹邪气，肠鸣幽幽如走水，寒热积聚；破癥除瘕，止烦满，益气。本品苦寒降泄，善入肝经血分，主归心、肝二经，具有活血祛瘀、通经止痛、清心凉血、除烦消痈的功效。临床主要用于：气血瘀滞所致胃脘、心腹胀痛之瘀血证；月经不调、经闭、痛经及产后瘀阻腹痛难忍之瘀血证；治癥瘕积聚之瘀血证；温热病热入营分，心烦不安、躁扰少寐证；心阴血亏虚，阴虚阳亢，虚热内扰之怔忡、神疲；热毒瘀阻在内形成肿毒疮痈；或是乳痈初起，疮疡肿痛。本品能够活络血脉去除瘀阻而不伤正气，为妇科活血化瘀调经之常用药。常有"一味丹参散，功同四物汤"的说法。

本品历代炮制方法较多，有熬法、酒洗、酒浸、酒炒、猪心血炒等，而现代应用以丹参生品和酒炙品为主。活血化瘀宜酒炙用。

临床使用中偶有发现腹泻水样便或稀便的毒性反应及皮肤瘙痒、

潮红,红色丘疹,或畏寒、眼睑肿胀、胸闷气急等过敏反应,给予抗过敏治疗、停药后症状即逐渐消失。本品不宜与藜芦同用。本品不宜与西药华法林(Warfarin)同用,如同用会增强其抗凝效应,导致凝血时间延长而出血。

【参考文献】

[1]周继喜,皮士舵,孙晋玲.丹参消癥方灌肠治疗子宫肌瘤60例[J].中国中医药科技,2001,8(5):317.

[2]郑琦,樊慧婷,张英,等.丹参化学成分分析及其抗肿瘤药理作用的研究进展[J].中华中医药学刊,2020,38(4):112-116.

[3]欧明,王宁生.中药及其制剂不良反应大典[M].沈阳:辽宁科学技术出版社,2002.

当归

【别名】云归、西当归、马尾归。

【来源】本品为伞形科植物当归 *Angelica sinensis*(Oliv.)Diels 的干燥根。

【产地】主产于甘肃、四川。

【采收加工】秋末采挖,除去须根和泥沙,待水分稍蒸发后,捆成小把,上棚,用烟火慢慢熏干。

【性状鉴别】

当归　呈类圆形、椭圆形或不规则薄片。外表皮浅棕色至棕褐色。切面浅棕黄色或黄白色,平坦,有裂隙,中间有浅棕色的形成层环,并有多数棕色的油点,香气浓郁,味甘、辛、微苦。

酒当归　形如当归片。切面深黄色或浅棕黄色,略有焦斑。香气浓郁,并略有酒香气。

当归临床习用品还有当归尾、当归炭。

当归以主根粗长、油润,外皮色黄棕、断面色黄色,气味浓郁者为佳。柴性大、干枯无油或断面呈绿褐色者不可供药用。

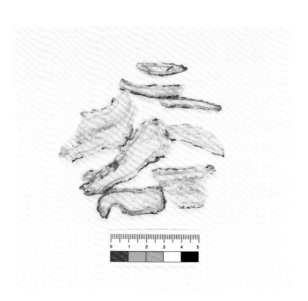

当归饮片图

【性味与归经】甘、辛,温。归肝、心、脾经。

【功效与主治】补血活血,调经止痛,润肠通便。用于血虚萎黄,眩晕心悸,月经不调,经闭痛经,虚寒腹痛,风湿痹痛,跌仆损伤,痈疽疮疡,肠燥便秘。酒当归活血通经。用于经闭痛经,风湿痹痛,跌仆损伤。

【常用配伍】

1. 配伍熟地黄、白芍、川芎,组成四物汤,养血补血,用于血虚萎黄,眩晕心悸,月经不调、痛经、经闭,常用于妇科肿瘤放化疗后引起的乏力、白细胞减少症等。

2. 配伍黄芪、党参,补气生血,常用于妇女气血两虚证。

3. 配伍川芎,能通达气血、散瘀止痛,补而不滞,常用于治疗妇女血虚夹瘀之头痛、痛经、产后瘀血腹痛、风湿痹痛。二者相配也叫佛手散,能开子宫,加重剂量可下死胎。

4. 配伍桂枝、生姜、白芍,补血活血、散寒止痛,常用于治疗血虚血瘀寒凝之腹痛。

5. 配伍荆芥,能养血柔筋、散风止痉,可用于治疗风痉昏迷、吐沫抽掣、背脊强直、产后中风证。

6. 配伍白芷,能疏风和血润肠,常用于因风搏于肺,传于大肠,津液干枯所致之便秘,亦即风秘。

7. 配伍肉苁蓉、牛膝、升麻等,补血以润肠通便,常用于治疗血虚肠燥便秘。

【常用剂量与用法】煎服 6~12g。

【主要化学成分】当归主要含有挥发油、多糖类、有机酸类和香豆素类等化学成分。

【抗妇科肿瘤研究】现代药理学研究表明,当归具有抗宫颈癌及卵巢癌等妇科肿瘤的药理活性。当归的主要抗妇科肿瘤机制:①阻滞肿瘤细胞周期。当归中的阿魏酸能够通过提高 p53 和 p21 蛋白表达,降低细胞周期蛋白 D1 和 E 表达,诱导宫颈癌细胞聚积于 G1/S 期而发挥抑制肿瘤细胞增殖的作用。②抑制肿瘤细胞增殖并诱导其凋亡。当归中的欧前胡素能通过抑制 TNF-α 诱导的氧自由基及抗凋亡蛋白表达,下调 PI3K/Akt/NF-κB 信号通路,激活半胱天冬酶蛋白质家族活性并提高聚 ADP- 核糖聚合酶剪切活性等途径诱导宫颈癌细胞凋亡。③改善肿瘤细胞多药耐药。当归中的前胡素还具有辅助增强化疗药物抗卵巢癌作用的药理活性,其机制为抑制 NF-κB 转录活性,降低 P- 糖蛋白等转运蛋白表达。前胡素能明显增强多柔比星耐药卵巢癌细胞对药物的敏感性。

【临床合理应用】当归始载于《神农本草经》,为妇科常用中药。吴越《日华子本草》言:"当归,治一切风,一切血,补一切劳,破恶血,养新血及主癥癖。"明代李中梓谓其"能引诸血各归其所当归之经,故名'当归'"。当归,历代中医常有妇科疾病"十方九归"之说,为妇科调经理血之圣药,治疗妇科疾病时常将其配伍方中。妇科肿瘤在中医为癥瘕,而明代张景岳《景岳全书》指出:"瘀血留滞作症,惟妇人有之。其证则或由经期,或由产后,凡内伤生冷,或外受风寒,或恚怒伤肝,气逆而血留;或忧思伤脾,气虚而血滞;或积劳积弱,气弱而不行;总由血动之时,余血未净,而一有所逆,则留滞日积,而渐以成癥矣。"可见,妇科肿瘤的发生和气逆血滞、气虚血滞等有相关性。本品味甘而辛,既善补血,又能活血,能补血活血行滞止痛,血虚、血瘀有寒妇科肿瘤患者用之皆适宜。

当归素有"头止血,身养血,尾破血"的说法,目前肿瘤治疗常用全当归,全当归偏于和血(补血活血)。生用长于补血活血,调经止痛,润肠通便;酒制长于活血,多用于经闭痛经,风湿痹痛,跌打损伤;炒炭长于止血,用于崩中漏下,月经过多;土炒当归多用于血虚便溏,腹中时痛。根据配伍不同,本品呈现不同的疗效:佐之以补则补,盈营阴养气血;佐之以攻则通,行滞止血止痛。临证应选择合适的炮制品、配伍合适的药物,使其在妇科肿瘤治疗中达到增效减毒的作用。

历代各种医书均记载当归无毒。实验亦证明其毒性很低。少数患者服用当归酊剂及镇静剂过多,可有疲乏、欲睡感觉;个别患者有皮肤瘙痒、胃部不适感,但均很轻微,一般不需停药,若有腹痛加剧者,则需停用;毒性与挥发油含量有关。

当归易虫蛀发霉,宜置阴凉干燥处,防潮,防蛀。

【参考文献】

[1] 王常明,姜睿斌,李锋.当归化学成分及抗肿瘤作用机制的研究进展[J].癌变·畸变·突变,2019,31(2):162-165.

[2] 薛华容,夏宛廷,曾倩.当归妇科应用宜忌探微[J].成都中医药大学学报,2016,04:89-91.

生（熟）地黄

【别名】还元大品、干地黄。

【来源】本品为玄参科植物地黄 *Rehmannia glutinosa* Libosch. 的新鲜或干燥块根。

【产地】主产于河南、山西等。

【采收加工】秋季采挖,除去芦头、须根及泥沙,鲜用;或将地黄缓缓烘焙至约八成干。前者习称"鲜地黄",后者习称"生地黄"。取生地黄,照酒炖法炖至酒吸尽,取出,晾晒至外皮黏液稍干时,切厚片或块,干燥,即得熟地黄;或照酒蒸法蒸至黑润,取出,晒至约八成干,切厚片或块,干燥,得熟地黄。

【性状鉴别】

鲜地黄　呈纺锤形或条状,长 8~24cm,直径 2~9cm。外皮薄,表面浅红黄色,具弯曲的纵皱纹、芽痕、横长皮孔样突起及不规则疤痕。肉质,易断,断面皮部淡黄白色,可见橘红色油点,木部黄白色,导管呈放射状排列。气微,味微甜、微苦。

生地黄　呈类圆形或不规则的厚片。外表皮棕黑色或棕灰色,极皱缩,具不规则的横曲纹。切面棕黄色至黑色或乌黑色,有光泽,具黏性。气微,味微甜。

熟地黄　为不规则的块片、碎块,大小、厚薄不一。表面乌黑色,有光泽,黏性大。质柔软而带韧性,不易折断,断面乌黑色,有光泽。气微,味甜。

地黄临床习用品还有生地黄炭、熟地黄炭。

鲜地黄以粗壮、色红黄者为佳；生地黄以块大、体重、断面乌黑色者为佳。

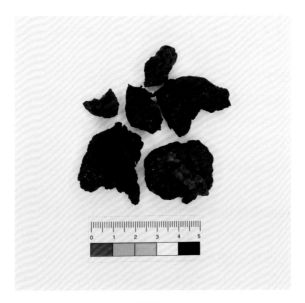

生地黄饮片图

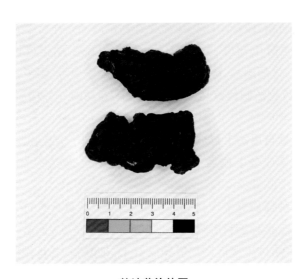

熟地黄饮片图

【**性味与归经**】鲜地黄：甘、苦，寒。归心、肝、肾经。生地黄：甘，寒。归心、肝、肾经。熟地黄：甘，温。归肝、肾经。

【功效与主治】鲜地黄：清热生津,凉血,止血。用于热病伤阴,舌绛烦渴,温毒发斑,吐血衄血,咽喉肿痛。生地黄：清热凉血,养阴生津。用于热入营血,温毒发斑,吐血衄血,热病伤阴,舌绛烦渴,津伤便秘,阴虚发热,骨蒸劳热,内热消渴。熟地黄：补血滋阴,益精填髓。用于血虚萎黄,心悸怔忡,月经不调,崩漏下血,肝肾阴虚,腰膝酸软,骨蒸潮热,盗汗遗精,内热消渴,眩晕,耳鸣,须发早白。

【常用配伍】

1. 生、熟地黄同用,共奏滋阴补肾、益精填髓、补血生血、养阴凉血、清热退蒸之功,常用于治疗血虚有热,肾阴亏虚,骨蒸潮热、低烧不退、头晕失眠,妇女经少或崩漏等。

2. 生地黄配伍麦冬、玄参、玉竹,清热养阴生津,常用于治疗热病伤阴所致烦渴多饮,舌绛,妇科肿瘤放疗后引起的口渴、口干、津伤便秘。

3. 生地黄配伍侧柏叶、荷叶,清热凉血、止血,常用于血热妄行之吐血、衄血。或与地榆、槐花等同用,用于血热便血、尿血。用于血热崩漏或产后出血,可与茜草、苎麻根同用。

4. 熟地黄配伍当归、白芍、川芎,组成四物汤,补阴益精生血,在妇科常用于血虚萎黄、眩晕、心悸失眠、月经不调、崩漏等。

5. 熟地黄配伍山药、山茱萸,补肝肾、益精血,用于放化疗后肝肾阴虚之腰膝酸软、遗精、盗汗、耳鸣、耳聋及消渴等。

6. 熟地黄配伍知母、黄柏、山茱萸,滋阴降火,用于放化疗后肝肾阴虚,虚火上炎,骨蒸潮热、颧红盗汗、耳鸣等。

7. 熟地黄配伍制何首乌、牛膝、菟丝子,益精血、乌发,用于肝肾不足,精血亏虚,眩晕耳鸣、须发早白。

【常用剂量与用法】鲜地黄 12~30g,生地黄 10~15g,熟地黄 9~15g。

【主要化学成分】地黄主要含有环烯醚萜类、紫罗兰酮类、苯乙醇苷类、糖类等化学成分。

【抗妇科肿瘤研究】现代药理学研究表明,地黄具有抗宫颈癌的药理作用,并可用于多种妇科肿瘤的辅助治疗。实验证实,地黄中的梓醇能够通过促进凋亡小体生成而诱导宫颈癌 HeLa 细胞凋亡,且作用呈时间剂量依赖性。地黄还可用于增强机体免疫功能,明显减轻患者放化疗后的不良反应,改善患者术后生活质量,预防卵巢癌。地黄还能够缩小子宫肌瘤体积,改善患者体质。此外,地黄还具有改善中枢系统、降血糖、延缓衰老及抗菌等作用。

【临床合理应用】地黄始载于《神农本草经》,列为上品。以"干地黄"之名记录。《神农本草经》云:"主折跌绝筋,伤中,逐血痹,填骨髓,长肌肉,作汤,除寒热积聚,除痹,生者尤良。"

地黄为"四大怀药"之首,以河南怀庆为道地产区。近现代,其产地有所变化,产量以山西所产最大,但质量仍以河南所产为最佳。在南方地区地黄也有产出,但基本以野生的鲜地黄为主要用药来源,且质量也无法与北方所产的地黄相比。

地黄根据加工方法不同分为鲜地黄、生地黄、熟地黄,生地黄炭、熟地黄炭等。《中国药典》记载鲜、生、熟三种饮片。鲜地黄、生地黄与熟地黄三药均能养阴生津,治疗阴虚津亏诸证。不同之处在于,鲜地黄甘苦大寒,滋阴之力虽弱,但滋腻性较小,长于清热凉血、生津止渴,多用治血热阴亏属热邪较盛者;生地黄甘寒质润,清热凉血之力稍逊于鲜地黄,但养阴生津之力强于鲜地黄,滋腻性亦较小,长于治疗热入营血、热病伤阴、阴虚发热诸证,滋阴力不及熟地黄;熟地黄甘微温,滋腻性大,入肝肾而功专补血滋阴,填精益髓,长于治疗血虚证及肝肾亏虚证。在妇科肿瘤治疗中生地黄适用于妇人阴虚火旺所致的咽痛、月经过多、胎动不安等疾病。酒蒸后的熟地黄适用于妇人精血亏虚所致的不孕、崩漏下血、闭经等疾病。治疗妇人精血大亏之虚弱性疾病,多选用熟地黄且宜大剂量使用;治疗妇人阴虚火旺等虚热性疾病多选用生地黄且药量宜轻。

地黄性质黏腻,有碍消化,凡气滞痰多,湿盛中满、食少便溏者忌服。若用久服,宜与陈皮、砂仁等同用,以免滋腻碍胃。《本草品汇精要》载:熟地忌萝卜、葱白、韭白、薤白。鲜地黄埋在沙土中,防冻;生地黄置通风干燥处,防霉,防蛀。

【参考文献】

[1]李红伟,孟祥乐.地黄化学成分及其药理作用研究进展[J].药物评价研究,2015,38(2):218-228.

[2]李尽文,宋代博,李苑华,等.梓醇对宫颈癌 HeLa 细胞增殖及凋亡作用的研究[J].山东化工,2020,49(17):43-45.

[3]曹淑芬.仙灵地黄饮和香附糯米粥可防卵巢肿瘤[J].现代养生,2017,289(1):51.

[4]张汉群,吴丹妮,李勇,等.六味地黄丸对宫颈癌同步放化疗患者的免疫机制及效果观察[J].中国医学创新,2019,16(6):22-26.

[5]张慧雯.温肾化痰祛瘀法治疗子宫肌瘤痰湿瘀结证的临床研究

［D］．广州：广州中医药大学，2013.

　　［6］廖仁贵．急性生地中毒一例报告［J］．江西中医药，1989（5）：35.

豆蔻

【别名】白豆蔻。

【来源】本品为姜科植物白豆蔻 *Amomum kravanh* Pierre ex Gagnep. 或爪哇白豆蔻 *Amomum compactum* Soland ex Maton 的干燥成熟果实。按产地不同分为"原豆蔻"和"印尼白蔻"。

【产地】主产于泰国、柬埔寨。爪哇豆蔻主产于印度尼西亚爪哇及苏门答腊。爪哇白豆蔻我国海南岛、广西和云南地区已有引种栽培。

【采收加工】秋季果实尚未开裂时采收，除去杂质，干燥。

【性状鉴别】

原豆蔻　呈类球形，直径 1.2~1.8cm。表面黄白色至淡黄棕色，有 3 条较深的纵向槽纹，顶端有突起的柱基，基部有凹下的果柄痕，两端均具浅棕色绒毛。果皮体轻，质脆，易纵向裂开，内分 3 室，每室含种子约 10 粒；种子呈不规则多面体，背面略隆起，直径 3~4mm，表面暗棕色，有皱纹，并被有残留的假种皮。气芳香，味辛凉略似樟脑。

印尼白蔻　个略小。表面黄白色，有的微显紫棕色。果皮较薄，种子瘦瘪。气味较弱。

豆蔻以个大、饱满、果皮薄而完整、气味浓者为佳。

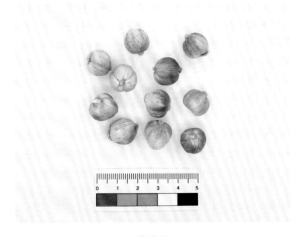

豆蔻饮片图

【性味与归经】辛,温。归肺、脾、胃经。

【功效与主治】化湿行气,温中止呕,开胃消食。用于湿浊中阻,不思饮食,湿温初起,胸闷不饥,寒湿呕逆,胸腹胀痛,食积不消。

【常用配伍】

1. 配伍丁香,行气健脾、温中散寒,常用于妇科肿瘤化疗后胃寒气逆、胸脘胀痛、痰饮呕哕、霍乱气逆等。

2. 配伍藿香、佩兰、陈皮,化湿行气、开胃消食,常用于化疗后湿阻中焦,脘腹痞满、不思饮食。

3. 配伍藿香、半夏,行气宽中、温胃止呕,常用于放化疗后胃寒湿阻气滞之呕吐。

4. 配伍杏仁,宣畅气机、行气化滞,常用于治疗湿温初起,湿重于热之证。

5. 配伍黄连,清热除湿、理气止呕、健脾和胃,治疗湿热中阻,脘腹胀闷、纳差、恶心呕吐。

【常用剂量与用法】煎服 3~6g,后下。

【主要化学成分】豆蔻主要含有挥发油、黄酮等化学成分,包括桉油精、对伞花烯、柠檬油烯、β- 蒎烯、乔松素、槲皮素等。

【抗妇科肿瘤研究】现代药理学研究证实,豆蔻具有抗胃癌的药理活性。它的主要抗肿瘤机制为诱导肿瘤细胞凋亡,抑制炎症标志物活性,干预 PI3K/Akt/mTOR 信号通路及 COX-2 信号通路等。豆蔻还能协同 5- 氟尿嘧啶(5-FU)增强其抗肿瘤作用。此外,豆蔻还具有刺激胃液分泌、增加胃肠蠕动、控制肠内异常发酵及减少胃肠积气等药理作用,并具有明显的止呕作用,能有效减轻顺铂所致的动物模型呕吐,与昂丹司琼相比止吐作用无显著差异。

【临床合理应用】豆蔻始载于宋代《开宝本草》,具有理气宽中、开胃消食、化湿止呕的功效,用于腹痛、腹胀、脘闷嗳气、吐逆反胃、消化不良等病症,常用于妇科放化疗后止呕。其富含挥发油,药理实验证明其能促进胃液分泌,增进胃肠蠕动,制止肠异常发酵,祛除胃肠积气。妇科肿瘤术后,可用豆蔻研末加水煮沸服用,可促进胃肠蠕动,防止肠粘连的发生,早日恢复正常饮食。《本草通玄》曰:"即入汤液,但当研细,待诸药煎好,乘沸点服,尤妙。"故妇科腹部手术 6 小时后,可将 6g 豆蔻研细末,加水 150ml 煮沸后即服,每日 3 次,服至患者饮食正常为止。

豆蔻用时捣碎,入煎剂时宜后下。因其富含挥发油,需密闭,置阴凉干燥处贮藏,防蛀。

【参考文献】

[1]冯佳祺.白豆蔻香气成分萃取、分析及功能性研究[D].哈尔滨:哈尔滨商业大学,2015.

[2]石磊,陈平,赵伟,等.豆蔻提取物对环氧合酶-2在人胃癌裸鼠移植瘤中表达的研究[J].中国中医药信息杂志,2010,17(11):22-23.

[3]任明辉,郭丽霞,常璐瑶,等.基于网络药理学探究豆蔻治疗膀胱癌的潜在机制[J].基层医学论坛,2022,26(22):4-7.

[4]石磊.豆蔻提取物联合5-FU抑制人胃腺癌细胞裸鼠皮下移植瘤生长的实验研究[D].扬州:扬州大学,2010.

[5]于一,杨玉玲,胡孝祯,等.白豆蔻汤和丁香汤对顺铂所致水貂呕吐模型的治疗作用[J].泰山医学院学报,2011,32(1):26-27.

杜仲

【别名】思仙、思仲、丝楝树皮、丝棉皮。

【来源】本品为杜仲科植物杜仲 *Eucommia ulmoides* Oliv. 的干燥树皮。

【产地】全国大部分地区均产,以四川、陕西、重庆、贵州、湖北等地所产川杜仲品质较高,奉为道地药材。

【采收加工】4~6月剥取,刮去粗皮,堆置“发汗”至内皮呈紫褐色,晒干。

【性状鉴别】

杜仲　呈小方块或丝状。外表面淡棕色或灰褐色,有明显的皱纹。内表面暗紫色,光滑。断面有细密、银白色、富弹性的橡胶丝相连。气微,味稍苦。

盐杜仲　形如杜仲块或丝,表面黑褐色,内表面褐色,折断时胶丝弹性较差。味微咸。

杜仲以皮厚、块大、去净粗皮、内表面暗紫色、断面丝多者为佳。

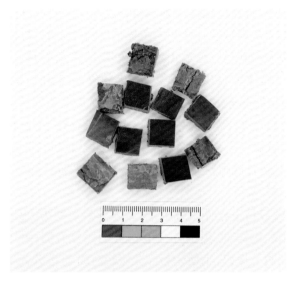

杜仲(盐水炙)饮片图

【性味与归经】甘,温。归肝、肾经。

【功效与主治】补肝肾,强筋骨,安胎。用于肝肾不足,腰膝酸痛,筋骨无力,头晕目眩,妊娠漏血,胎动不安。

【常用配伍】

1. 配伍当归、川芎、芍药,补肝肾、强筋骨,常用于妇女肝肾不足,腰膝酸痛、经期腰痛等。

2. 配伍牛膝、枸杞子、女贞子,滋阴、补肝肾、强筋骨,常用于肝肾不足,头晕目眩、腰腿疼痛及两足无力。

3. 配伍续断、山药、桑寄生,补肝肾、固冲任、安胎,常用于肝肾亏虚、冲任不固、胎动不安、胎漏下血等。

4. 配伍补骨脂,温补肾阳力增,兼补脾、肝,既涩下元,又固冲任,常用于治疗肾阳不足,下元虚冷之阳痿。腰膝冷痛及下元不固之滑精遗尿,亦可用于肝肾不足之腰膝酸软、胎动不安及脾肾阳虚泄泻等症。

5. 配伍芡实,能温阳司精关而强筋骨,涩精固肾兼健脾,二药脾肾同治,温补固涩力强,常用于治疗放化疗后脾肾两虚、命火不足之腰膝酸软等症。

【常用剂量与用法】煎服 6~10g。

【主要化学成分】杜仲主要含有木脂素类、环烯醚萜类、黄酮类、苯丙素类、萜类、多糖类等化学成分。

【抗妇科肿瘤研究】现代药理学研究表明,杜仲具有抗宫颈癌、卵巢癌等妇科肿瘤的药理活性。杜仲的主要抗妇科肿瘤机制:①诱导肿瘤细胞凋亡。杜仲中的五环三萜类化合物能够阻滞宫颈癌 HeLa 细胞中溶酶体生成,诱导线粒体破碎,从而诱导肿瘤细胞凋亡,且作用呈剂量依赖性。杜仲同样具有抗卵巢癌的显著作用。②增强抗肿瘤免疫活性。杜仲多糖能通过清除氧自由基,提高抗氧化酶 SOD、GSH 活性、小鼠脾指数及血清中 IL-2、IL-4、IgG 含量,促进机体免疫力水平,从而发挥抗肿瘤作用。此外,杜仲还具有抗骨质疏松、加速骨愈合、抗炎、抗氧化、降压、安胎及保护肝肾等药理作用。

【临床合理应用】杜仲始载于《神农本草经》,列为上品。《神农本草经》载:"杜仲,一名思仙,生山谷。味辛,平。治腰脊痛;补中,益精气,坚筋骨,强志;除阴下痒湿,小便余沥。久服轻身耐老。"公元 1761 年,清代严洁、施雯、洪炜同纂的《得配本草》记载:"治泻痢酥炙。除寒湿酒炙,润肝肾蜜炙,补腰肾盐水炒,治酸疼姜汁炒。"可见,在古代杜仲的加工炮制有切制生用和加酥、蜜、姜汁、盐水、酒等辅料的炮制方法。与古代相比,杜仲的近现代炮制方法日趋简化,沿用的炮制方法主要为切制生用、盐炙。本品炒用可破坏其胶质,有利于有效成分煎出,盐炙后可降低有毒元素铅的含量,锌、锰、铁、钙、磷等 6 种元素的含量升高,可引药入肾,直达下焦,增强补肝肾、强筋骨的作用,常用于妇科肿瘤患者治疗过程中出现的肾虚腰痛、筋骨无力。

杜仲为药食两用饮片,无毒,未见毒性报道。本品为温补之品,阴虚火旺者慎用。

【参考文献】

［1］高宏伟,李玉萍,李守超.杜仲的化学成分及药理作用研究进展［J］.中医药信息,2021,38（6）:73-81.

［2］钱文丹,谭艾娟,吕世明,等.杜仲中五环三萜类及其抗肿瘤活性［J］.中成药,2019,41（5）:1059-1065.

［3］姚芄.温阳化瘀法治疗中晚期卵巢癌的文献研究及临床应用探讨［D］.广州:广州中医药大学,2018.

莪术

【别名】蓬术。

【来源】本品为姜科植物蓬莪术 *Curcuma phaeocaulis* VaL.、广西莪术 *Curcuma kwangsiensis* S. G. Lee et C. F. Liang 或温郁金 *Curcuma wenyujin* Y. H. Chen et C. Ling 的干燥根茎。后者习称"温莪术"。

【产地】主产于浙江、四川、广西。

【采收加工】冬季茎叶枯萎后采挖,洗净,蒸或煮至透心,晒干或低温干燥后除去须根和杂质。

【性状鉴别】

莪术 呈类圆形或椭圆形的厚片。外表皮灰黄色或灰棕色,有时可见环节或须根痕。切面黄绿色、黄棕色或棕褐色,内皮层环纹明显,散在"筋脉"小点。气微香,味微苦而辛。

醋莪术 形如莪术片,色泽加深,角质样,微有醋香气。

莪术以质坚实、气香者为佳。

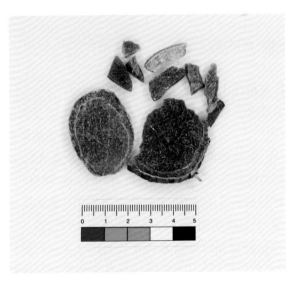

莪术饮片图

【性味与归经】辛、苦,温。归肝、脾经。

【功效与主治】行气破血,消积止痛。用于癥瘕痞块,瘀血经闭,胸痹心痛,食积胀痛。

【常用配伍】

1. 配伍三棱,能破血行气、散瘀消癥、消积止痛,适用于妇女气滞血瘀、食积日久而成的癥瘕积聚,以及气滞、血瘀、食停、寒凝所致的诸般痛证。

2. 配伍三棱、当归、香附,行气破血、调经止痛,常用于妇女气滞血瘀之经闭腹痛、腹中痞块。

3. 配伍猪苓,能利水逐瘀抗癌、增加免疫功能和增加白细胞,常用于治疗癌症晚期腹水,或不适宜放化疗的患者,还可用于放化疗患者出现免疫抑制和白细胞减少等不良反应。

4. 配伍附子,能温经散寒、行气止痛,常用于治疗心中冷痛之症,现代多用于治疗冠心病心绞痛,且效果良好。

5. 配伍木香,能温通经脉、活血祛瘀、行气止痛,常用于治疗寒气凝结,心脉痹阻,心中切痛,久患腹痛,时复发动者。

6. 配伍延胡索,二药相合,气血并调,常用于治疗气滞血瘀攻冲走注,心腹、全身窜痛等。

7. 配伍当归、红花、牡丹皮,活血破血、行气止痛,常用于妇女血瘀经闭、痛经。

8. 配伍槟榔、枳实、青皮,可行气止痛、消食化积,常用于食积气滞、脘腹胀痛等。

【常用剂量与用法】煎服6~9g。

【主要化学成分】莪术主要化学成分为挥发油、姜黄素及多糖类。当前研究多集中于挥发油,属倍半萜类,其中莪术醇和榄香烯及莪术酮和莪术二酮是抗肿瘤、抗病毒的主要有效成分。其余如姜黄素、脱甲氧基姜黄素、双脱甲氧基姜黄素等,还具有抗炎、抗菌、抗肿瘤、降血脂等功效。

【抗妇科肿瘤研究】现代药理学研究表明,莪术及其油制剂具有抗宫颈癌、卵巢癌、子宫内膜癌等多种妇科肿瘤的药理活性。莪术主要的抗肿瘤机制:①抑制肿瘤细胞增殖并诱导其凋亡。莪术对肿瘤细胞具有明显的抑制作用和杀伤作用,不同浓度的莪术油注射液对癌细胞有明显的直接破坏杀伤作用,并且有作用快而强。莪术油与α-2b干扰素联合对抑制宫颈癌细胞的端粒酶活性和诱导细胞发生凋亡具有明显的协同作用。②抑制肿瘤外周新血管生成。莪术油能抑制肿瘤外周血管生成,以莪术油作瘤内注射剂治疗宫颈癌,治疗后可见癌组织坏死脱落,部分病例癌块消失,宫颈光滑而治愈。③引起肿瘤细胞周期阻滞。不同品种莪术均可诱导卵巢癌 HO-8910 细胞聚积于 G0/G1 期并使 S 期细胞减少,从而减缓肿瘤细胞增殖,温莪术作用尤其显著。此外,莪术还对子宫内膜癌细胞生长有抑制作用,具有抗子宫内膜癌的潜力。此外,莪术还具有抗血小板聚集、抗血栓、调血脂、抗动脉粥样硬化等药理作用。

【临床合理应用】莪术始载于《药性论》,其云:"能治女子血气心痛,破痃癖冷气,以酒醋摩服,效。"本品辛散苦泄温通,入肝、脾两经,既入血分,又入气分,可破肝经气分之血。凡气因血室而见积痛不解,吐酸奔豚,痃癖癥瘕等症均可应用。在中焦可攻饮食气滞不消,胃寒吐酸胃胀;在下焦可攻奔豚疝癖,冷气积聚,气肿水肿。故在妇科肿瘤既可用于抗肿瘤治疗,又可用于肿瘤治疗过程中引起的呕吐、腹痛、腹胀等气滞、食积等证。本品破气行血力强,辅助妇科肿瘤治疗时宜中病即止,不可过量过时服用,以免损伤正气。使用时,用于破气药组方时需以补气药为主,用于破血药组方时需以补血药为主,用于消食组方时需以补脾药为主。莪术醋制后可加强祛瘀止痛作用。

莪术中含有大量挥发油。过量服用会引起胃肠道刺激症状、大脑皮质兴奋等副作用,故应谨慎。孕妇及月经过多者禁用。

【参考文献】

[1] 张炜,刘雯,覃洁萍.中药莪术的研究概况[J].广西科学院学报,2006,22(S):481-486.

[2] 唐德才,臧文华,冯海红.莪术不同品种含药血清抑制人卵巢癌细胞 HO-8910 增殖及诱导凋亡的实验研究[J].时珍国医国药,2013,24(10):2313-2315.

[3] 彭炳先,周欣,石京山,等.蓬莪术挥发油及其中 3 种成分抗肝癌和子宫内膜癌的研究[J].华西药学杂志,2007,22(3):312-313.

凤尾草

【别名】鸡脚草、金鸡尾、井口边草。

【来源】本品为凤尾蕨科植物井栏边草 *Pteris multifida* Poir. ex Lam. 的干燥全草。

【产地】主产于华东、中南、西南、山西及陕西等地。

【采收加工】夏季采收,干燥。

【性状鉴别】呈段状。根茎短,密生棕褐色披针形鳞片及弯曲的细根。叶二型,灰绿色或草绿色,叶柄细而有棱;孢子叶羽片长条形,边缘有锯齿或全缘,叶轴具狭翅,孢子囊群线形,棕色,着生于叶缘;营养叶羽片较宽,边缘有不整齐的尖锯齿。气微,味淡或稍涩。

凤尾草为非《中国药典》品。

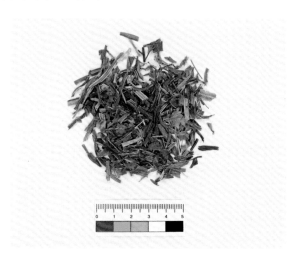

凤尾草饮片图

【性味与归经】微苦,凉。归肝、胃、大肠经。

【功效与主治】清热利湿,凉血止血,消肿解毒。用于黄疸,痢疾,泄泻,淋浊,带下,吐血,衄血,崩漏,尿血,湿疹,痈肿疮毒。

【常用配伍】

1. 配伍葱白,活血化瘀消痈,常用于瘰疬、痰核等症。

2. 配伍半枝莲、半边莲、藤梨根、白花蛇舌草等,清热利湿,常用于宫颈癌、卵巢癌、绒毛膜上皮癌等。

3. 配伍垂盆草、田基黄、平地木、蒲公英、金钱草等,清热利胆,常用于治疗放化疗引起的急性肝炎。

4. 配伍侧柏叶、大蓟、小蓟、藕节炭、蒲黄炭等,凉血止血,常用于妇科盆腔放疗后放射性膀胱炎之尿血。

【常用剂量与用法】煎服 9~12g。

【主要化学成分】凤尾草主要含有苯丙素类、黄酮类、萜类、挥发油、甾体类等化学成分。

【抗妇科肿瘤研究】现代药理学研究表明,凤尾草具有抗宫颈癌的药理活性。凤尾草的主要抗妇科肿瘤机制：①抑制肿瘤细胞增殖。凤尾草叶甲醇或乙醇提取物对宫颈癌 Hela 细胞有明显细胞毒作用，具有一定的抗肿瘤活性。②增强抗肿瘤免疫活性。凤尾草提取物能通过提高荷瘤小鼠胸腺及脾指数，促进小鼠脾细胞增殖及抗氧化作用，提高机体免疫力，发挥抗肿瘤作用。③抑制肿瘤转移。凤尾草具有促纤溶、降低血黏度、抗凝血及使转移灶内的新生毛细血管退化等作用，从而改善血液凝滞状态，抑制肿瘤细胞侵袭黏附。此外，凤尾草还具有抗炎、抗菌、抗前列腺相关疾病、保肝及止血等多种作用。

【临床合理应用】凤尾草最早以"石长生"之名记载于《神农本草经》，列为下品。本品性微苦凉，具有清热利湿、抗菌消炎、消肿止痛、凉血止血等功效，常用于治疗黄疸、痢疾、泄泻、淋浊、带下、吐血、衄血、崩漏、尿血、湿疹、痈肿疮毒。进行妇科肿瘤治疗时可用于抗肿瘤，也可用于放化疗后肝功能损伤、放射性盆腔炎等湿热型患者。本品虚寒证忌服。

【参考文献】

［1］SON H L，THAO T H P. In vitro antioxidant and anticancer properties of active compounds from methanolic extract of Pteris multifida Poir. Leaves［J］. European J Med Plants，2014，4（3）：292-302.

［2］王刚，张利敏.凤尾草提取物的抗肿瘤活性的研究［J］.河北省科学院学报，2008，25（4）：52.

［3］陶玉泉，朱平.中药凤尾草的研究进展［J］.甘肃中医学院学报，2013，30（1）：71-73.

佛手

【别名】佛手柑。

【来源】本品为芸香科植物佛手 *Citrus medica* L. var. *sarcodactylis* Swingle 的干燥果实。

【产地】主产于四川、广东、浙江。

【采收加工】秋季果实尚未变黄或变黄时采收，纵切成薄片，晒干或低温干燥。

【性状鉴别】为类椭圆形、卵圆形的薄片或不规则的丝条，常皱缩或卷曲。薄片长 6~10cm，宽 3~7cm，厚 0.2~0.4cm；顶端稍宽，常有 3~5 个手指状的裂瓣，基部略窄，有的可见果梗痕。丝长 0.4~10cm，宽 0.2~1cm，厚

0.2~0.4cm。外皮黄绿色或橙黄色,有皱纹和油点。果肉浅黄白色或浅黄色,散有凹凸不平的线状或点状维管束。质硬而脆,受潮后柔韧。气香,味微甜后苦。

佛手以片大、质硬稍韧、香气浓者为佳。

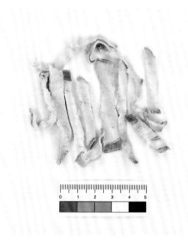

佛手饮片图

【**性味与归经**】辛、苦、酸,温。归肝、脾、胃、肺经。

【**功效与主治**】疏肝理气,和胃止痛,燥湿化痰。用于肝胃气滞,胸胁胀痛,胃脘痞满,食少呕吐,咳嗽痰多。

【**常用配伍**】

1. 配伍香橼,能理气、宽胸、止痛、疏肝和胃、健胃化痰,常用于气滞心痛,肝郁气滞、肝气犯胃而致升降功能失调之脘、腹胀痛。

2. 配伍生姜,健脾和胃、降逆止呕,常用于治疗妇科肿瘤术后胃气不和,放化疗后气逆呕吐、噫气等。

3. 配伍柴胡、香附、郁金,能疏肝解郁、行气止痛,用于肝郁气滞及肝胃不和之胸胁胀痛、脘腹痞满。

4. 配伍木香、香附、砂仁,能理气和中止痛,妇科肿瘤治疗中常用于脾胃气滞之脘腹胀痛、呕恶食少、纳呆、吐泻等。

5. 配伍白术,能补脾胃、理气机,具有补而不滞、行而不散的特点,常用于治疗术后、化疗后脾虚气滞之胃纳不佳。

【**常用剂量与用法**】煎服 3~10g。

【**主要化学成分**】佛手主要含有黄酮及其苷类、香豆素类、单萜类、倍半萜类、柠檬苦素类、多糖类、有机酸类等化学成分。

【抗妇科肿瘤研究】现代药理学研究虽未表明佛手抗妇科肿瘤的药理活性,但已证实佛手具有广泛的抗肿瘤作用。佛手的主要抗肿瘤机制为通过促进细胞自噬及增加促凋亡蛋白表达等途径诱导肿瘤细胞凋亡,同时调节患者免疫功能,激活患者抗肿瘤免疫应答。此外,佛手还具有抗炎、降血糖、降血脂、抗动脉硬化、杀虫抗螨、抗氧化、抗抑郁及抗菌等多种药理作用。

【临床合理应用】佛手始载于明代《滇南本草》:补肝暖胃,止呕吐,消胃寒痰,治胃气疼痛,止面寒疼,和中行气。本品辛香行散、味苦疏泄,善于疏肝理气、和胃止痛、燥湿化痰。妇科病的发病机制与肾、肝、脾三脏功能失调关系最为密切,疏肝解郁、理气调中是临床治疗妇科疾病的常用方法,而本品既能疏肝理脾,又能燥湿化痰,在妇科肿瘤治疗过程中,对出现的肝胃气滞、胸胁胀痛、胃脘痞满、食少、呕吐、咳嗽痰多等症的治疗可起重要作用。本品配伍香附、郁金、玫瑰花可以加强其疏肝解郁之功;属肝郁血虚者,可配伍当归、白芍、山茱萸以养血柔肝;属肝郁脾虚者,可配合党参、白术、山药等以健脾益气。属肝郁气滞者,可配伍柴胡、青皮、漏芦等以疏肝通络;若素体肥胖痰湿内盛,脾失健运,聚湿成痰者,可配伍陈皮、茯苓、半夏等以健脾化痰;胁肋胀痛者,可配伍橘核、荔枝核、蒲公英、夏枯草等以理气散结止痛。

佛手属于药食同源的中药,我国栽培和应用历史悠久,不仅是临床常用的理气药,还可制成食用凉果,亦可当作观赏植物。广东潮汕地区常以佛手为原料,经过盐腌、晒干、蒸熟、浸中药粉液等步骤,历经九蒸九晒制成色黑如漆、口感绵软的老香黄,具有去积祛风、开胃理气、化痰生津的功效,在民间广为使用。

《随息居饮食谱》载:多食耗气,虚人忌之……入药以陈久者良,蒸露尤妙。

【参考文献】

[1] 史俊豪,丘琴,刘晓芳,等.佛手化学成分和药理作用及其质量标志物(Q-Marker)预测分析[J].中华中医药学刊,2023,04:17-28.

[2] 谢术欢,冯玛莉.佛手柑内酯药理作用研究进展[J].海南医学院学报,2022,28(24):1917-1920.

[3] 彭宝,文瑶,于荣敏,等.佛手多糖提取、结构表征及生物活性研究进展[J].食品与药品,2018,20(3):236-241.

茯苓

【**别名**】松苓、玉灵。

【**来源**】本品为多孔菌科真菌茯苓 *Poria cocos*（Schw.）Wolf 的干燥菌核。

【**产地**】主产于安徽、云南、湖北。

【**采收加工**】多于 7~9 月采挖，挖出后除去泥沙，堆置"发汗"后，摊开晾至表面干燥，再"发汗"，反复数次至现皱纹、内部水分大部散失后，阴干，称为"茯苓个"；或将鲜茯苓按不同部位切制，阴干，分别称为"茯苓块"和"茯苓片"。加工"茯苓片""茯苓块"时，收集削下的外皮，阴干，为茯苓皮。

【**性状鉴别**】

茯苓块　为去皮后切制的茯苓，呈立方块状或方块状厚片，大小不一。白色、淡红色或淡棕色。

茯苓片　去皮后切制的茯苓，呈不规则厚片，厚薄不一。白色、淡红色或淡棕色。

茯苓皮　呈长条形或不规则块片，大小不一。外表面棕褐色至黑褐色，有疣状突起，内面淡棕色并常带有白色或淡红色的皮下部分。质较松软，略具弹性。气微，味淡，嚼之粘牙。

茯苓以质重坚实、断面白色细腻、粘牙力强者为佳。

茯苓皮以色棕褐、皮纹细、杂质少者为佳。

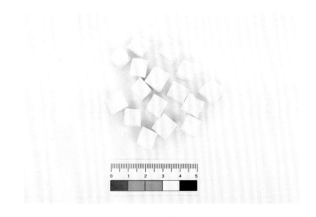

茯苓饮片图

【性味与归经】甘、淡,平。归心、肺、脾、肾经。

【功效与主治】利水渗湿,健脾,宁心。用于水肿尿少,痰饮眩悸,脾虚食少,便溏泄泻,心神不安,惊悸失眠。茯苓皮利水消肿,用于水肿,小便不利。

【常用配伍】

1. 配伍枳壳,和中宽胸、渗湿化痰,可用于治疗痰停中脘,胸膈不舒、两手疲软、肩背酸痛,脉沉细。

2. 配伍泽泻、猪苓、白术,利水消肿,常用于妇科肿瘤化疗后水湿内停之水肿、小便不利等。

3. 配伍附子、生姜,温阳利水,可用于妇科脾肾阳虚水肿。

4. 配伍白术、桂枝、甘草,组成苓桂术甘汤,温阳化饮、健脾利湿,常用于中阳不足痰饮内停,胸胁支满、目眩心悸、短气而咳。

5. 配伍山药、白术、薏苡仁,健脾补中、渗湿止泻,常用于化疗后脾胃虚弱,湿盛泄泻。

6. 配伍黄芪、当归、远志,补益心脾、宁心安神,常用于心脾两虚、气血不足引起的心悸、健忘、失眠。

【常用剂量与用法】煎服 10~15g。

【主要化学成分】茯苓主要含有多糖类、三萜类、甾醇类、氨基酸、脂肪酸等化学成分,其中三萜类和多糖类为主要的抗肿瘤化合物。

【抗妇科肿瘤研究】现代药理学研究表明,茯苓具有抗宫颈癌、卵巢癌及子宫肌瘤等妇科肿瘤的药理活性。茯苓的主要抗肿瘤机制:①抑制肿瘤细胞增殖并诱导其凋亡。茯苓多糖能够通过降低 ERK1/2 蛋白磷酸化水平,妨碍 ERK 信号通路激活而发挥抑制宫颈癌 HeLa 细胞增殖并诱导其凋亡的作用。②改善肿瘤多药耐药。茯苓多糖能与紫杉醇联用,通过抑制 Notch 信号通路,逆转 EMT,而发挥诱导紫杉醇耐药宫颈癌细胞凋亡的作用,有效提高了宫颈癌细胞对紫杉醇的药物敏感性。③增强抗肿瘤免疫活性。茯苓多糖的促免疫作用是通过体液和细胞免疫两种途径来实现的,体液免疫过程中,茯苓多糖能促进 IgG 上调。细胞免疫过程中茯苓多糖能通过增强吞噬细胞功能,刺激 T 淋巴细胞转化,并诱导 IL-1、IL-2 等免疫因子分泌而发挥调节机体免疫功能的作用。此外,茯苓还具有利尿、抗肝硬化、降低胃酸、镇静等药理作用。

【临床合理应用】茯苓始载于《神农本草经》,其载:"味甘,平。主胸胁逆气,忧恚,惊邪,恐悸,心下结痛,寒热烦满咳逆,口焦舌干,利小便。久服,安魂、养神,不饥,延年。"《药性论》中记载:"开胃,止呕逆,善安心神,主肺痿痰癰,并小儿惊痫,心腹胀满,妇人热淋。"茯苓多用于脾胃虚弱、湿邪困阻,水肿等症状,因茯苓功效广泛,不分四季,能与各种药物配伍使用,故将茯苓称为"四时神药"。茯苓分生用和制用,其用药侧重点各不相同。茯苓生用功效为渗湿利水、健脾和胃;制用功效为宁心安神。

临床应用茯苓安全且范围较广,正常剂量下未见明显毒副作用,但应注意其过敏反应,主要为头晕、恶心欲吐、周身瘙痒等。凡阴虚火旺者忌服,气虚下陷、津伤口干者慎服。

【参考文献】

[1] 张春杰,程相朝,吴庭才.中药免疫增强剂对免疫活性细胞的影响.山西农业大学学报,2022,9(4):23-24.

[2] 唐恩红,蔡旺.茯苓多糖对人宫颈癌 HeLa 细胞增殖、迁移、促凋亡的影响及其机制[J].肿瘤防治研究,2019,46(8):707-713.

[3] 闫霜,王雅莉.茯苓多糖影响卵巢癌细胞耐药性的机制[J].西北药学杂志,2022,37(3):94-100.

[4] 余建国,姜正前,严晗光,等.茯苓多糖对雏鸡细胞免疫活性的影响及其抗肿瘤作用.中国兽医科技,2004,34(11):70-71.

[5] 张年,李兆星,李娟,等.茯苓的化学成分与生物活性研究进展[J].世界科学技术—中医药现代化,2019,21(2):220-233.

附子

【别名】黑顺片、白附片、淡附片、炮附片。

【来源】本品为毛茛科植物乌头 *Aconitum carmichaelii* Debx. 的子根的加工品。

【产地】主产于河南。

【采收加工】6月下旬至8月上旬采挖,除去母根、须根及泥沙,习称"泥附子",加工成黑顺片、白附片、淡附片、炮附片。

【性状鉴别】

黑顺片 为纵切片,上宽下窄,长 1.7~5cm,宽 0.9~3cm,厚 0.2~0.5cm。外皮黑褐色,切面暗黄色,油润具光泽,半透明状,并有纵向导管束。质硬而脆,断面角质样。气微,味淡。

白附片　无外皮,黄白色,半透明,厚约 0.3cm。

淡附片　呈纵切片,上宽下窄,长 1.7~5cm,宽 0.9~3cm,厚 0.2~0.5cm。外皮褐色。切面褐色,半透明有纵向导管束。质硬,断面角质样。气微,味淡,口尝无麻舌感。

炮附片　形如黑顺片或白附片,表面鼓起黄棕色,质松脆。气微,味淡。

淡附片还有以盐附子与豆腐加水共煮炮制的,性状略有差异。

黑顺片以片大、厚薄均匀、表面油润光泽者为佳;白附片以片大、色白、半透明者为佳。

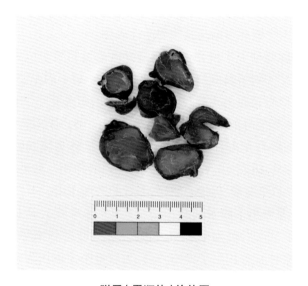

附子(黑顺片)饮片图

【性味与归经】辛、甘,大热;有毒。归心、肾、脾经。

【功效与主治】回阳救逆,补火助阳,散寒止痛。用于亡阳虚脱,肢冷脉微,心阳不足,胸痹心痛,虚寒吐泻,脘腹冷痛,肾阳虚衰,阳痿宫冷,阴寒水肿,阳虚外感,寒湿痹痛。

【常用配伍】

1. 配伍肉桂、山茱萸、熟地黄,能引火归元,温营血,助气化,温肾壮阳,温经止痛,常用于肾阳不足,命门火衰所致阳痿滑精、宫冷不孕、腰膝冷痛、夜尿频多及脾阳不振,寒冷腹痛、肺寒喘咳者。

2. 配伍党参、白术、干姜,用于放化疗后脾肾阳虚、寒湿内盛所致脘腹冷痛、呕吐、大便溏泻。

3. 配伍白芍,能调气血、理气机、调寒温、理虚实、散恶血、破坚积,开痹止痛之力益彰,常用于治疗受凉感寒即发之心胸络道瘀滞、血脉不畅,虚寒之胃脘痛、腹痛,因寒滞而胁痛、痛经及寒湿痹痛。

4. 配伍茯苓,能温肾助阳、化湿利水,常用于妇科肿瘤患者脾肾阳虚水停小便不利、四肢沉重、肢体浮肿、苔白、心下悸、头眩、脉沉。

5. 配伍黄连,二药一寒一热,一补一泻,辛开苦降,温阳助清解,泻火护心阳至佳,常用于冠心病心悸、心律失常,证属寒热错杂者,上热下寒证,如咯血,呕吐,口舌生疮,心烦不寐,膝下、足趾冰冷等。

【常用剂量与用法】3~15g,先煎,久煎。

【主要化学成分】附子主要有效成分是乌头类生物碱、多糖、皂苷、甾醇等。其中,生物碱和多糖是其主要活性成分。

【抗妇科肿瘤研究】现代药理学研究虽未表明附子抗妇科肿瘤的药理活性,但已证实附子具有广泛的抗肿瘤作用。附子的主要抗肿瘤机制:①调节 PI3K 信号通路与炎症反应,抑制细胞增殖分化。②通过抑制 P38 MAPK 与 NF-κB 信号通路诱导肿瘤细胞自噬与凋亡来发挥抗肿瘤作用。③提高淋巴细胞转化率和 NK 细胞活性,提高机体免疫功能而发挥抗肿瘤及增强化疗药多柔比星对肿瘤组织杀伤力的作用。此外,附子还具有抗炎、镇痛、抗心律失常、保护心肌、强心等的药理作用。

【临床合理应用】附子最早记载于《神农本草经》,其载:"主风寒咳逆,邪气,温中,金创,破癥坚积聚,血瘕,寒温,踒躄。拘挛,膝痛不能行步。"汉代的张仲景善用附子回阳救逆,为后世医家运用附子治疗危重症树立了典范。近年来的研究表明,附子对妇科肿瘤(如宫颈癌、卵巢癌等)有一定的治疗作用,可抑制癌细胞的增殖和转移,减轻化疗副作用,并且还可以调节免疫系统,增强机体免疫功能。本品有毒,宜先煎 0.5~1 小时,以口尝无麻辣感为度,回阳救逆可用 18~30g。外用适量,研末调敷,或切成薄片盖在患处或穴位上,用艾炷灸之。生品外用,内服须经炮制。若内服过量,或炮制、煎煮方法不当,可引起中毒。

附子有毒,含多种乌头碱类化合物,尤其表现为心脏的毒性,但经水解后形成的乌头碱,毒性则大大降低。乌头碱类结构属二萜类生物碱,具有箭毒样作用,即阻断神经肌肉接头传导,还具有乌头碱样作用,表现为心律失常、血压下降、体温降低、呼吸抑制、肌肉麻痹和中枢神经功能紊乱等。附子大剂量粗制生物碱可导致多种动物全身性及呼吸麻痹症状,症状表现为呼吸停止先于循环紊乱。附子中毒原因主要是误食或用药不慎（如剂量过大、煎煮不当、配伍失宜等）或个体差异等,严重者可致死亡。中毒救治一般疗法为早期催吐,洗胃;有呼吸麻痹症状时及时使用呼吸兴奋剂,给氧;心跳缓慢而弱时可皮下注射阿托品;出现室性心律失常可用利多卡因。中药甘草、干姜、绿豆可降低附子毒性。

附子辛热燥烈,易伤阴动火,故热证、阴虚阳亢者忌用。本品不宜与半夏、瓜蒌、瓜蒌子、瓜蒌皮、天花粉、川贝母、浙贝母、平贝母、伊贝母、湖北贝母、白蔹、白及同用,孕妇慎用。服药时不宜饮酒,不宜以白酒为引。

【参考文献】

［1］朱瑞丽,易浪,董燕,等.附子中3种乌头原碱对巨噬细胞的抗炎作用［J］.广州中医药大学学报,2015,32（5）:908-913.

［2］陆超颖,丁梦磊,蔡淑慧,等.附子生物碱类成分分析及其抗肿瘤机制初探［J］.南京中医药大学学报,2021,37（5）:720-729.

［3］熊海霞,杨颖,孙文燕.附子多糖的药理作用研究进展［J］.世界科学技术—中医药现代化,2013,15（9）:1948-1951.

狗脊

【别名】百枝、狗青、强膂、扶盖、扶筋、金毛狗脊、金狗脊、黄狗头、金毛狮子脊等。

【来源】本品为蚌壳蕨科植物金毛狗脊 *Cibotium barometz*（L.）J. Sm. 的干燥根茎。

【产地】主产于福建、四川。

【采收加工】秋、冬二季采挖,除去泥沙,干燥;或去硬根、叶柄及金黄色绒毛,切厚片,干燥,为"生狗脊片",蒸后晒至六七成干,切厚片,干燥,为"熟狗脊片"。

【性状鉴别】

狗脊 呈不规则的长块状,长 10~30cm,直径 2~10cm。表面深棕色,残留金黄色绒毛;上面有数个红棕色的木质叶柄,下面残存黑色细根。质坚硬,不易折断。无臭,味淡、微涩。

生狗脊片 呈不规则长条形或圆形,长 5~20cm,直径 2~10cm,厚 1.5~5mm;切面浅棕色,较平滑,近边缘 1~4mm 处有 1 条棕黄色隆起的木质部环纹或条纹,边缘不整齐,偶有金黄色绒毛残留;质脆,易折断,有粉性。

熟狗脊片　呈黑棕色,质坚硬。

烫狗脊　形如狗脊片,表面略鼓起。棕褐色。气微,味淡、微涩。

狗脊以肥大、质坚实无空心、外表略有金黄色绒毛者为佳。狗脊饮片以厚薄均匀、坚实无毛、不空心者为佳。

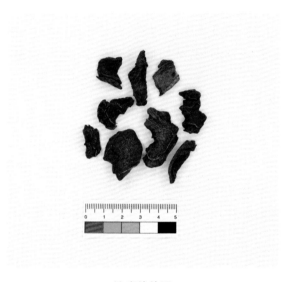

狗脊饮片图

【性味与归经】苦、甘,温。归肝、肾经。

【功效与主治】祛风湿,补肝肾,强腰膝。用于风湿痹痛,腰膝酸软,下肢无力。

【常用配伍】

1. 配伍荆芥穗、石榴皮,能祛风除湿、调血止血,常用于妇科肿瘤放疗后痔疮下血。

2. 配伍桑螵蛸、鹿茸、艾叶,温补固摄,常用于妇科术后肾虚不固,冲任虚寒,带下清稀、尿频。

3. 配伍杜仲、牛膝、鹿角胶,补肝肾、强腰膝,常用于肝肾虚损,腰膝酸软、下肢无力。

4. 配伍当归,养血补血、祛风除湿,常用于治疗血虚风湿、四肢酸麻、病后足肿等症。

【常用剂量与用法】煎服 6~12g。

【主要化学成分】狗脊中主要含有挥发油类、蕨素类、芳香族类、酚酸类、黄酮类、皂苷类、糖苷类及氨基酸类等化学成分。

【抗妇科肿瘤研究】现代药理学研究表明,狗脊具有止血镇痛、抑菌抗炎的药理作用。狗脊及其炮制品和狗脊毛具有镇痛作用和不同程度的止血作用,可用于肿瘤患者术后或出血症状的辅助治疗。

【临床合理应用】狗脊始载于《神农本草经》,列为中品。《神农本草经》记载为"一名百枝,味苦平,生川谷。治腰背强、关机缓急、周痹、寒湿膝痛,颇利老人。"狗脊在妇科中的应用主要是通过补益肝肾、强筋骨来调节女性的生殖系统功能和治疗一些妇科疾病,如经期不调、月经量少、腰膝酸痛、痛经等。

凡肾虚有热,小便不利或短涩黄赤者慎服。

【参考文献】

[1]欧阳蒲月,杨斌,陈功锡,等.顶芽狗脊提取物抑菌活性的初步研究[J].中药材,2012,35(1):111-115.

[2]时圣明,袁永兵,兰新新,等.狗脊的化学成分及药理作用研究进展[J].药物评价研究,2016,39(3):489-492.

贯众

【别名】绵马贯众、紫萁贯众。

【来源】本品在《中国药典》2020年版中记载为绵马贯众和紫萁贯众,绵马贯众为鳞毛蕨科植物粗茎鳞毛蕨 *Dryopteris crassirhizoma* Nakai. 的干燥根茎及叶柄残基,紫萁贯众为紫萁科植物紫萁 *Osmunda japonica* Thunb. 的干燥根茎及叶柄残基。

【产地】主产于东北、华北、华南、华东、西北、西南等地。

【采收加工】秋季采挖,除去泥沙、须根,干燥;或趁鲜切成厚片,干燥。

【性状鉴别】

绵马贯众　本品呈不规则的厚片或碎块,根茎外表皮黄棕色至黑褐色,多被有叶柄残基,有的可见棕色鳞片,切面淡棕色至红棕色,有黄白色维管束小点,环状排列。气特异,味初淡而微涩,后渐苦、辛。

紫萁贯众　本品呈不规则的厚片或碎块,表面棕色或棕黑色,切断面有"U"形筋脉纹(维管束),常与皮部分开。质硬,不易折断。气微,味甘、微涩。

　　绵马贯众炭　表面焦黑色,内部焦褐色。味涩。

　　贯众以个大、质坚实、叶柄残基断面棕绿色者为佳。

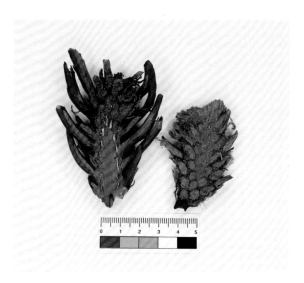

绵马贯众饮片图

　　【性味与归经】苦,微寒;有小毒。归肝、脾经。

　　【功效与主治】清热解毒,驱虫,止血。用于风热感冒,虫积腹痛。贯众炭用于崩漏。

　　【常用配伍】

　　1. 配伍黄柏,清热解毒、止血,常用于治疗伤寒余毒内结大肠,热迫血行,下血不止。

　　2. 配伍地榆、槐花,能清湿热、散结毒、消痔漏止脓血,可用于治疗肝经湿热下注,结于大肠所致之肠风、痔漏、大便脓血。

　　3. 配伍五灵脂、茜草,能凉血止血,用于妇科肿瘤放疗后血热所致崩漏下血、便血。

　　【常用剂量与用法】煎服 4.5~9g。

　　【主要化学成分】绵马贯众主要含有间苯三酚类化合物,包括绵马酸类、黄绵马酸类、白绵马素类、去甲绵马素类、绵马酚、绵马次酸、粗蕨素等化学成分。

　　【抗妇科肿瘤研究】现代药理学研究表明,绵马贯众对包括宫颈癌在内的多种移植瘤动物模型表现出抗肿瘤活性,其主要的抗肿瘤机制为抑制肿瘤细胞增殖并诱导肿瘤细胞凋亡,阻滞肿瘤细胞周期于G0/G1 期等。此外,贯众还具有抗病毒、抑菌、抗氧化、驱虫及止血等药理作用。

【临床合理应用】贯众始载于《神农本草经》,列为下品。《神农本草经》记载:"主腹中邪热气,诸毒,杀三虫。"因为贯众具有清热解毒、消肿定痛等功效,所以在妇科炎症中有一定的应用。本品炒炭有收涩止血之功,主治血热所致之衄血、吐血、便血、崩漏等,尤善治崩漏下血。清热解毒、杀虫宜生用。

贯众有小毒,用量不宜过大。因含多种间苯三酚衍生物而有一定毒性,主要作用于消化系统和中枢神经系统,大剂量时可损害视神经,引起失明,大脑白质也可受损。脂肪可加速有毒成分的吸收而使毒性增大,故服用本品时忌油腻。孕妇慎用,脾胃虚寒者慎用。

【参考文献】

［1］萨楚拉,敖敦格日乐.蒙药绵马贯众的药理作用研究进展［J］.中国民族医药杂志,2020,26(8):63-66.

［2］崔月曦,刘合刚.贯众的研究进展［J］.中国现代医药,2014,16(12):1043-1048.［3］赵晓悦,梁宇,孔德文,等.贯众毒的历史认识与现代研究［J］.中药药理与临床,2019,(02):156-159.

合欢皮

【别名】合昏皮、夜台皮、合欢木皮。

【来源】本品为豆科植物合欢 *Albizia julibrissin* Durazz. 的干燥树皮。

【产地】主产于湖北、江苏、安徽、浙江等地。

【采收加工】夏、秋二季剥取,晒干。

【性状鉴别】呈弯曲的丝或块片状。外表面灰棕色至灰褐色,稍有纵皱纹,密生明显的椭圆形横向皮孔,棕色或棕红色。内表面淡黄棕色或黄白色,平滑,具细密纵纹。切面呈纤维性片状,淡黄棕色或黄白色。气微香,味淡、微涩、稍刺舌,而后喉头有不适感。

合欢皮以皮细嫩、皮孔明显者为佳。

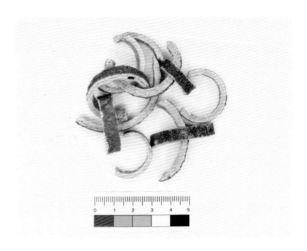

合欢皮饮片图

【性味与归经】甘,平。归心、肝、肺经。

【功效与主治】解郁安神,活血消肿。用于心神不安,忧郁失眠,肺痈,疮肿,跌仆伤痛。

【常用配伍】

1. 配伍酸枣仁、首乌藤、郁金,疏肝解郁、悦心安神,常用于妇女身患癌症,心情低落或情志不遂,愤怒忧郁所致心神不安,烦躁不宁,抑郁失眠。

2. 配伍白蔹,清肺解毒、化痰消痈,常用于治疗肺痈。

3. 配伍阿胶,能收敛止血而不留瘀,可用于治疗肺痿咳血不止。

4. 配伍刺蒺藜,活血祛瘀、软坚散结、消肝脾肿大甚佳,常用于治疗慢性肝炎、肝硬化等疾病引起的肝脾大诸症。

【常用剂量与用法】煎服6~12g。外用适量,研末调敷。

【主要化学成分】合欢皮主要含有三萜类、木脂素、黄酮、甾醇等化学成分。

【抗妇科肿瘤研究】现代药理学研究表明,合欢皮具有抗宫颈癌的药理活性。合欢皮的主要抗肿瘤机制为诱导肿瘤细胞凋亡。研究发现,合欢皮提取物能诱导宫颈癌HeLa细胞凋亡,其机制与调控Caspase家族及Bcl-2密切相关,且作用呈时间与剂量依赖性。此外,合欢皮还具有抗炎、抗菌、抗焦虑、抗抑郁等药理作用。

【临床合理应用】合欢皮始载于《神农本草经》,列为木部中品。《神农本草经》谓:"合欢,味甘平,生川谷。主安五脏,和心志,令人欢乐无忧。久服,轻身明目,得所欲。"合欢皮在汉唐时期主要被用于解忧疏郁、消痈散结等方面。在宋金元时期,合欢皮被发现具有续筋接骨、活血消肿生肌的功效,大量用于外伤掩痕、续筋骨、生肌肉消痈肿治疮疖等方面。此外,合欢皮还可以用于缓解心理压力、改善睡眠质量、抑制肿瘤和提高免疫力等。

目前中药的典籍中没有关于合欢皮毒性的记载,不过其主要有效成分为皂苷类,长期或过量使用可能会对身体产生不良影响,在使用合欢皮时需要严格按照医师的指导,遵循正规的用药剂量和方法进行使用,孕妇慎用。

【参考文献】

[1]杨磊,李棣华.合欢皮化学成分与药理活性及毒理学研究进展[J].中国中西医结合外科杂志,2019,25(6):1061-1064.

[2]郑璐.合欢皮化学成分及其构效关系和抗肿瘤活性机制研究[D].沈阳:沈阳药科大学,2004.

红花

【别名】刺红花、草红花。

【来源】本品为菊科植物红花 *Carthamus tinctorius* L. 的干燥花。

【产地】主产于河南、新疆、四川。

【采收加工】夏季花由黄变红时采摘,阴干或晒干。

【性状鉴别】为不带子房的管状花,长 1~2cm。表面红黄色或红色。花冠筒细长,先端 5 裂,裂片呈狭条形,长 5~8mm;雄蕊 5,花药聚合成筒状,黄白色;柱头长圆柱形,顶端微分叉。质柔软。气微香,味微苦。

红花以花细、色红而鲜艳、无枝刺、质柔润、手握软如茸毛者为佳。

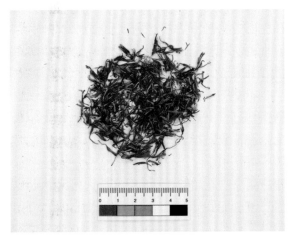

红花饮片图

【性味与归经】辛,温。归心、肝经。

【功效与主治】活血通经,散瘀止痛。用于经闭,痛经,恶露不行,癥瘕痞块,胸痹心痛,瘀滞腹痛,胸胁刺痛,跌仆损伤,疮疡肿痛。

【常用配伍】

1. 配伍当归、桃仁、川芎,能活血祛瘀、通经止痛,常用于妇科瘀血阻滞之经闭、痛经等。

2. 配伍桃仁、牛膝、川芎,能活血散瘀止痛,常用于血瘀腹痛。

3. 配伍苏木,行血逐瘀,瘀除则胞衣自下,治疗妇人身弱,血少水干,胎衣不下,瘀于小腹者。

4. 配伍荷叶,能通利血脉、条达气机,使恶血得下,清阳得升,治疗产后血晕、烦闷、气喘急、不识人。

【常用剂量与用法】煎服 3~10g。

【主要化学成分】红花主要含有黄酮、生物碱、聚炔、亚精胺、木脂素、倍半萜、有机酸、甾醇、烷基二醇和多糖等化学成分。

【抗妇科肿瘤研究】现代药理学研究表明,红花具有抗宫颈癌、卵巢癌、子宫肌瘤等妇科肿瘤的药理活性。红花的主要抗妇科肿瘤机制:①抑制肿瘤细胞增殖并诱导凋亡。实验发现,红花各洗脱组分对宫颈癌 HeLa 细胞有明显的抑制作用,且随着脂溶性成分比例的上升而增加。红花中的羟基红花黄色素被证实能够抑制卵巢癌增殖并诱导其凋亡,其机制为上调 menin 基因表达,促进 β-catenin 降解,从而阻滞 β-catenin 在胞核内聚集,使 Wnt/β-catenin 信号通路的转录活性受到抑制,从而下调下游基因 *MMP-7* 与 Survivin 的表达。②抑制肿瘤新血管生成。羟基红花黄色素 A 能通过提高 TSP-1 表达,抑制内皮细胞增殖与血管生成而发挥抗肿瘤作用。③增强抗肿瘤免疫活性。红花多糖能通过调控荷瘤小鼠血清免疫相关因子表达,调节细胞免疫功能抑制肿瘤生长。④消散肌瘤。临床研究表明,以红花为君药的复方桃红四物汤具有化瘀通络、活血行气的功效,对治疗子宫肌瘤有显著的效果,能够消散子宫肌瘤,阻止子宫肌瘤复发并起到预防作用。此外,红花还具有保护脑组织、心肌组织、成骨细胞、抗血栓形成、抗炎等药理作用。

【临床合理应用】红花始载于《开宝本草》,列为中品。"红蓝花味辛,温,无毒。主治产后血晕口噤,腹内恶血不尽绞痛。"红花可通过煎汤、泡茶、熏香等方式进行治疗。可用于调经活血,治疗痛经、月经不调等妇科瘀血性疾病。孕妇和哺乳期妇女及体质虚弱者应慎用红花,有出血倾向者不宜多用；同时，红花性温，有助于血液循环，因此在感冒或发热过程中的患者不宜使用红花。另外，长期大量使用红花也可能产生副作用，如头晕、恶心等。

【参考文献】

［1］扈晓佳，殷莎，袁婷婷，等.红花的化学成分及其药理活性研究进展［J］.药学实践杂志，2013，31（3）：161-168.

［2］范莉，陆雪，赵骅，等.红花提取物不同组分的体外抑瘤实验研究［J］.癌变·畸变·突变，2013，25（5）：348-351.

［3］龚建明，周莹巧，林琪.羟基红花黄色素A通过Wnt/β-catenin信号通路抑制卵巢癌生长［J］.医学研究杂志，2019，48（10）：131-134.

［4］张前，牛欣，闫妍，等.羟基红花黄色素A抑制新生血管形成的机制研究［J］北京中医药大学学报，2004，27（3）：25-29.

［5］陈敏.桃红四物汤加味治疗气滞血瘀子宫肌瘤80例临床观察［J］.实用中医内科杂志，2016，30（12）：26-27.

厚朴

【别名】川朴、温朴、紫油厚朴。

【来源】本品为木兰科植物厚朴 *Magnolia officinalis* Rehd. et Wils. 或凹叶厚朴 *Magnolia officinalis* Rehd. et Wils. var. *biloba* Rehd. et Wils. 的干燥干皮、根皮及枝皮。

【产地】主产于湖北、四川、福建、浙江、江西等地。

【采收加工】4~6月剥取，根皮和枝皮直接阴干；干皮置沸水中微煮后，堆置阴湿处，"发汗"至内表面变紫褐色或棕褐色时，蒸软，取出，卷成筒状，干燥。

【性状鉴别】

厚朴 呈弯曲的丝条状或单、双卷筒状。外表面灰褐色，有时可见椭圆形皮孔或纵皱纹。内表面紫棕色或深紫褐色，较平滑，具细密纵纹，划之显油痕。切面颗粒性，有油性，有的可见小亮星。气香，味辛辣、微苦。

姜厚朴 形如厚朴丝，表面灰褐色，偶见焦斑。略有姜辣气。

厚朴以皮厚、肉细、油性足、内表面色紫棕而有发亮结晶物、香气浓者为佳。

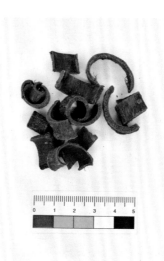

厚朴饮片图

【性味与归经】苦、辛,温。归脾、胃、肺、大肠经。

【功效与主治】燥湿消痰,下气除满。用于湿滞伤中,脘痞吐泻,食积气滞,腹胀便秘,痰饮喘咳。

【常用配伍】

1. 配伍大黄、枳实,组成厚朴三物汤,可行气宽中、消积导滞,常用于积滞便秘,妇科术后、放化疗后、使用镇痛药物后引起的便秘等。

2. 配伍苍术、陈皮,能消除胀满,常用于湿阻中焦,脘腹痞满、呕吐泄泻。

3. 配伍苏子、陈皮、半夏,能燥湿消痰、下气平喘,常用于痰饮阻肺、肺气不降,咳喘胸闷。

4. 配伍半夏、茯苓,能燥湿化痰、下气宽中,常用于妇女七情郁结,痰气互阻,咽中如有物阻,咽之不下,吐之不出的梅核气证。

5. 配伍黄芩,既化湿又清热,湿除火降,则清气得升而浊气得降,气机得调而诸症自愈,可治疗脾胃湿热,胀满痞闷,苔垢黄腻。

6. 配伍郁金,两药配伍,顺气开郁、疏泄肝气,并能活血止痛,可用于治疗肝郁气逆,腹满胀痛。

7. 配伍贝母,厚朴下气除满、燥湿消胀,散胸腹一切阴凝滞气;贝母开散心经气郁,清热化痰。两药合用,止咳开郁、消食去胀,治疗气郁痰滞,互阻胸脘,咳嗽痰多、气滞腹胀。

【常用剂量与用法】煎服 3~10g。

【主要化学成分】厚朴主要含有酚类、挥发油类、生物碱类等化学成分。

【抗妇科肿瘤研究】现代药理学研究表明,厚朴具有抗宫颈癌、卵巢癌等妇科肿瘤的药理活性。厚朴的主要抗妇科肿瘤机制为抑制肿瘤细胞增殖并诱导其凋亡,厚朴酚能通过调控 Bax/Bcl-xl 水平,激活线粒体途径及 Caspase 表达,稳定 p53 蛋白,发挥诱导宫颈癌 HeLa 细胞凋亡的作用。和厚朴酚对卵巢癌 SKOV3 细胞也具有明显的抑制增殖作用,且呈时间与剂量依赖性。此外,厚朴还具有改善胃肠运动障碍、抗癫痫、抗脑缺血、降血压、改善心功能、镇咳、降血糖、降血脂等药理作用。

【临床合理应用】厚朴始载于《神农本草经》,列为中品。《神农本草经》载:"味苦,温,生山谷……治中风,伤寒,头痛,寒热,惊气,血痹,死肌,去三虫。"厚朴以苦味为重,苦降既下气消积除胀满,又消痰平喘,既可除无形之湿满,又可消有形之实满,为消除胀满的要药。上能降肺气,中能行脾气,下能通腑气,既能下有形之积,又能散无形之滞。同辛药(如麻黄)合用则散,同苦药(如杏仁)合用则泻,同辛苦药(如半夏)合用则气痰得消,同温药(如干姜)合用则行且补,同气药(如枳实)合用则除痞结,同寒燥药(如黄连)合用则散湿热气结,同温燥药(如陈皮、苍术)合用则能除湿满,等等。厚朴炮制法发展至今,主要有姜炙、姜汤煮及姜汁浸等。生品厚朴辛味峻烈,对咽喉有一定的刺激作用,姜制后可以消除厚朴对咽喉的刺激性,并可增加其宽中和胃之功效,历代本草多记载川厚朴品质最佳。

厚朴的主要不良反应如下。①胃肠道不适:厚朴对胃肠有一定刺激作用,长期或大剂量使用容易导致腹泻、恶心、呕吐等胃肠不适症状。②神经系统反应:厚朴中的主要活性成分之一为木兰箭毒碱,过量使用容易导致神经麻痹或麻木、头晕等症状。③皮肤过敏:有些人对厚朴有过敏反应,会出现皮肤瘙痒、红肿、皮疹等过敏症状。本品辛苦温燥,易耗气伤津,故气虚津亏者及孕妇当慎用。

【参考文献】

[1] 张淑洁,钟凌云.厚朴化学成分及其现代药理研究进展[J].中药材,2013,36(5):838-843.

[2] 夏明钰,王敏伟,田代真一,等.厚朴酚通过改变 Bax/Bcl-XL 表

达和激活 caspase 诱导人宫颈癌 HeLa 细胞凋亡［J］. 中国药理学通报，2005，21（3）：318-322.

［3］刘屹. 和厚朴酚脂质体治疗卵巢癌的实验研究［D］. 成都：四川大学，2007.

厚朴花

【别名】调羹花、川朴花。

【来源】本品为木兰科植物厚朴 *Magnolia officinalis* Rehd. et Wils. 或凹叶厚朴 *Magnolia officinalis* Rehd. et Wils. var. *biloba* Rehd. et Wils. 的干燥花蕾。

【产地】主产于湖北、四川、福建、浙江、江西等地。

【采收加工】春季花未开放时采摘，稍蒸后，晒干或低温干燥。

【性状鉴别】呈长圆锥形，长 4~7cm，基部直径 1.5~2.5cm。红棕色至棕褐色。花被多为 12 片，肉质，外层的呈长方倒卵形，内层的呈匙形。雄蕊多数，花药条形，淡黄棕色，花丝宽而短。心皮多数，分离，螺旋状排列于圆锥形的花托上。花梗长 0.5~2cm，密被灰黄色绒毛，偶无毛。质脆，易破碎。气香，味淡。

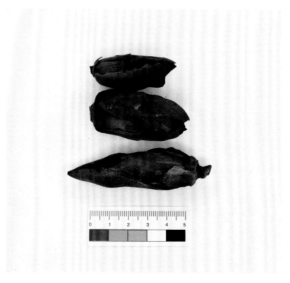

厚朴花饮片图

【性味与归经】苦，微温。归脾、胃经。

【功效与主治】芳香化湿，理气宽中。用于脾胃湿阻气滞，胸脘痞闷胀满，纳谷不香。

【常用配伍】配伍代代花，芳香化浊，理气开胃，常用于妇女肝郁气滞、脾胃不和，胸胁胀痛、窜痛、胃疼食少，苔白腻等。

【常用剂量与用法】煎服 3~9g。

【主要化学成分】厚朴花主要含有厚朴酚、和厚朴酚、萜烯类、醇类、酮醚类等化学成分。

【抗妇科肿瘤研究】现代药理学研究表明，厚朴花具有抗炎、镇痛及抗菌的药理作用，其主要成分为厚朴酚及和厚朴酚。研究表明，厚朴酚及和厚朴酚具有抗多种肿瘤的药理活性，其机制与诱导肿瘤细胞凋亡抑制EMT 等有关（见厚朴）。此外，厚朴花中萜烯类化合物 β- 石竹烯也被证实具有一定程度的抗肿瘤作用。

【临床合理应用】厚朴花为近代始用的中药，其理气化湿破气之力较厚朴弱，有轻微气滞和湿滞时，嫌厚朴药力太强者，可改用厚朴花，厚朴花偏用于上、中二焦，而厚朴偏用于中、下二焦。厚朴花既可行气，又可下气，尤善升降气机、化脾胃湿浊，多用于妊娠恶阻、经行腹胀等，且花类药具疏调气血之性，在"健脾调肝汤""柴胡四物汤""二胡正元汤"等方中皆用厚朴花入药，分别用于治疗妇女肝郁虚热失眠、脾虚肝郁月经过多、肝郁血滞闭经等症。

厚朴花可刺激胃肠道，容易引起恶心、呕吐、腹泻等胃肠道不适症状。需要注意的是，厚朴花与豆类同用时，由于其中含有的有机成分比较复杂，可能会导致豆类难以消化，形成气体，从而引起腹胀等症状。此外，阴虚液燥者忌用，孕妇慎用。

【参考文献】

［1］魏担，吴清华，裴瑾，等 . 厚朴花的本草考证，真伪鉴别、化学成分、药理作用、临床应用及新兴研究［J］. 中国药房，2019，30（1）：140-144.

［2］LEGAULT J, PICHETTE A. Potentiating effect of β-caryophyllene on anticancer activity of α-humulene, isocaryophyllene and paclitaxel［J］. J Pharm pharmacol, 2010, 59（12）: 1643-1647.

虎杖

【**别名**】花斑竹、酸筒杆、酸汤梗、斑杖根、黄地榆。

【**来源**】本品为蓼科植物虎杖 *Polygonum cuspidatum* Sieb. et Zucc. 的干燥根茎和根。

【**产地**】主产于陕西、甘肃、华东、华中、华南、四川等地；朝鲜、日本也有分布。

【**采收加工**】春、秋二季采挖，除去须根，洗净，趁鲜切短段或厚片，晒干。

【**性状鉴别**】为不规则厚片。外表皮棕褐色，有时可见纵皱纹及须根痕；切面皮部较薄，木部宽广，棕黄色，射线放射状，皮部与木部较易分离；根茎髓中有隔或呈空洞状。质坚硬。气微，味微苦、涩。

虎杖以粗壮、坚实、断面色黄者为佳。

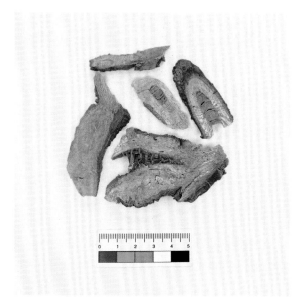

虎杖饮片图

【**性味与归经**】微苦，微寒。归肝、胆、肺经。

【**功效与主治**】利湿退黄，清热解毒，散瘀止痛，止咳化痰。用于湿热黄疸，淋浊，带下，风湿痹痛，痈肿疮毒，水火烫伤，经闭，癥瘕，跌打损伤，肺热咳嗽。

【常用配伍】

1. 配伍牛膝、土瓜根,能散瘀止痛,可治妇科经闭、癥瘕。

2. 配伍没药,能活血通经、祛瘀止痛,常用于治疗血瘀心腹疼痛及妇女经闭、痛经。

3. 配伍茵陈蒿、黄柏、栀子,能利湿退黄,常用于治疗湿热黄疸,妇科肿瘤患者放化疗后肝损伤,放疗后湿热蕴结膀胱之小便涩痛、淋浊带下等湿热证。

4. 配伍红花、桃仁、延胡索,能活血散瘀止痛,常用于血瘀经闭、痛经。

5. 配伍浙贝母、枇杷叶、苦杏仁,能化痰止咳,常用于肺热咳嗽。

6. 配伍赤芍,散瘀止痛,治疗损伤瘀血肿痛之症。

【常用剂量与用法】煎服 9~15g。外用适量,制成煎液或油膏涂敷。

【主要化学成分】虎杖主要含蒽醌类、二苯乙烯类、黄酮类、香豆素类和脂肪酸类化合物等化学成分。

【抗妇科肿瘤研究】现代药理学研究表明,虎杖具有抗宫颈癌、卵巢癌及子宫内膜癌等多种妇科肿瘤的药理活性。虎杖的主要抗妇科肿瘤机制:①抑制肿瘤细胞增殖并诱导其凋亡。虎杖中的白藜芦醇能通过降低 JAK2 磷酸化,阻断 JAK-STAT3 信号通路,从而发挥抑制抗宫颈癌增殖、分化的作用,且抑制作用呈明显的时间、剂量依赖性。白藜芦醇还能通过下调 Bcl-2 表达,上调 Bax 表达,调控 ERK1/2 信号通路等机制抑制卵巢癌 SKOV3 细胞和子宫内膜癌 AN3CA 细胞增殖并诱导其凋亡。②阻滞肿瘤细胞周期。白藜芦醇能妨碍宫颈癌细胞 S 期向 G2 期转变。③直接细胞毒作用。白藜芦醇对人高转移卵巢癌 HO-8910PM 细胞有细胞毒作用,能抑制 FAK 酪氨酸磷酸化水平。此外,虎杖中其他有效成分如大黄素甲醚、大黄素、黄葵内酯等,亦具有明显的抗肿瘤药理活性,还具有抗炎、调节血脂、抗血栓、预防脑出血、保护心肌、改善微循环、抗艾滋病、改善阿尔茨海默病等药理作用。

【临床合理应用】虎杖最早出自《名医别录》,其载"主通利月水,破留血癥结"。虎杖临床主要用于湿热黄疸、风湿痹痛、痈肿疮毒、水火烫伤、跌打损伤、肺热咳嗽、肿瘤等疾病,虎杖发挥抗肿瘤作用的有效成分主要是白藜芦醇、大黄素等,对宫颈癌、卵巢癌等都表现出抗肿瘤作用。

虎杖所致不良反应主要表现为胃肠系统损害,饭后服药可降低或者避免虎杖对胃肠道的影响。含虎杖复方制剂可致肝功能异常,可能与其中的游离蒽醌成分相关。孕妇慎服虎杖。另有报道,本品大剂量或长期服用可引起肝、肾损伤,故肝、肾功能不正常者慎用,且不宜大量或长期服用。

【参考文献】

[1] 时圣明,潘明佳,王文倩,等.虎杖的化学成分及药理作用研究进展[J].药物评价研究,2016,39(2),317-321.

[2] 何蕾,倪敏,樊志敏.虎杖提取物白藜芦醇抗肿瘤机制的研究进展[J].中医药导报,2017,23(8),40-43.

[3] 蓝鸿雁,张纪妍,陈杰,等.白藜芦醇诱导卵巢癌SKOV3细胞凋亡的作用机制[J].山东医药,2014,54(1),32-33.

[4] 王清莹,姜飞洲,庄玉玉,等.白藜芦醇对人子宫内膜癌细胞系AN3CA增殖和凋亡效应及其机制探讨[J].现代生物医学进展,2011,11(13),2401-2404.

[5] 季宇彬.抗肿瘤中药药理与临床[M].北京:人民卫生出版社,2015.

黄柏

【别名】川黄柏。

【来源】本品为芸香科植物黄皮树 *Phellodendron chinense* Schneid. 的干燥树皮。

【产地】主产于四川、贵州、湖北、云南等地。

【采收加工】剥取树皮后,除去粗皮,晒干。

【性状鉴别】

黄柏 呈丝条状。外表面黄褐色或黄棕色。内表面暗黄色或淡棕色,具纵棱纹。切面纤维性,呈裂片状分层,深黄色。味极苦。

盐黄柏 形如黄柏丝,表面深黄色,偶有焦斑。味极苦,微咸。

黄柏炭 形如黄柏丝,表面焦黑色,内部深褐色或棕黑色。体轻,质脆,易折断。味苦涩。

黄柏临床习用品还有炒黄柏、酒黄柏。

黄柏以皮厚、断面色黄者为佳。

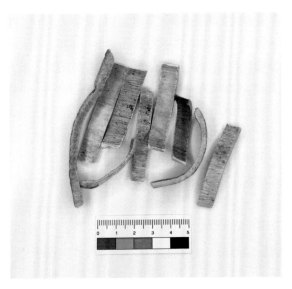

黄柏饮片图

【**性味与归经**】苦,寒。归肾、膀胱经。

【**功效与主治**】清热燥湿,泻火除蒸,解毒疗疮。用于湿热泻痢,黄疸尿赤,带下阴痒,热淋涩痛,脚气痿躄,骨蒸劳热,盗汗,遗精,疮疡肿毒,湿疹湿疮。盐黄柏滋阴降火,用于阴虚火旺,盗汗骨蒸。

【**常用配伍**】

1. 配伍知母,清泄相火、退热除蒸,常用于阴虚发热、骨蒸盗汗、相火亢盛之梦遗、性欲亢进、下焦湿热之淋证,在妇科肿瘤常用于放化疗后阴虚发热、盗汗、湿热型盆腔炎等。

2. 配伍白头翁、黄连、秦皮,清热燥湿、止痢,常用于妇科放疗后湿热下痢,也可配伍萆薢、茯苓、车前子等,用于放疗后湿热下注膀胱、小便短赤热痛。

3. 配伍黄芩、黄连、栀子,清热燥湿,常用于疮疡肿毒,内服、外用皆可,妇科肿瘤常用于化疗后引起的静脉炎、手足综合征的治疗。

4. 配伍苦参、白鲜皮,清热燥湿止痒,常用于湿疹瘙痒、妇科外阴瘙痒,可研末外撒或油调敷外用。

5. 配伍升麻,能清湿热、散火毒,可用于放疗后口疮。

6. 配伍炒苍术,能健脾燥湿、清湿热,可用于治疗湿热下注,筋骨疼痛、两足痿软、足膝红肿疼痛、湿热带下、下部湿疮、小便短赤等。

【**常用剂量与用法**】煎服 3~12g,外用适量。

【主要化学成分】黄柏主要含有生物碱、黄酮类、甾醇类、挥发油等化学成分,其中生物碱类是黄柏的主要成分。

【抗妇科肿瘤研究】现代药理学研究表明,黄柏对人宫颈癌细胞株具有抑制作用,其机制为黄柏中的小檗碱能通过调控 Bax 与 Bcl-2 蛋白表达,上调 Bax 与 Bcl-2 的比例,以及激活 p38 MAPK 信号通路,从而发挥诱导肿瘤细胞凋亡作用。此外,黄柏还具有免疫调节、抗炎、抑菌,调节肠道菌群、止泻等药理作用。

【临床合理应用】黄柏始载于《神农本草经》,列为中品,其载:"蘗木,一名檀桓,味苦寒,生川谷,治五脏肠胃中结气热。黄疸,肠痔,止泄利,女子漏下赤白,阴阳蚀创。"黄柏清热燥湿之力,与黄芩、黄连相似,但以除下焦之湿热为佳。黄柏既可内服,亦可外用,内服常用于妇科肿瘤患者湿热泻痢、黄疸尿赤、带下阴痒、热淋涩痛、脚气痿躄、骨蒸劳热、盗汗、疮疡肿毒、湿疹湿疮及阴虚火旺之盗汗骨蒸等,外用常研末调敷或煎水浸渍,用于湿热疮疡、湿疹等。黄柏的炮制品主要有生黄柏、盐黄柏、酒黄柏、黄柏炭。其中生黄柏苦燥性寒,泻火解毒、清热燥湿作用较强,多用于湿热痢疾、黄疸、热淋、足膝肿痛、疮疡肿毒、湿疹等。盐黄柏苦燥之性缓和,滋阴降火、退虚热作用较强,多用于阴虚发热、骨蒸盗汗、遗精、足膝痿软、咳嗽咯血。酒黄柏苦寒之性缓和,善清上焦之热,多用治热壅上焦之目赤、咽喉肿痛、口舌生疮及赤白带下。黄柏炭清湿热之中兼具涩性,多用于便血、崩漏。

黄柏苦寒伤胃,脾胃虚寒者忌用。

【参考文献】

［1］高妍,周海芳,刘朵,等.黄柏化学成分分析及其药理作用研究进展［J］.亚太传统医药,2019,15(4):207-209.

［2］王玲,杜潇,祝华莲,等.黄柏有效成分的药理作用研究进展［J］.江苏中医药,2022,54(4):77-81.

黄精

【别名】鸡头黄精、黄精菜。

【来源】本品为百合科植物滇黄精 *Polygonatum kingianum* Coll. et Hemsl.、黄精 *Polygonatum sibiricum* Red. 或多花黄精 *Polygonatum cyrtonema* Hua

的干燥根茎。按形状不同,习称"大黄精""鸡头黄精""姜形黄精"。

【产地】主产于河北、内蒙古、陕西。

【采收加工】春、秋二季采挖,除去须根,洗净,置沸水中略烫或蒸至透心,干燥。

【饮片性状】

黄精　呈不规则的厚片,外表皮淡黄色至黄棕色。切面略呈角质样,淡黄色至黄棕色,可见多数淡黄色筋脉小点。质稍硬而韧。气微,味甜,嚼之有黏性。

酒黄精　呈不规则的厚片。表面棕褐色至黑色,有光泽,中心棕色至浅褐色,可见筋脉小点。质较柔软。味甜,微有酒香气。

黄精临床习用品还有制黄精(蒸黄精)。

黄精以块大、肥润、色黄、断面透明者为佳。味苦者不可药用。

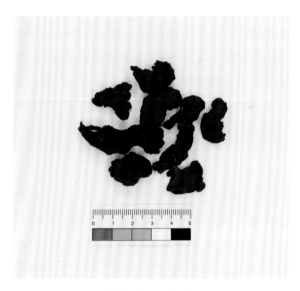

黄精(蒸制)饮片图

【性味与归经】甘,平。归脾、肺、肾经。

【功效与主治】补气养阴,健脾,润肺,益肾。用于脾胃气虚,体倦乏力,胃阴不足,口干食少,肺虚燥咳,劳嗽咯血,精血不足,腰膝酸软,须发早白,内热消渴。

【常用配伍】

1. 配伍枸杞子、墨旱莲、女贞子,能补肾益阴,常用于肿瘤患者因肝肾不足、精血虚少而致头晕心悸,视物模糊,须发早白,女子月经不调、闭经、不孕等,以及放化疗后体虚食少、精血两亏等。

2. 配伍党参、白术,可增强补脾益气之功,常用于妇科肿瘤患者术后脾弱,放化疗后脾胃气虚之体倦乏力、食欲不振。

3. 配伍石斛、麦冬、山药,能补气养阴、益胃生津,用于肿瘤患者放疗后脾胃阴虚而口干食少,舌红无苔。

4. 配伍沙参、川贝母、知母,既能润肺滋阴,又能清热益精,常用于治疗肺阴不足,干咳少痰。

【常用剂量与用法】煎服 9~15g。

【主要化学成分】黄精主要含有黄精多糖、甾体皂苷类、木脂素类等化学成分。

【抗妇科肿瘤研究】现代药理学研究表明,黄精具有抗宫颈癌及卵巢癌等妇科肿瘤的药理活性。黄精的主要抗妇科肿瘤机制:①抑制肿瘤细胞增殖并诱导其凋亡。不同浓度的黄精多糖对宫颈癌 C-33A 细胞具有抑制增殖和诱导凋亡作用,且中等剂量效果最佳。②增强抗肿瘤免疫活性。黄精多糖能通过增加小鼠脾和胸腺功能,提升巨噬细胞吞噬指数和血清溶血素质量而发挥抗肿瘤作用。③增强顺铂疗效,延缓耐药。黄精复方"滋阴填精方"可降低卵巢癌对顺铂的耐药性,机制为下调 LRP 及 GST-π 的表达,协同增强顺铂抗卵巢癌的作用。此外,黄精具有抗氧化、抗衰老、调节血脂、保护心血管系统、改善造血功能等多种药理作用。

【临床合理应用】黄精首载于《名医别录》,并沿用至今。李时珍谓黄精为服食要药,神仙之芝草,得天地之精粹,故而得名"黄精"。黄精含有多种活性物质,如黄精总黄酮、黄精倍半萜类化合物、黄精多糖等成分,这些成分可以提高机体免疫力、抑制肿瘤细胞的生长和增殖,同时还具有防止肿瘤转移的效果。鲜品内服 30~60g,煎服 9~15g,或入丸、散、熬膏。外用可煎汤洗,熬膏涂,浸酒搽,或适量以醋泡涂。

黄精与山药两者均味甘性平,同归肺、脾、肾三经,均能益气养阴,而为平补肺、脾、肾三经之良药,同用可治肺虚咳嗽、脾虚食少倦怠、肾虚腰痛足软及消渴等症。但山药兼涩,能收涩止泻、固精缩尿止带,适用于脾虚便溏、肺虚喘咳,肾虚遗精、遗尿、尿频及白带过多等症;黄精则滋阴润燥之力胜于山药,脾虚便溏者忌用,而阴虚燥咳及脾胃阴伤之口干食少、大便燥结、舌红无苔者多用之。

黄精性质黏腻，易助湿壅气，故脾虚湿阻、咳嗽痰多、痰湿壅滞、气滞腹满者不宜使用。

【参考文献】

［1］董治程，谢昭明，黄丹，等．黄精资源、化学成分及药理作用研究概况［J］．中南药学，2012，10（6）：450-453.

［2］林辰，徐文秀，李欣，等．黄精多糖抑制宫颈癌 C-33A 细胞增殖作用的研究［J］．中医临床研究，2021，13（31）：56-58.

［3］王佳鑫，沙昕宇，石佳莹，等．黄精多糖的功效及研究进展［J］．现代养生，2019，355（18）：163-164.

［4］王瑛．"滋阴填精方"对人卵巢癌耐药细胞株 SKOV3/DDP 裸鼠移植瘤的作用及 LRP、GST-π 表达的影响［D］．北京：北京中医药大学，2014.

黄连

【别名】川连、鸡爪连。

【来源】本品为毛茛科植物黄连 *Coptis chinensis* Franch.、三角叶黄连 *Coptisdeltoidea* C. Y. Cheng et Hsiao 或云连 *Coptisteeta* Wall. 的干燥根茎。以上三种分别习称"味连""雅连""云连"。

【产地】主产于四川、重庆、贵州、湖南、湖北、陕西。

【采收加工】秋季采挖，除去须根和泥沙，干燥，撞去残留须根。

【性状鉴别】

黄连片（味连）　呈不规则的薄片。外表皮灰黄色或黄褐色，粗糙，有细小的须根。切面或碎断面鲜黄色或红黄色，具放射状纹理，气微，味极苦。

酒黄连　形如黄连片，色泽加深。略有酒香气。

姜黄连　形如黄连片，表面棕黄色。有姜的辛辣味。

萸黄连　形如黄连片，表面棕黄色。有吴茱萸的辛辣香气。

黄连临床习用品还有炒黄连、黄连炭。

黄连以粗壮、坚实、断面红黄色者为佳。

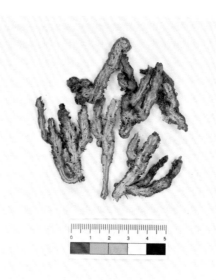

黄连饮片图

【**性味与归经**】苦,寒。归心、脾、胃、肝、胆、大肠经。

【**功效与主治**】清热燥湿,泻火解毒。用于湿热痞满,呕吐吞酸,泻痢,黄疸,高热神昏,心火亢盛,心烦不寐,心悸不宁,血热吐衄,目赤,牙痛,消渴,痈肿疔疮;外治湿疹,湿疮,耳道流脓。

【**常用配伍**】

1. 配伍木香,清热燥湿、止痢,常用于湿热泻痢,腹痛、里急后重等大肠湿热证,妇科肿瘤放疗后引起的湿热型直肠炎。

2. 配伍细辛,共奏清热解毒、泻火、消炎、止痛之功,常用于放化疗后牙痛、齿龈肿痛证属胃火上炎者,口舌生疮、溃疡证属心火上炎者。

3. 配伍石膏,清解胃热、火不冲逆,常用于化疗后胃热呕吐。

4. 配伍厚朴、半夏、石菖蒲,清热燥湿、行气,常用于湿热蕴结脾胃,胸腹痞满、呕吐泄泻。

5. 配伍黄芩、半夏、干姜,寒热平调、消痞散结,常用于化疗后,患者中气受伤,脾胃、大小肠功能失调,因寒热互结其中,清浊升降失常而致心下痞满、干呕、肠鸣下痢等症。

6. 配伍肉桂,组成交泰丸方,两药研细,和为白蜜丸,空心淡盐汤送服,可用于心火上炎、心肾不交之怔忡不寐。

7. 配大黄、黄芩,清热泻火解毒,常用于邪火内炽,迫血妄行之吐血、鼻衄等。

8. 配伍黄芩、黄柏、栀子,清热燥湿、泻火解毒,常用于痈肿疔疮、目赤肿痛、口舌生疮。

【常用剂量与用法】煎服 2~5g。外用适量。

【主要化学成分】黄连主要含有生物碱类、木脂素类、黄酮类、酸性成分等化学成分,生物碱类中小檗碱(黄连素)为黄连最具代表性的成分。

【抗妇科肿瘤研究】现代药理学研究表明,黄连具有抗宫颈癌、卵巢癌、子宫肌瘤及子宫内膜癌等多种妇科肿瘤的药理活性。黄连的主要抗妇科肿瘤机制:①诱导肿瘤细胞凋亡。小檗碱能够通过降低 Bcl-2、SURVIVIN 蛋白表达,提高 BAX 蛋白表达,诱导宫颈癌 HeLa 细胞及卵巢癌 SKOV3 细胞凋亡,且作用呈时间剂量依赖性。②抗子宫肌瘤。小檗碱能使子宫肌瘤大鼠血清中 IFN-α 含量增加,而使 TNF-α 含量降低,同时降低全血黏度、血浆黏度,减少子宫系数与平滑肌厚度和炎症细胞的浸润,并抑制 ER-α 蛋白的表达,从而缩小子宫肌瘤瘤体。③阻滞肿瘤细胞周期。小檗碱能够通过影响线粒体氧化功能,阻滞肿瘤细胞周期,抑制子宫内膜癌增殖。此外,黄连还具有抗心律失常、保护心肌细胞、降血压、降血糖、抗病毒、抗菌、治疗胃溃疡等药理作用。

【临床合理应用】黄连最早记载于《神农本草经》,列为上品,其载:"主热气,目痛,眦伤,泣出,明目肠澼,腹痛,下利,妇人阴中肿痛。久服,令人不忘。一名王连。生川谷。"黄连外用可用于术后创面的处理、预防和治疗放化疗导致的口腔溃疡及肿瘤放射性皮肤损伤。黄连复方口服可治疗肿瘤癌前病变、增加抗肿瘤临床疗效及减轻放化疗毒副作用。黄连的炮制品主要有生黄连、酒黄连、姜黄连、萸黄连。酒黄连善清上焦火热,常用于目赤、口疮等;姜黄连清胃和胃止呕,常用于寒热互结、湿热中阻,痞满呕吐;萸黄连疏肝和胃止呕,常用于肝胃不和,呕吐吞酸。临床可辨证选择相应炮制品。

黄连与黄柏、黄芩三药均味苦性寒而能清热燥湿、泻火解毒,常相须为用,治湿热、火毒诸证,如湿热泻痢、湿热黄疸、热毒痈肿、目赤肿痛、血热吐衄及其他脏腑火热证。黄柏善清下焦相火,黄芩长于泻肺火以清中、上焦实热,且有清热安胎之功,可用于热扰胞宫之胎动不安。黄连善清中焦心胃之火,以除中焦湿热,兼有止呕消痞之功,尤善治温病热入营血之神昏谵语、心烦不寐、胃火牙痛、口舌生疮,肝火犯胃之呕吐吞酸,湿热痞满及胃火炽盛之消谷善饥。

临床有报道黄连粉外用或口服偶能引起过敏性皮疹;婴儿口服黄连

可引起黄疸；长时间临床服用黄连容易出现腹胀、腹泻、便秘等胃肠道反应。本品大苦大寒，过量久服易伤脾胃、耗阴津，故脾胃虚寒、阴虚津伤者慎用；黄连忌猪肉、冷水。

【参考文献】

［1］付琳，付强，李冀，等．黄连化学成分及药理作用研究进展［J］.中医药学报，2021，49（2），87-92.

［2］狄晓鸿，高英敏，郭红云．黄连素对人宫颈癌 Hela 细胞株的体外作用研究［J］.中国中医药信息杂志，2008，15（1）：30-32.

［3］张春洁，金平，李娜．黄连素抑制人卵巢癌 SKOV3 细胞增殖并诱导凋亡［J］.基础医学与临床，2013，33（2）：225-226.

［4］黄亚哲，安爱平，陈建玲，等．黄连素对实验性子宫肌瘤大鼠的作用及相关机制［J］.临床与病理杂志，2017，37（8）：1565-1570.

［5］王玉．小檗碱抑制子宫内膜癌细胞增殖的作用与机制研究［D］.沈阳：中国医科大学，2018.

黄芪

【别名】 绵芪、黄参、血参。

【来源】 本品为豆科植物蒙古黄芪 *Astragalus membranaceus*（Fisch.）Bge. var. *mongholicus*（Bge.）Hsiao 或膜荚黄芪 *Astragalus membranaceus*（Fisch.）Bge. 的干燥根。

【产地】 主产于内蒙古、山西、甘肃及东北地区。

【采收加工】 春、秋二季采挖，除去须根和根头，晒干。

【性状鉴别】

　黄芪　呈类圆形或椭圆形的厚片，外表皮黄白色至淡棕褐色，可见纵皱纹或纵沟。切面皮部黄白色，木部淡黄色，有放射状纹理及裂隙，有的中心偶有枯朽状，黑褐色或呈空洞。气微，味微甜，嚼之有豆腥味。

　炙黄芪　呈圆形或椭圆形的厚片，直径 0.8~3.5cm，厚 0.1~0.4cm。外表皮淡棕黄色或淡棕褐色，略有光泽，可见纵皱纹或纵沟。切面皮部黄白色，木部淡黄色，有放射状纹理和裂隙，有的中心偶有枯朽状，黑褐色或呈空洞。具蜜香气，味甜，略带黏性，嚼之微有豆腥味。

　黄芪临床习用品还有炒黄芪、黄芪炭。

　黄芪以条粗长、断面色黄白、味甜、有粉性者为佳。

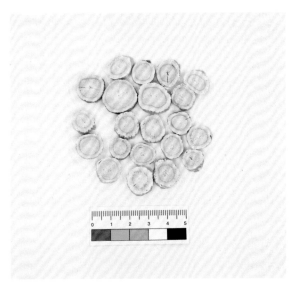

黄芪饮片图

【**性味与归经**】甘,微温。归肺、脾经。

【**功效与主治**】补气升阳,固表止汗,利水消肿,生津养血,行滞通痹,托毒排脓,敛疮生肌。用于气虚乏力,食少便溏,中气下陷,久泻脱肛,便血崩漏,表虚自汗,气虚水肿,内热消渴,血虚萎黄,半身不遂,痹痛麻木,痈疽难溃,久溃不敛。

【**常用配伍**】

1. 配伍人参,两者相须为用,补脾肺气力强,凡气虚不足、肺脾双亏等证,得参、芪之补未有不取效者。

2. 配伍桂枝,凡表证及里证气虚者,皆可应用,常用于治疗脾胃虚寒、中焦气虚之虚劳证、溃疡病等。

3. 配伍防己,利水消肿,常用于治疗风水、皮水、风湿在表诸证。肾炎患者,蛋白尿长期不退,水肿不严重者,重用黄芪,或用防己黄芪汤加味,可获得一定效果。

4. 配伍当归,具气血双补之功,常用于血虚证及气血两亏证之妇女月经不调、面色萎黄、神色倦怠等。

5. 配伍白术、防风,能益气固表、祛风散邪、止汗,可用于放化疗后肺脾气受损,卫气不固,表虚自汗而易感风邪者。

6. 配伍天花粉、葛根,能健脾益气、生津止渴,常用于气虚津亏,内热消渴证。

7. 配伍桂枝、芍药,能补气行血通痹,常用于妇科肿瘤化疗后气虚血滞,筋脉、肌肤失养所致痹痛、肌肤麻木。

8. 配伍地黄,能益气养阴,善治中、下两焦气阴两虚之证。

9. 配伍升麻、柴胡,能升阳补气,如补中益气汤。该方既能益气解表,又能益气固表;能退气虚发热,能治头晕、气短、体倦之中气不足证,能升清降浊而治小便癃闭证,能升内脏于下垂之际,等等。

10. 配伍人参、升麻、白芷、当归,能补益气血、解毒排脓、生肌敛疮,常用于疮疡中期,正虚毒盛不能托毒外达,疮形平塌,根盘散漫,难溃难腐者。或配伍人参、当归、肉桂,用于因气血亏虚,脓水清稀、疮口难敛者。

【常用剂量与用法】煎服 9~30g。

【主要化学成分】黄芪主要含有多糖类、皂苷类、黄酮类和氨基酸类等化学成分。

【抗妇科肿瘤研究】现代药理学研究表明,黄芪具有抗宫颈癌、卵巢癌、子宫肌瘤及子宫内膜癌等多种妇科肿瘤的药理活性。黄芪的主要抗肿瘤机制:①增强抗肿瘤免疫活性。黄芪注射液能通过增加转录因子 T-bet mRNA 水平,诱导 Th1/Th2 向 Th1 转化,增加 $CD4^+$、$CD8^+$ 水平,促进机体抗肿瘤免疫应答,而发挥抗宫颈癌作用。②抑制肿瘤转移、侵袭。黄芪多糖能通过下调 MMP-2 表达,抑制宫颈癌 C33A 细胞与人卵巢癌 HO-8910 细胞转移。黄芪注射液能下调子宫内膜癌 HEC-1-B 细胞中 TGF-β1 表达而发挥抑制肿瘤细胞增殖和侵袭的作用。③诱导肿瘤细胞凋亡。黄芪中的毛蕊异黄酮能通过上调 Caspase-3 和 Caspase-9 表达发挥诱导卵巢癌 SKOV3 细胞凋亡的作用。黄芪多糖能够引起子宫肌瘤细胞周期阻滞,调控 p53、Bcl-2 及 Bax 等凋亡相关因子水平从而诱导肿瘤细胞凋亡,且作用呈剂量依赖性。此外,黄芪还具有促进机体代谢、增强心肌收缩能力、保肝、抗衰老、抗菌、抗病毒等药理作用。

【临床合理应用】黄芪最早记载于《神农本草经》,列为上品,是最常用的补气药。《神农本草经》载:"主痈疽久败创,排脓止痛,大风,痢疾,五痔,鼠瘘,补虚,小儿百病。"黄芪在肿瘤治疗中有广泛的应用,可以提高机体免疫力,调整局部和全身环境,增加对化疗药物的敏感性,改善患者的症状和提高生活质量,并减轻放疗和化疗的副作用。黄芪煎汤大剂量可用至 30~60g,或入丸、散、膏剂。另外,黄芪可切片,与鸡、鸭、鸽子、猪蹄等食物炖服。生黄芪与蜜黄芪皆具补气固表、利尿、托毒排脓、敛疮生肌之功。生黄芪擅长固表止汗、利水消肿、托疮排脓,多用于卫气不固,自汗时出、体虚感冒、水肿、疮疡不溃或久溃不敛;蜜黄芪则以益气补中见长,多用于气虚乏力、食少便溏、中气下陷等。

但凡是气滞湿阻、食积停滞等实证,以及阴虚阳亢者,均须禁服;凡表实邪盛,疮疡初起,或溃后热毒尚盛者,均不宜用。临床报道,黄芪过量可引起头晕、胸闷、失眠等症,或引起皮疹、瘙痒等过敏反应,重者出现过敏性休克,临床应用时应加以注意。

【参考文献】

[1] 孙政华,邵晶,郭玫. 黄芪化学成分及药理作用研究进展[J]. 中医临床研究,2015,7(25):22-25.

[2] 邓晓霞,李清宋,陈中,等. 黄芪抗肿瘤作用机制的研究进展[J]. 中药新药与临床药理,2016,27(2):307-312.

[3] 王佳薇,殷一红,刘红丹,等. 黄芪注射液辅助治疗子宫内膜癌效果及其机制探析[J]. 中华中医药学刊,2021,39(7):212-216.

[4] 刘美平. 黄芪多糖对子宫肌瘤模型大鼠肿瘤组织的抑制作用[J]. 现代科技食品,2019,35(10):32-37.

鸡血藤

【别名】活血藤、血风藤、三叶鸡血藤、紫梗藤。

【来源】本品为豆科植物密花豆 *Spatholobus suberectus* Dunn 的干燥藤茎。

【产地】主产于浙江、江西、福建、广东、广西、湖南、湖北、四川、贵州、云南等地。

【采收加工】秋、冬二季采收,除去枝叶,切片,晒干。

【性状鉴别】为椭圆形、长矩圆形或不规则的斜切片,厚 0.3~1cm。栓皮灰棕色,有的可见灰白色斑,栓皮脱落处显红棕色。质坚硬。切面木部红棕色或棕色,导管孔多数;韧皮部有树脂状分泌物呈红棕色至黑棕色,与木部相间排列。呈数个同心性椭圆形环或偏心性半圆形环;髓部偏向一侧。气微,味涩。

鸡血藤以树脂状分泌物多者为佳。

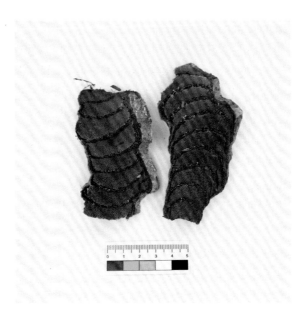

鸡血藤饮片图

【性味与归经】苦、甘,温。归肝、肾经。

【功效与主治】活血补血,调经止痛,舒筋活络。用于月经不调,痛经,经闭,风湿痹痛,麻木瘫痪,血虚萎黄。

【常用配伍】

1. 配伍海风藤,祛风湿止痛力增,常用于治疗风湿入络,脉络不和,气血闭阻,肢体麻木、疼痛等。

2. 配伍当归、川芎、香附,活血补血、调经止痛,常用于妇女血瘀之月经不调、痛经、闭经,也可配伍当归、熟地黄、白芍等,治疗血虚引起的月经不调、痛经、闭经。

3. 配伍益母草,行瘀血而新血不伤,养新血而瘀血不滞,有补血活血、化瘀止痛之功,常用于治疗血行不畅,瘀血停聚,月经不调,经期腹痛,或产后恶露,绵绵不尽。

4. 配伍当归、黄芪,能活血通络、养血荣筋,常用于化疗后血虚不能养筋引起的肢体麻木(周围神经毒性副反应)。

5. 配伍杜仲,补肾壮骨、通经止痛,常用于肝肾不足引起的腰膝酸软、筋骨痿弱、步履乏力。

【常用剂量与用法】煎服 9~15g。

【主要化学成分】鸡血藤主要含有黄酮类、萜类、甾醇类、蒽醌类、内酯类和苷类化合物等化学成分。

【抗妇科肿瘤研究】现代药理学研究表明,鸡血藤具有抗宫颈癌及卵巢癌的药理活性。鸡血藤的主要抗妇科肿瘤机制:①抑制肿瘤细胞增殖。鸡血藤总黄酮能抑制肿瘤细胞增殖过程中的蛋白质生成与 DNA 合成,减少细胞有丝分裂,抑制肿瘤生长。②诱导肿瘤细胞凋亡。鸡血藤总黄酮能通过降低 VEGF-A 的分泌,上调 Caspase-3 水平发挥诱导肿瘤细胞凋亡的作用。鸡血藤中的樱黄素能与 GSK-3β 关键靶点结合,降低 Bcl-2 表达,提高 Bax 表达,诱导人卵巢癌细胞 SKOV3 凋亡。此外,鸡血藤还具有调节免疫、改善造血功能、抗炎、抗病毒、抗氧化等药理作用。

【临床合理应用】鸡血藤始载于《本草备要》,其记载:"活血舒筋。治男女干血劳,一切虚损劳伤,吐血、咯血、咳血、嗽血,诸病要药。"鸡血藤具有调节免疫、抗氧化、双向调节酪氨酸酶等多方面的药理活性,为中医治疗化疗后骨髓抑制的临床常用方药。鸡血藤苦泄甘缓,温而不烈,性质和缓,既能活血,又能补血,为妇科调经要药,凡妇人血瘀及血虚之月经病均可应用。另外,本品既能活血通络止痛,又能养血荣筋,为治疗经脉不畅、络脉不和病证的常用药。鸡血藤与络石藤均有通络作用。然鸡血藤甘补温通,行中寓补,活血补血、舒筋活络,为血瘀或血虚风湿痹痛、中风半身不遂所常用。络石藤味苦性凉,祛风通络,兼能凉血,为风湿热痹或筋脉拘挛兼热者所常用。

鸡血藤临床应用安全范围较广,未见明显毒副作用的报道。

【参考文献】

［1］符影,程悦,陈建萍,等.鸡血藤化学成分及药理作用研究进展［J］.中草药,2011,42(6):1229-1234.

［2］王妮佳,王嘉仡,孟宪生,等.鸡血藤总黄酮对 HeLa 细胞周期和凋亡及相关因子 VEGF-A、Caspase-3 表达的影响［J］.中药材,2018,41(2):442-445.

［3］朱时纯,蔡俊,吴承玉,等.基于网络药理学和实验验证分析鸡血藤治疗卵巢癌的分子机制［J］.中国中药杂志,2022,47(3):786-795.

僵蚕

【别名】白僵蚕、僵虫、天虫。

【来源】本品为蚕蛾科昆虫家蚕 *Bombyx mori* Linnaeus 4~5 龄的幼虫

感染（或人工接种）白僵菌 *Beauveria bassiana*（Bals.）Vuillant 而致死的干燥体。

【产地】主产于江苏、浙江、四川、广东等地。

【采收加工】多于春、秋季生产,将感染白僵菌病死的蚕干燥。

【性状鉴别】

僵蚕　略呈圆柱形,多弯曲皱缩。长 2~5cm,直径 0.5~0.7cm。表面灰黄色,被有白色粉霜状的气生菌丝和分生孢子。头部较圆,足 8 对,体节明显,尾部略呈二分歧状。质硬而脆,易折断,断面平坦,外层白色,中间有亮棕色或亮黑色的丝腺环 4 个。气微腥,味微咸。

炒僵蚕　形如药材。表面黄棕色或黄白色,偶有焦黄斑。气微腥,有焦麸气,味微咸。

僵蚕以条粗、质硬、色白、断面光亮者为佳。表面无白色粉霜、中空者不可入药。

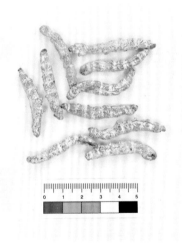

僵蚕饮片图

【性味与归经】咸、辛,平。归肝、肺、胃经。

【功效与主治】息风止痉,祛风止痛,化痰散结。用于肝风夹痰,惊痫抽搐,小儿急惊风,破伤风,中风口喎,风热头痛,目赤咽痛,风疹瘙痒,发颐痄腮。

【常用配伍】

1. 配伍白术、人参、天麻,能益气健脾、息风止痉,用于小儿脾虚久泻,慢惊抽搐。

2. 配伍全蝎、白附子,能祛风化痰通络,用于风中经络,口眼㖞斜、痉挛抽搐。

3. 配伍蝉蜕、薄荷、防风,能祛风止痒,常用于风疹瘙痒。

4. 配伍白芷,能疏散风热、燥湿散结,常用于风热上攻引起的头痛、眉棱骨痛、齿痛、疮疡肿痛、妇女白带异常诸症。

5. 配伍浙贝母、夏枯草、连翘,能化痰软坚散结,用于治疗痰核瘰疬等,也可配伍金银花、板蓝根、蒲公英,发挥清热解毒、化痰散结的功效,用于发颐、痄腮、乳痈、疔疮。

6. 配伍荆芥穗,祛风清热、清肝明目、行气散瘀、胜湿止带、通络止痛之力增强,可用于治疗感冒头痛、发热恶寒、风疹、失音,或赤白带下及风热乘脾之崩漏。

【常用剂量与用法】煎服 5~10g。

【主要化学成分】僵蚕主要含有蛋白质、氨基酸、草酸铵、酶类、核苷碱基、微量元素等化学成分。

【抗妇科肿瘤研究】现代药理学研究表明,僵蚕具有抗宫颈癌及子宫肌瘤等妇科肿瘤的药理活性。僵蚕的主要抗妇科肿瘤机制:①抑制肿瘤细胞增殖并诱导其凋亡。僵蚕提取物能通过抑制宫颈癌 HeLa 细胞中 Bcl-2 表达,诱导 DNA 降解,使细胞活力下降,发挥抑制肿瘤细胞增殖并诱导其凋亡的作用,且作用呈剂量依赖性。②改善血液微循环消除肌瘤。含有僵蚕的复方苍砂白芥汤对子宫肌瘤具有明显的治疗效果,其中僵蚕具有改善微循环、扩张血管的作用,能够影响子宫动脉血流,抑制癌细胞增生,促进局部微循环和纤维组织吸收,从而缩小子宫肌瘤。此外,僵蚕还具有抗凝、抗血栓、抗惊厥、镇静催眠、降血糖、抗菌等药理作用。

【临床合理应用】僵蚕始载于《神农本草经》,列为中品。《神农本草经》载:"味咸。主小儿惊痫夜啼;去三虫,减黑皯,令人面色好,男子阴疡病。"以后经诸多本草不断充实,目前认为具有息风解痉、祛风止痛、化痰散结等功效,常用于中风、偏瘫、惊厥、癫痫、咳喘、头痛、肿瘤、风疮诸证。散风热宜生用,其余多制用。近代多采用炒制、麸炒制、姜制等法,以除去其腥臭气味,消除蚕体上的菌丝和分泌物,减少对胃的刺激,并能增强化痰散结能力。

在使用僵蚕时,有些人可能会出现过敏反应,如皮肤瘙痒、红肿、皮疹等。更为严重者,僵蚕使用不当,会引发相关的中毒症状,尤其容易致使脑组织发生多部位受损,出现以锥体外路与小脑为主的中枢神经受累综合征,表现症状为头晕、震颤、肌张力增加、步态蹒跚、共济失调,甚至会产生过敏性休克。因此,对僵蚕的采购要做到高质量、无污染及产地明确;对僵蚕的炮制要正确、严格按照规定来操作;指导临床医师严格按照僵蚕的常用量配药,教育患者及其家属不要一味迷信单方、验方,擅自用药。僵蚕并非所有人都适合使用,孕妇、婴幼儿、过敏体质者和肝肾功能不全者等人群应该避免使用或谨慎使用。

【参考文献】

［1］李晶峰,孙佳明,张辉.僵蚕的化学成分及药理活性研究［J］.吉林中医药,2015,35(2):175-177.

［2］曹军.僵蚕醇提物对Hela细胞的毒理研究［D］.西安:西北农林科技大学,2011.

［3］孙宗庆.苍砂白芥汤治疗痰瘀互结型子宫肌瘤的临床研究［D］.广州:广州中医药大学,2014.

绞股蓝

【别名】七叶胆。

【来源】本品为葫芦科植物绞股蓝 *Gynostemma pentaphyllum*(Thunb.)Makino 的干燥地上部分。

【产地】主产于浙江。

【采收加工】夏、秋二季采收,干燥。

【性状鉴别】呈段状。茎细长,有棱。卷须生于叶腋。叶为鸟足状复叶,小叶5~7;小叶片椭圆状披针形至卵形,边缘有锯齿,两面脉上有时有短毛。花序圆锥状;花冠5裂。浆果球形,成熟时黑色。气微,味苦、淡或甘。

绞股蓝以体干、色绿、叶全、无杂质者为佳。

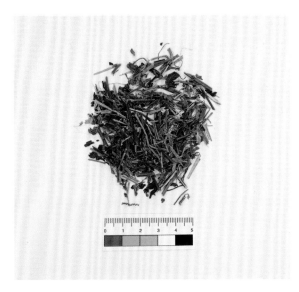

绞股蓝饮片图

【性味与归经】苦,寒。归肺;脾;肾经。

【功效与主治】清热解毒,止咳化痰,镇静,安眠,降血脂。用于慢性支气管炎,肝炎,胃、十二指肠溃疡,动脉硬化,白发,偏头痛,肿瘤。

【常用配伍】

1. 配伍灵芝,促睡眠、降血脂,两者结合可以改善心脑血管疾病。

2. 配伍白术、茯苓等健脾益气药,能益气健脾,适宜于脾胃气虚,体倦乏力、纳食不佳者。

3. 配伍太子参、山药、南沙参等益气养阴药,益气健脾、生津止渴,常用于脾胃气阴两伤,口渴、口干、心烦者。

4. 配伍川贝母、百合,养阴润肺、化痰止咳,适用于气阴两虚,肺中燥热、咳嗽痰黏。

5. 配伍半夏、陈皮等燥湿化痰药,止咳化痰,常用于肺气虚而痰湿内盛、咳嗽痰多。

【常用剂量与用法】煎服 3~9g。

【主要化学成分】绞股蓝主要含有皂苷类、黄酮类、多糖类、氨基酸类等化学成分。

【抗妇科肿瘤研究】现代药理学研究表明,绞股蓝具有抗宫颈癌的药理活性。绞股蓝的主要抗妇科肿瘤机制:①抑制肿瘤细胞增殖并诱导其凋亡。绞股蓝皂苷 XVII 能够阻滞宫颈癌 HeLa 细胞进入 G0/G1 期,减少 S 和 G2/M 期比例,并通过影响 Caspase-8 和 Caspase-9 来诱导肿瘤细胞凋亡。绞股蓝总皂苷能通过调控 Bcl-2 与 Bax 比例,抑制 ERK1/2 通路活性,发挥抗宫颈癌作用。②增强抗肿瘤免疫活性。绞股蓝多糖及皂苷均具有增强机体特异与非特异免疫活性功能的作用,能增强巨噬细胞的吞噬功能,对环磷酰胺产生的免疫抑制不良反应的发生也有明显的降低作用。此外,绞股蓝还具有调节血脂、降血糖、保肝、抗衰老、提高免疫等药理作用。

【临床合理应用】绞股蓝在明代的《救荒本草》和《农政全书》及近代的各类中草药著作中均有载入,因其含有与人参皂苷相似的达玛烷型皂苷,被誉为"南方人参"。现代研究表明,绞股蓝皂苷具有降血脂、降血糖、抗肿瘤、保护神经系统、免疫调节、抗氧化及保肝等多种药理作用。目前,不仅将绞股蓝用作药品,在保健品和食品添加剂中绞股蓝也有应用,开发价值较高。绞股蓝的用量应当根据具体情况而定,一般成人每日药量不超过 30g。在治疗小儿、老年人等患者时,应当适当减少用量。

【参考文献】

［1］范冬冬,匡艳辉,向世勰,等. 绞股蓝化学成分及其药理活性研究进展［J］. 中国药学杂志, 2017, 52（5）: 342-352.

［2］高苗,刘娟娟,王栋. 绞股蓝总皂苷对宫颈癌 HELA 细胞的生长抑制作用及可能的分子机制［J］. 肿瘤, 2013, 33（10）: 868-872.

［3］段炳南,陈庆林. 绞股蓝总皂苷对小鼠腹腔巨噬细胞内酶活性及吞噬功能的影响［J］. 江西医学院学报, 2007, 47（3）: 38-39.

芥子

【别名】芥菜子、青菜子、黄芥子。

【来源】本品为十字花科植物白芥 Sinapis alba L. 或芥 Brassica juncea（L.）Czern. et Coss. 的干燥成熟种子。前者习称"白芥子",后者习称"黄芥子"。

【产地】主产于辽宁、山西、新疆、山东、安徽、四川、云南等地。

【采收加工】夏末秋初果实成熟时采割植株,晒干,打下种子,除去杂质。

【性状鉴别】

白芥子　呈球形,直径 1.5~2.5mm。表面灰白色至淡黄色,具细微的网纹,有明显的点状种脐。种皮薄而脆,破开后内有白色折叠的子叶,有油性。气微,味辛辣。

黄芥子 较小,直径 1~2mm。表面黄色至棕黄色,少数呈暗红棕色。研碎后加水浸湿,则产生辛烈的特异臭气。

炒芥子 形如芥子,表面淡黄色至深黄色(炒白芥子)或深黄色至棕褐色(炒黄芥子),偶有焦斑。有香辣气。

芥子以粒均匀、饱满者为佳。

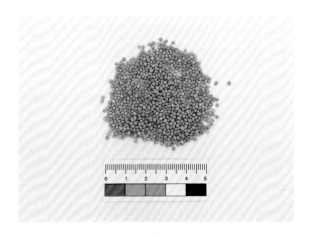

芥子饮片图

【性味与归经】辛,温。归肺经。

【功效与主治】温肺豁痰利气,散结通络止痛。用于寒痰咳嗽,胸胁胀痛,痰滞经络,关节麻木、疼痛,痰湿流注,阴疽肿毒。

【常用配伍】

1. 配伍莱菔子,两药合用,温肺豁痰、化积消痰、降气平喘,常用于老年人气实,痰多喘咳、懒食,苔厚腻。

2. 配伍苏子、莱菔子,组成三子养亲汤,三药微炒,捣碎后煎服,能温肺豁痰、降气消食,凡年老咳嗽,气逆痰痞或年老中虚,纳运无权,每致停食生痰,痰盛壅肺,肺失宣降,见咳嗽喘逆、痰多胸痞、食少难消等症都可应用。

3. 配伍细辛、甘遂、麝香等,研末,于夏令外敷肺俞等穴,用于寒痰留伏,肺失宣肃所致喉中哮鸣如水鸡声、呼吸急促、喘憋气逆、胸膈满闷如塞等症。

4. 配伍鹿角胶、肉桂、熟地黄等,能温阳化滞、消痰散结,常用于痰湿流注、阴疽肿毒。

5. 配伍马钱子、没药、肉桂等,亦可单用研末,醋调敷患处,能温通经络,散"皮里膜外之痰"、消肿散结止痛,用于治痰湿阻滞经络之肢体麻木或关节肿痛。

6. 配青皮,能疏肝理气、通络止痛,用于治疗胁痛。

7. 配伍甘遂,芥子辛温,善治皮里膜外,胸膈间之痰涎;甘遂善行经隧水湿。二药相伍,祛痰逐饮,常用于治疗痰涎水饮停于胸膈之症。晚期肿瘤患者胸腔积液,可外敷逐水。

8. 配伍肉桂,芥子祛皮里膜外之痰,肉桂温阳散寒而通血脉。二药配伍,散寒凝而化痰滞,用于治疗阴疽证属阳虚寒凝者。

【常用剂量与用法】煎服 3~9g。外用适量。

【主要化学成分】芥子主要含有多糖、挥发油、脂肪酸、生物碱、黄酮等化学成分。

【抗妇科肿瘤研究】现代药理学研究虽未表明芥子具有抗妇科肿瘤的药理活性,但已证实芥子有明确的抗肿瘤作用。芥子的主要抗肿瘤机制为抑制肿瘤新血管生成,降低肿瘤细胞侵袭及迁移活性,诱导肿瘤细胞凋亡等。此外,芥子具有抗炎镇痛、祛痰止咳、抑制胃肠推进运动、止泻等药理作用。

【临床合理应用】芥子始载于《名医别录》,分为白芥子和黄芥子两种。《本草从新》载:"白芥子,辛温入肺,北产者良。"华北、东北等北方地区药用,习惯用白芥子。华东地区入药习惯用黄芥子,其功效与白芥子相似,但是白芥子祛痰平喘的功效要比黄芥子好,所以如果要用黄芥子代替白芥子时应加量使用。

研究发现,芥子中的化学成分(如异硫氰酸苷、芥子油、硫化苄基等)能够抑制癌细胞增殖和侵袭,并诱导癌细胞凋亡。此外,芥子还具有抗炎、抗氧化、提高免疫力等作用,对于减轻肿瘤患者的疼痛、提高生活质量可能具有一定的帮助。另外,白芥子是中药"内病外治"的常用药,能够改变皮肤结构、促进药物吸收。

芥子辛温走散,耗气伤阴,久咳肺虚及阴虚火旺者、消化道溃疡出血者及皮肤过敏者忌用。用量不宜过大,以免引起腹泻。不宜久煎。

【参考文献】

[1]杨占婷,张得钧.芥子碱的研究进展[J].华西药学杂志,2017,32(6):658-661.

[2]李小莉,张迎庆,黄通华.白芥子提取物的抗炎镇痛作用研究

[J].现代中药研究与实践,2007,21（6）:28-30.

金银花

【**别名**】忍冬花、银花、双花。

【**来源**】本品为忍冬科植物忍冬 *Lonicera japonica* Thunb. 的干燥花蕾或带初开的花。

【**产地**】主产于我国中、北部。

【**采收加工**】夏初花开放前采收,干燥。

【**性状鉴别**】呈棒状,上粗下细,略弯曲,长 2~3cm,上部直径约 3mm,下部直径约 1.5mm。表面黄白色或绿白色(贮久色渐深),密被短柔毛。偶见叶状苞片。花萼绿色,先端 5 裂,裂片有毛,长约 2mm。开放者花冠筒状,先端二唇形;雄蕊 5,附于筒壁,黄色;雌蕊 1,子房无毛。气清香,味淡、微苦。

金银花以花蕾长而整齐、青黄色而鲜、握之有触手感、蜜香气浓者为佳。

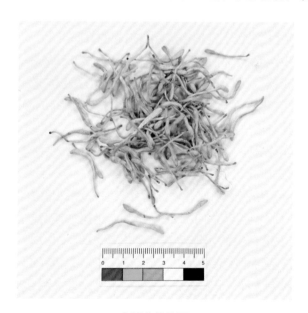

金银花饮片图

【**性味与归经**】甘,寒。归肺、心、胃经。

【**功效与主治**】清热解毒,疏散风热。用于痈肿疔疮,喉痹,丹毒,热毒血痢,风热感冒,温病发热。

【常用配伍】

1. 配伍连翘、薄荷、牛蒡子等,能清热解毒、疏散风热,常用于外感风热,温热病之温病初起,身热头痛、咽痛口渴;配伍石膏、知母,可用于温病气分热盛壮热烦渴;配伍生地黄、玄参等,可用于热入营分,身热夜甚、神烦少寐;配伍连翘、生地黄等,可用于热入血分,高热神昏、斑疹吐衄等。

2. 配伍当归,二药伍用,一清一散,消痈散结,则肿毒自除,痈疽立愈,可用于痈疽初起,热毒结聚,气血瘀滞,如妇科肿瘤化疗后手足皮肤红肿流水。

3. 配伍红藤、败酱草、当归,清热活血散瘀止痛,可用于宫颈癌放疗后腹痛。

4. 配伍野菊花、蒲公英,清热解毒、拔毒消肿散结,常用于疮疡肿毒,坚硬根深者。

5. 配伍鱼腥草、芦根、薏苡仁,清热解毒、祛痰止咳,常用于肺痈咳吐脓血。

6. 配伍黄连、黄芩、白头翁,清热解毒、凉血止痢之效增加,可用治热毒痢疾、下痢脓血,适宜于宫颈癌放疗后引起的直肠炎。

7. 配伍忍冬藤,清热解毒、通经活络,可用于外感风热、咽喉肿痛、四肢酸楚、红肿疼痛,脉管炎等症。在妇科肿瘤治疗过程中,可用于化疗后周围神经毒性引起的手指关节红肿、化疗药物外渗引起的静脉炎。

【常用剂量与用法】煎服 6~15g。

【主要化学成分】金银花主要含有挥发油、有机酸、环烯醚萜、黄酮及三萜皂苷等化学成分。

【抗妇科肿瘤研究】现代药理学研究表明,金银花具有抗宫颈癌和卵巢癌的药理活性。金银花的主要抗妇科肿瘤机制为抑制肿瘤细胞增殖并诱导其凋亡,金银花中的木犀草素能够上调 *CDKN1A*、*GADD45A*、*ATF4*、*DDIT3* 等抑癌基因,下调 *CDC20*、*HSPA1A*、*HSPA2*、*HSPA8*、*HSPB1* 等原癌基因,从而抑制人卵巢癌 SKOV3 细胞增殖并诱导其凋亡。木犀草素还能通过抑制 Ras-MAPK 信号通路中 RAS、PERK1/2,下调 MMP-9、Cyc D1、VEGF 表达,发挥诱导宫颈癌细胞凋亡的作用。此外,金银花还具有解热抗炎、抗菌、抗病毒、抗氧化、保肝、降血糖、增强免疫等药理作用。

【临床合理应用】金银花首见于北宋《苏沈良方》,明确记载以花入药。金银花清热解毒、消散痈肿力强,为治热毒疮痈之要药,适用于各种热毒壅盛之外痈内痈、喉痹、丹毒，可煎服，可外用。金银花还有凉血止痢之效，可用治热毒痢疾、下痢脓血，与黄连、黄芩、白头翁等同用，以增强止痢效果。疏散风热、清泄里热以生品为佳；炒炭后宜用于热毒血痢。在现代的中西药制剂中，有很多药品中就含有金银花成分，如金银花露、小儿清热颗粒、维 C 银翘片等。

凡脾胃虚寒及气虚疮疡脓清者忌用金银花。

【参考文献】

［1］徐锡山,郑敏霞.中药饮片传统鉴别经验［M］.杭州：浙江科学技术出版社,2016.

［2］王亚丹,杨建波,戴忠,等.中药金银花的研究进展［J］.药物分析杂志,2014,34（11）：1928-1935.

［3］易均路,侯科名,陈蓉.木犀草素对人卵巢癌 SKOV3 细胞增殖与凋亡的影响［J］.中药新药与临床药理,2020,31（2）：125-133.

［4］潘磊,黄超,周健,等.木犀草素对宫颈癌细胞增殖、迁移及 Ras-MAPK 通路的影响［J］.中国妇幼保健,2019,34（18）：4310-4313.

菊花

【别名】亳菊、滁菊、贡菊、杭菊、怀菊。

【来源】本品为菊科植物菊 *Chrysanthemum morifolium* Ramat. 的干燥头状花序。

【产地】主产于浙江、安徽。

【采收加工】9~11 月花盛开时分批采收,阴干或焙干,或熏、蒸后晒干。药材按产地和加工方法不同,分为"亳菊""滁菊""贡菊""杭菊""怀菊"。

【性状鉴别】菊花（杭菊）呈碟形或扁球形,直径 2.5~4cm,常数个相连成片。舌状花类白色或黄色,平展或微折叠,彼此粘连,通常无腺点；管状花多数,外露。气清香,味甘、微苦。

除杭菊外,亳菊、滁菊、贡菊、怀菊因产地和采收加工方法不同,性状各有差异。

菊花均以花朵完整、颜色新鲜、气清香、少梗叶者为佳。

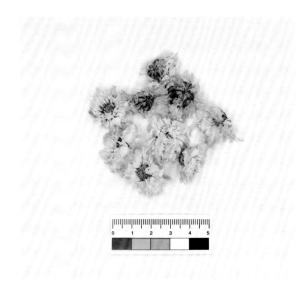

菊花饮片图

【性味与归经】甘、苦,微寒。归肺、肝经。

【功效与主治】散风清热,平肝明目,清热解毒。用于风热感冒,头痛眩晕,目赤肿痛,眼目昏花,疮痈肿毒。

【常用配伍】

1. 配伍枸杞子,菊花能清肝明目,枸杞子能滋阴明目,两者合用可以治疗水不涵木之眼目昏花、视物不清。

2. 配伍桑叶,两者相须为用,疏散肺经风热之力增加,常用于风热感冒,或温病初起,温邪犯肺,发热、头痛、咳嗽等。

3. 配伍羚羊角、钩藤、桑叶等清肝热、息肝风药,清肝热、疏散肝风之力加强,常用于肝火上攻而眩晕、头痛,以及肝经热盛、热极动风。

4. 配伍石决明、决明子、夏枯草,清肝明目,常用于肝火上攻所致目赤肿痛。

5. 配伍金银花、生甘草,能清热解毒,可用于疮痈肿毒。

【常用剂量与用法】煎服 5~10g。

【主要化学成分】菊花中含有黄酮类、萜类、有机酸类、蒽醌类等化学成分。

【抗妇科肿瘤研究】现代药理学研究表明,菊花具有抗卵巢癌的药理活性。菊花的主要抗妇科肿瘤机制:①抑制肿瘤细胞侵袭、迁移。菊花中的木犀草素能通过显著抑制卵巢癌 HO-8910PM 细胞中 MMP-9 表达,发挥抑制肿瘤细胞体外侵袭活性的作用。②改善肿瘤细胞多药耐药。菊花提取物中的芹菜素和小白菊内酯可分别通过调节 MRP-1 转运能力、ATP 酶活性及抑制转录因子 NF-κB 等机制增强肿瘤细胞对化疗药物的敏感性。③增强抗肿瘤免疫活性。菊花多糖及绿原酸可刺激肠道淋巴细胞分泌 TNF-α、IFN-γ，提高机体细胞免疫功能，从而发挥增强抗肿瘤免疫活性的作用。此外，菊花还具有降血脂、抑菌、镇痛、抗疲劳及抑制脂肪肝形成等药理作用。

【临床合理应用】菊以"鞠华"之名始载于《神农本草经》。菊花质轻甘寒，既能疏风解表，又能解毒清热，常用于感冒、上呼吸道感染等呼吸系统疾病；其性苦微寒，凉肝息风、清利头目，常用于肝经相关病症，如脑卒中、头痛、眩晕症、三叉神经痛、冠心病、高血压病、焦虑症、抑郁症等，临床应用极为广泛。菊花有黄、白之分，其中黄菊以疏散风热为主，白菊秉承秋金肃杀、敛降之性，故能祛风、平肝、柔肝、敛肝、养肝。

菊花为药食两用佳品，日常与枸杞子同泡茶饮用可以滋阴清肝明目。或单味泡服。菊花茶有诸多好处，其中高血压、动脉硬化及心血管系统疾病的患者宜饮用，但菊花茶性寒，气虚胃寒者不可饮用；妇女妊娠期间脾胃较虚，饮用菊花茶容易刺激肠胃，会引起腹泻等症状。过敏体质者需谨慎，接触后面部、手部可能出现皮肤瘙痒、烧灼感，或水肿性红斑，甚至糜烂、渗出、结痂、色素沉着。口服亦可致皮肤瘙痒及红色丘疹。

【参考文献】

［1］杨莹，张宇忠.天然中药抗肿瘤机制的研究进展［J］.医学综述，2010，16（3）：363-365.

［2］瞿璐，王涛，董勇喆，等.菊花化学成分与药理作用的研究进展［J］.药物评价研究，2015，38（1）：98-104.

苦参

【别名】苦骨、牛参、川参、凤凰爪、地骨、野槐根、山槐根、地参。

【来源】本品为豆科植物苦参 Sophora flavescens Ait. 的干燥根。

【产地】主产于贵州、河南、山东、安徽、湖北、云南、江苏等地。近来山西、贵州、陕西、河北、辽宁的栽培种植面积逐渐扩大。

【采收加工】春、秋二季采挖，除去根头和小支根，洗净，干燥，或趁鲜切片,干燥。

【**性状鉴别**】呈类圆形或不规则形的厚片。外表皮灰棕色或棕黄色,有时可见横长皮孔样突起,外皮薄,常破裂反卷或脱落,脱落处显黄色或棕黄色,光滑。切面黄白色,纤维性,具放射状纹理和裂隙,有的可见同心性环纹。气微,味极苦。

苦参以条匀、断面色黄白、无须根、味苦者为佳。

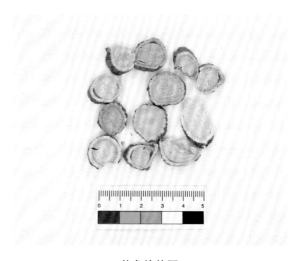

苦参饮片图

【**性味与归经**】苦,寒。归心、肝、胃、大肠、膀胱经。

【**功效与主治**】清热燥湿,杀虫,利尿。用于热痢,便血,黄疸尿闭,赤白带下,阴肿阴痒,湿疹,湿疮,皮肤瘙痒,疥癣麻风;外治滴虫性阴道炎。

【**常用配伍**】

1. 配伍木香,既能清热燥湿止痢,又能行气而除后重,常用于湿热痢疾,里急后重者。

2. 配伍蛇床子,燥湿杀虫止痒力强,常煎汤外洗,用于治疗皮肤瘙痒、阴部湿痒、湿疹、湿疮、疥癣及妇女放化疗后阴道炎等。

3. 配伍槐花,能祛风燥湿、凉血止血,常用于治疗肠风下血、热痢。

4. 配伍麻黄,共奏祛风止痒之效,常用于治疗遍身痒疹。

5. 配伍茯苓,清热燥湿、利水消肿之效益彰,可用于湿热壅盛,小便不利,灼热涩痛之水肿。

6. 配伍石韦、车前子、栀子,能清热利尿,常用于湿热蕴结之小便不利,灼热涩痛,尿闭不通。

7. 配伍紫草、猪苓、藤梨根,清热祛湿,用于湿热蕴毒而成的宫颈癌、绒毛膜上皮癌、卵巢癌。

8. 配伍白花蛇舌草、白毛藤、猫人参,清热解毒,常用于湿热型宫颈癌。

9. 配伍黄柏、甘草、艾叶,煎汤外洗,清热燥湿、解毒止痒,常用于妇科肿瘤放疗后湿热蕴结,化火成毒,阴道糜烂、阴道炎等。

10. 配伍凤尾草,用于妇科放疗后湿热蕴结所致放射性肠炎。

11. 配伍萹蓄、地肤子、黄柏,水煎趁热坐浴,清热燥湿、止痒,用于湿热下注型阴道及外阴部瘙痒,白带增多。

【常用剂量与用法】煎服 4.5~9g。外用适量,煎汤洗患处。

【主要化学成分】苦参主要含有氨基酸类、糖类、脂肪酸类、三萜皂苷类、甾醇类、生物碱类、黄酮类、二烷基色原酮、醌类、香豆素类等化学成分。

【抗妇科肿瘤研究】现代药理学研究表明,苦参具有抗宫颈癌、卵巢癌、子宫内膜癌及子宫肌瘤等妇科肿瘤的药理活性。苦参的主要抗妇科肿瘤机制:①诱导肿瘤细胞凋亡。苦参碱能通过下调 Sur-vivin 基因表达,增加 Caspase-3 蛋白活性发挥诱导卵巢癌 SKOV3 细胞凋亡的作用。②抑制肿瘤转移侵袭、迁移。苦参碱能够降低和抑制肿瘤细胞的黏附性和运动性,阻碍肿瘤细胞的扩散运动与转移。苦参碱可通过下调 PI3K/Akt 及 NF-κB 信号通路而发挥抑制子宫肌瘤细胞与子宫内膜癌细胞增殖、迁移与侵袭的作用,且作用呈浓度依赖性。③抑制肿瘤新血管生成。苦参碱能通过抑制血管内皮生长因子表达,发挥阻碍血管生成的作用,进而抑制肿瘤生长。此外,本品还具有抗心律失常、抗过敏、平喘、增加白细胞、抗菌消炎、抗病毒等药理作用。

【临床合理应用】苦参始载于《神农本草经》,列为中品,其载:"主心腹结气、癥瘕积聚……除痈肿。"本品苦寒之性较强,既清热燥湿,又兼利尿,可使湿热之邪外出,用于湿热型宫颈癌、卵巢癌、阴道癌、绒毛膜上皮癌、膀胱癌、食管癌、肠癌等多种肿瘤的治疗。以本品为主制成的复方苦参注射液已在临床上广泛应用于包括妇科肿瘤在内的各种恶性肿瘤的治疗。制成的苦参栓或苦参凝胶已在临床上应用于宫颈糜烂、滴虫性阴道炎等妇科急慢性炎症。

清热药多大苦大寒,为纯阴之品,一般情况下不宜超量使用,大剂量服用时可引起麻疹样药疹或头晕目眩、恶心、呕吐、胸闷、出冷汗、面色苍白、全身乏力、流涎、步态不稳、脉搏加快、呼吸急促等毒性反应,严重者可见四肢痉挛抽搐、言语不利、张口困难、呼吸不规则,以致呼吸衰竭而死亡。中毒成分主要是苦参碱,其对中枢神经系统有毒害作用,先兴奋而后麻痹。亦不可和含有相同组分(苦参碱、氧化苦参碱)的山豆根同用。凡是脾胃虚寒者及孕妇禁服;不宜与藜芦同用。

苦参服用时要注意固护脾胃,勿食生冷食物及辛辣刺激性食物,忌油腻饮食。

【参考文献】

[1] 陈慧芝,包海鹰,诺敏,等.苦参的化学成分和药理作用及临床研究概况[J].人参研究,2010,22(3):31-37.

[2] 郭启帅,黄曦,李少林.苦参碱诱导卵巢癌 SKOV3 细胞凋亡的机制研究[J].中国药理学通报,2010,26(8):1104-1107.

[3] 谭冠文,朱朱,周文静.苦参碱通过 TLR3 下调 PI3K/Akt 通路抑制子宫肌瘤细胞的增殖、侵袭和迁移[J].中国免疫学杂志,2022,38(21):2601-2605.

[4] 李军,薛晓鸥,唐炳华,等.苦参碱抑制人子宫内膜癌细胞增殖转移及机制研究[J].中国药物警戒,2011,8(2):65-68.

[5] 孙雪娇,周震,王琦,等.苦参历代应用刍议[J].湖南中医杂志,2018,09:139-140.

莱菔子

【别名】萝卜子、芦菔子、萝白子、菜头子。

【来源】本品为十字花科植物萝卜 *Raphanus sativus* L. 的干燥成熟种子。

【产地】主产于河北、河南、安徽、山东、浙江、黑龙江等地。

【采收加工】夏季果实成熟时采割植株,晒干,搓出种子,除去杂质,再晒干。

【性状鉴别】

莱菔子　呈类卵圆形或椭圆形,稍扁,长 2.5~4mm,宽 2~3mm。表面黄棕色、红棕色或灰棕色。一端有深棕色圆形种脐,一侧有数条纵沟。种皮薄而脆,子叶 2,黄白色,有油性。气微,味淡、微苦辛。

炒莱菔子　形如莱菔子,表面微鼓起,色泽加深,质酥脆,气微香。

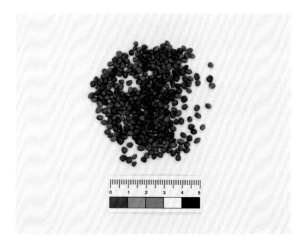

莱菔子饮片图

【**性味与归经**】辛、甘、平。归肺、脾、胃经。

【**功效与主治**】消食除胀,降气化痰。用于饮食停滞,脘腹胀痛,大便秘结,积滞泻痢,痰壅喘咳。

【**常用配伍**】

1. 配伍白芥子、紫苏子,能温肺化痰、降气消食,常用于痰壅气逆食滞证之咳嗽喘逆、痰多胸痞、食少难消等症,临床常用于治疗顽固性咳嗽、慢性支气管炎、支气管哮喘、肺源性心脏病(肺心病)等痰壅气逆食滞证。

2. 配伍炒神曲、炒山楂、陈皮,能消食化积,常用于食积气滞所致的脘腹胀满或疼痛,嗳气吞酸,大便秘结,或积滞泻痢等症。

3. 配伍炒栀子,二药相合,专主清降,能除湿热消肿,常用于治疗妊娠子肿属湿热肿满者。

4. 配伍皂角炭,能润肠通便,使风热随大便而出,可用于治疗大肠风秘,壅热结涩。又莱菔子能降气化痰,皂角涌吐痰实,两药合用,升降相因,痰去气调,故又可治疗中风痰涎壅塞,气闭不通。

【**常用剂量与用法**】煎服 5~12g。

【**主要化学成分**】莱菔子主要含有挥发油类、脂肪酸类、抗生素类、生物碱类、黄酮类、多糖和蛋白类等化学成分。

【**抗妇科肿瘤研究**】现代药理学研究表明,莱菔子具有抗卵巢癌的药理活性,且能多用于宫颈癌术后的辅助治疗。莱菔子的主要抗妇科肿瘤机制:①抑制肿瘤细胞增殖。莱菔子的甲醇提取物 4- 甲硫基 - 丁酰基衍生物能显著抑制卵巢癌 SKOV3 细胞增殖。②增强抗肿瘤免疫活性。莱菔子素能降低卵巢癌 OVCAR3 细胞中犬尿氨酸表达,抑制 *PD-L1*、*IDO1*、*AHR* 等基因转录,改善卵巢癌细胞的免疫抑制状态。③改善尿潴留。莱菔子具有通经活络、导赤通淋的效果,能够反射性刺激膀胱,促进排尿,多与猪苓联用于预防宫颈癌根治术后的尿潴留问题,且疗效显著无毒副作用。此外,莱菔子还具有平喘、抗氧化、降血压、抗菌、增强胃肠道动力、改善泌尿系统等药理作用。

【临床合理应用】莱菔子始载于《日华子本草》,其载:"水研服,吐风痰;醋研消肿毒。"《本草纲目》载:"下气定喘,治痰,消食,除胀,利大小便,止气痛,下痢后重,发疮疹。"莱菔子味辛行散,消食化积之中尤善行气消胀,常用于妇科肿瘤治疗过程中出现的食积气滞所致的脘腹胀满或疼痛,嗳气吞酸,大便秘结,或积滞泻痢;也可取 250~500g 本品,置布袋内,微波炉高火加热 2~3 分钟后,待温度(50~55℃)适宜,置患者脐部进行热敷,预防腹胀、尿潴留,促进术后患者恢复胃肠功能。

莱菔子辛散耗气。《本草从新》载:虚弱者服之,气喘难布息。故气虚及无食积、痰滞者慎用。

【参考文献】

[1] 马东 . 中药莱菔子的化学成分及药理作用研究进展[J]. 中国社区医师, 2014, 30(20): 5-6.

[2] KIM K H, MOON E, KIM S Y, et al. 4-Methylthio-butanyl derivatives from the seeds of Raphanus sativus and their biological evaluation on anti-inflammatory and antitumor activities[J]. J Ethnopharmacol, 2014, 151(1): 503-508.

[3] 黄旭鑫 . 莱菔子素下调紫杉醇介导的 MyD88[+] 人卵巢癌细胞 PD-L1, IDO1 和 AHR mRNA 表达以及 IDO1 活性[D]. 成都:成都中医药大学, 2019.

[4] 庄秀铭,潘小佳,缪海燕,等 . 莱菔子烫熨疗法联合艾条灸预防宫颈癌术后尿潴留的临床观察[J]. 海峡药学, 2016, 28(4): 122-123.

灵芝

【别名】三芝、木灵芝、灵芝草、菌灵芝。

【来源】本品为多孔菌科真菌赤芝 *Ganoderma lucidum*(Leyss. exFr.)Karst. 或紫芝 *Ganoderma sinense* Zhao, Xu et Zhang 的干燥子实体。

【**产地**】全国各地均有产。

【**采收加工**】全年采收,除去杂质,剪除附有朽木、泥沙或培养基质的下端菌柄,阴干或在 40~50℃烘干。

【**性状鉴别**】

赤芝 为长条形或不规则形的厚片,大小不一。菌盖上表面黄棕色至红褐色,有光泽或无,完整者有环状和辐射状棱纹,有的被有粉尘样的黄褐色孢子;下表面黄白色至深棕色,密生小孔状菌管孔;切面疏松,木栓质,分为三层,上层为皮壳层,极薄,中间为菌肉层,类白色至棕色,靠近上表面色浅,下层为菌管层,棕色或深棕色。菌柄表面黄褐色至紫褐色,光亮;切面类白色至棕色,中间色较深,无菌管层。体轻,质柔韧。气特异,味苦涩。

紫芝 皮壳紫黑色,有漆样光泽。菌肉锈褐色。菌柄长 17~23cm。

栽培品 子实体较粗壮、肥厚,直径 12~22cm,厚 1.5~4cm。皮壳外常被有大量粉尘样的黄褐色孢子。

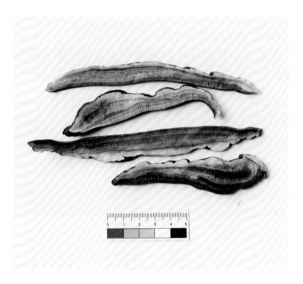

灵芝饮片图

【**性味与归经**】甘,平。归心、肺、肝、肾经。

【**功效与主治**】补气安神,止咳平喘。用于心神不宁,失眠心悸,肺虚咳喘,虚劳短气,不思饮食。

【**常用配伍**】

1. 配伍酸枣仁、柏子仁,能养心安神,可缓解气血不足、心烦意乱、失眠等症状。

2. 配伍人参，灵芝与人参都是滋补圣品，二者合用有补益强壮的功效，可缓解神经衰弱，以及其他慢性阳虚病引起的头昏耳鸣、心悸失眠、食欲不振等症状。

3. 配伍制何首乌、当归，能补血安神、调补肝肾，可缓解妇科肿瘤患者放化疗后体质虚弱，贫血、腰膝酸痛、头晕眼花等症状。

4. 配伍甘草，有补益肺气的功效，可缓解化疗后乏力、腹胀、大便稀薄、健忘等症状。

5. 配伍当归、白芍、酸枣仁等，能补心血、益心气、安心神，宜于肿瘤患者放化疗后气血不足、心神失养之心神不宁、失眠、惊悸、多梦、健忘、体倦神疲、食少者。

6. 配伍黄芪、党参、五味子等，能补益肺肾之气，止咳平喘，可用于肺虚咳喘。

7. 配伍人参、山茱萸、山药等，能治虚劳短气、不思饮食，临床常用于化疗后气虚乏力、胃纳不佳。

【常用剂量与用法】煎服 6~12g。

【主要化学成分】灵芝主要含有灵芝多糖、三萜类化合物、微量元素等化学成分。

【抗妇科肿瘤研究】现代药理学研究表明，灵芝具有抗宫颈癌及卵巢癌等妇科肿瘤的药理活性。灵芝的主要抗妇科肿瘤机制：①抗氧化。灵芝三萜能够影响谷胱甘肽、超氧化物歧化酶和谷胱甘肽过氧化物酶表达，从而诱导活性氧累积，上调宫颈癌细胞的活性氧水平，发挥抗宫颈癌的作用。②诱导肿瘤细胞凋亡。灵芝多糖能够降低 STAT5 和 JAK 因子的磷酸化表达，抑制宫颈癌细胞 JAK/STAT5 信号通路，诱导肿瘤细胞凋亡。灵芝孢子粉也能够影响 Bax、P27、Bcl-2、Bcl-xl 的表达，激活 Caspase-3 的表达并阻滞肿瘤细胞周期，诱导卵巢癌细胞凋亡。③增强抗肿瘤免疫活性。灵芝孢子对于机体的特异性免疫功能和非特异性具有双向调节作用，能改善肿瘤患者各项免疫学指标，提高 T 淋巴细胞转化率，延长带瘤患者生存期。此外，灵芝还具有保肝护肝、改善睡眠、降血糖等药理作用。

【临床合理应用】灵芝素有"仙草""瑞草"和"还魂草"之称，是历代"九大仙草"之一。本品在古代药书中，以"芝"之名始载于《神农本草经》，分为赤芝、青芝、黄芝、白芝、黑芝和紫芝六种，其功效在《神农本草经》中亦分别予以详述。目前灵芝属共有 131 个种，中国报道的野生灵芝有 4 个属、3 个亚属、103 个种。《中国药典》2020 年版收载的灵芝类药材为赤芝和紫芝的干燥子实体。本品味甘性平,入心、肺、肝、肾经,药理学研究发现本品中分离得到的灵芝多糖、灵芝多肽、三萜类、甾醇类、生物碱等物质具有抗肿瘤、保肝、抗炎、促进免疫调节、抗氧化、抗病毒、降血糖、降血脂等作用。现本品广泛应用于抗肿瘤及肿瘤放化疗不良反应的辅助治疗。

2020 年国家卫生健康委员会将灵芝纳入"药食同源"目录。本品甚少引起不良反应,偶见头晕、口鼻干燥、恶心、鼻衄、便秘或腹痛、腹泻等副作用。灵芝能促使胃酸分泌增加,这可能是促使溃疡病患者胃痛发作的原因之一。故有胃及十二指肠溃疡病史的患者,应慎用灵芝。另实证慎服灵芝。

《本草经集注》:恶恒山。畏扁青、茵陈蒿。

灵芝易发霉、虫蛀,需置干燥通风处,防霉、防蛀。

【参考文献】

[1] 叶鹏飞,张美萍,王康宇,等.灵芝主要成分及其药理作用的研究进展综述[J].食药用菌,2013,21(3):158-161.

[2] 王梦晨,张雪涟,陈向东,等.灵芝三萜与灵芝多糖抗肿瘤作用及其机制研究进展[J].中国实验方剂学杂志,2022,28(5):234-241.

[3] 王卫霄,姚苗苗,吕艳茹,等.灵芝孢子粉抑制人卵巢癌细胞增殖及诱导凋亡的体外研究[J].河北医药,2015,37(2):165-169.

[4] 冯鹏,胡珀,李慧,等.灵芝孢子粉在免疫调节中的作用及机制研究进展[J].药物生物技术,2021,28(3):308-314.

[5] XING J H, SUN Y F, HAN Y L, et al. Morphological and molecular identification of two new Ganoderma species on Casuarina equisetifolia from China[J]. MycoKeys, 2018,(34):93-108.

[6] 吴兴亮.中国灵芝图鉴[M].北京:科学出版社,2005.

附:灵芝孢子粉

【来源】本品为多孔菌科真菌赤芝 *Ganoderma lucidum* (Leyss. ex Fr.) Karst. 的干燥成熟孢子。

【产地】全国各地均有产。

【采收加工】灵芝弹射孢子时采收,除去杂质,干燥。

【性状鉴别】

灵芝孢子粉　为黄棕色的粉末。气微,味淡。

灵芝孢子粉(破壁)　为棕褐色的粉末。气微,味淡或微苦。

灵芝孢子粉以破壁者为佳。

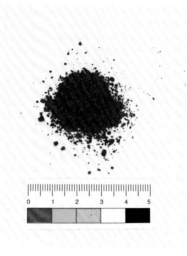

灵芝孢子粉饮片图

【性味与归经】味甘、微苦,性平。归心、肺、脾经。

【功效与主治】补气安神,健脾益肺。用于虚劳体弱,失眠多梦,咳嗽气喘。

【常用配伍】

1. 配伍西洋参粉、黄芪粉,西洋参生津润燥;黄芪补肺气、实卫固表;灵芝益气止咳平喘。三者合用补肺气、润肺燥、止咳平喘,机体抵抗力增强。用于放疗后咳嗽气喘,易感冒。

2. 配伍蜂蜜,蜂蜜具有补中益气、安五脏、调和“百病”、清热解毒、润燥滋阴、安神养心的功效。灵芝孢子粉与蜂蜜一起服用,能补气安神,用于改善睡眠,增强机体免疫力。

【常用剂量与用法】灵芝孢子粉 6~12g,煎服;灵芝孢子粉(破壁) 2~6g,开水冲服。

龙葵

【**别名**】苦葵、天茄子、天泡草、老鸦眼睛草、野辣椒。

【**来源**】本品为茄科植物龙葵 *Solanum nigrum* L. 的干燥地上部分。

【**产地**】主产于浙江。

【**采收加工**】夏、秋两季采收,干燥。

【**性状鉴别**】呈段状。茎圆柱形,表面绿色,抽皱呈沟槽状;切面黄白色,中空或有白色的髓部。叶互生;叶片卵形,暗绿色,基部楔形下延,全缘或有不规则的波状粗齿,两面光滑或疏被短柔毛。聚伞花序腋外生。浆果球形,棕褐色或紫黑色,皱缩。种子多数,棕色。气微,味淡。

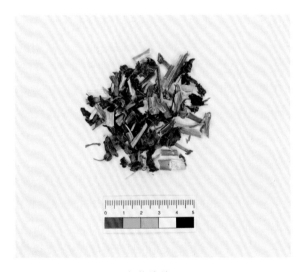

龙葵饮片图

【**性味与归经**】苦,寒;有小毒。归肺、膀胱经。

【**功效与主治**】清热解毒,散结,利尿。用于咽喉肿痛,肋间神经痛,痈肿疔毒,水肿,小便不利。

【**常用配伍**】

1. 配伍徐长卿、蛇莓,能清热解毒散结,可用于治疗一切肿瘤,尤善治疗肝系肿瘤。

2. 配伍紫草、半枝莲,活血清热解毒,临床常用于恶性葡萄胎的治疗。

3. 配伍地丁草、野菊花、蒲公英,清热解毒,用于痈肿疔毒。

4. 配伍蛇莓、白花蛇舌草、白英，清热解毒抗癌，可用于各种癌肿。

5. 配伍大青叶，清热解毒消肿，可用于咽喉肿痛。

【常用剂量与用法】煎服 9~15g。

【主要化学成分】主要含有甾体类、有机酸类、木脂素类，香豆素、黄酮、三萜和多糖类等化学成分。

【抗妇科肿瘤研究】现代药理学研究表明，龙葵具有抗宫颈癌、卵巢癌、子宫内膜癌等妇科肿瘤的药理活性。龙葵的主要抗妇科肿瘤机制：①增强抗肿瘤免疫活性。龙葵水提取物能调节机体免疫活性，诱导细胞自噬，发挥抑制宫颈癌 U14 细胞活性的作用，而龙葵生物碱能够下调宫颈癌 HeLa 细胞内 PCNA 蛋白和突变型核内磷酸化蛋白水平，抑制肿瘤细胞增殖。复方龙葵当归三棱汤中龙葵具有清热解毒、散结消痈的功效，能下调患者体内 Th2 与 Treg 细胞和 IL-2、IL-6、IFN-γ 等因子水平，上调 Th1、Th1/Th2 和 IL-10 水平，改善患者免疫反应，缓解炎症，并有效治疗卵巢癌。②诱导肿瘤细胞凋亡。龙葵叶提取物能抑制子宫内膜癌细胞增殖，其机制为上调 Caspase-3 表达，促进卵巢癌细胞凋亡，且能与顺铂、多柔比星等化疗药物联合使用产生协同抗肿瘤效果。此外，龙葵还具有抗菌、抗病毒、保肝利胆、保护肾脏、解热镇痛、抗休克、镇静、祛痰止咳等药理作用。

【临床合理应用】龙葵在《新修本草》中记载：食之解劳少睡，去虚热肿。本品苦寒，能清热解毒、散结、利尿，临床常用于治疗热毒蕴结型卵巢癌、宫颈癌、绒毛膜癌等妇科肿瘤及肿瘤晚期胸腔积液、腹水。临床应用以复方煎服为主，亦有单味煎服。

龙葵有小毒，用量不宜过大，它所含龙葵碱作用类似皂苷，能溶解血细胞，过量服用可引起头痛、呕吐、腹痛腹泻，甚至昏迷等毒性反应。如中毒，中医方法可适当饮用食醋；或茶叶 15g，乌梅 9g，水煎服；也可内服元明粉 30g 进行治疗。此外，本品多服、久服有时可致白细胞减少等，应注意防治。

脾胃虚弱者勿服。

【参考文献】

［1］赫军,周畅玓,马秉智,等.龙葵的化学成分及抗肿瘤药理活性研究进展［J］.中国药房,2015,26(31):4433-4436.

［2］鲁佩佩,辛文秀.龙葵当归三棱汤治疗卵巢癌临床疗效及对免疫指标及炎性因子的影响［J］.中华中医药学刊,2020,38(3):242-245.

［3］闫霞,郑佳露,沈克平,等.龙葵抗肿瘤作用及机制研究［J］.世界中西医结合杂志,2017,12（8）:1177-1180.

猫人参

【**别名**】猫气藤、痈草、沙梨藤。

【**来源**】本品为猕猴桃科植物对萼猕猴桃（锯合猕猴桃）*Actinidia valvata* Dunn 或大籽猕猴桃 *Actinidia macrosperma* C. F. Liang 的干燥根及粗茎。

【**产地**】主产于浙江、安徽、江西。

【**采收加工**】夏、秋二季采挖,洗净,趁鲜切厚片,干燥。

【**性状鉴别**】

对萼猕猴桃　为不规则的厚片,大小不一。表面黄棕色或灰褐色,粗糙,有纵裂纹。根切面皮部类白色或棕褐色,形成层类白色明显,可见白色结晶;木部淡棕色,导管孔明显,粗茎切面木部具放射状纹理,可见导管孔环状排列,髓部海绵状,直径 1~3mm。质坚硬。气微面特异,味微辛、微苦。

大籽猕猴桃　切面皮部棕红色,有大量的白色结晶,木部淡红棕色。

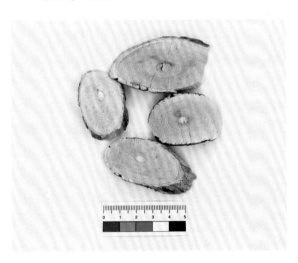

猫人参饮片图

【**性味与归经**】辛,温。入肝经。

【**功效与主治**】解毒消肿,祛风湿。用于深部脓肿,骨髓炎,风湿痹痛,疮疡肿毒。

【常用配伍】

1. 配伍藤梨根、薏苡仁,解毒消肿,常用于湿热蕴结之癌肿,如卵巢癌、宫颈癌呈湿热证者。

2. 配伍鲜半枝莲,加水煎汁,当茶饮服。此配伍可增强清热解毒、消除肿块之功。本法除对胃癌有效外,对肝癌、肠癌、宫颈癌、卵巢癌等肿瘤亦有不同程度的效果。

3. 配伍地榆、大血藤、生米仁,能凉血解毒,用于妇科肿瘤放疗后肠炎。

【常用剂量与用法】煎服 30~60g。

【主要化学成分】猫人参主要含有皂苷类、蒽醌类、挥发油类等化学成分。

【抗妇科肿瘤研究】现代药理学研究表明,猫人参具有抗宫颈癌的药理活性。猫人参的主要抗妇科肿瘤机制为诱导肿瘤细胞凋亡。猫人参中的科罗索酸能通过促进 Bax 表达上调,提高 Bax 与 Bcl-2 比例,并促进 Caspase-3 活性使线粒体通透性增加,从而发挥诱导宫颈癌细胞凋亡的作用。此外,猫人参还具有抗胃癌、肝癌、肺癌等多种肿瘤活性,并具有抗炎、保肝、消肿、抗组胺等药理作用。

【临床合理应用】猫人参始用于 20 世纪 60 年代,当时浙江富阳三山镇有位草药医吴氏,发现此植物新鲜的茎叶能引起猫的特异性嗜食,并且在猫肢体受伤时,常嚼食该植物作自我疗伤,遂被其命名为猫人参。他根据猫服食本植物以接骨疗伤的现象,用于治疗骨髓炎,获得满意效果。后又用于治疗肿瘤,发现猫人参在抑制肿瘤生长、改善患者生存质量方面有独特的效果,经过反复实践,逐渐形成了以猫人参为主的治疗各种肿瘤的验方。本品性温,味辛,入肝经,具有解毒消肿、利湿散结、抗癌抑癌的功效,常用于宫颈癌、胰腺癌、肝癌、食管癌、胃癌、肺癌等的治疗。此外,民间常用本品治疗深部脓肿、骨髓炎、风湿痹痛、疮疡肿毒等。本品临床应用以复方或单味煎内服为主。煎服 30~60g,大剂量可用到 100~150g。

【参考文献】

［1］陈豪,潘坤官,何丽君.抗癌中药猫人参研究概况［J］.海峡药学,2011,23(12):9-11.

［2］徐燕丰,李凯,辛海亮,等.科罗索酸上调 Bax 表达诱导宫颈癌细胞凋亡［J］.中国新药与临床杂志,2012,31(4):220-223.

［3］来平凡,章红燕.浙江地区习用中药猫人参研究进展［J］.浙江中医学院学报,2002,26(1):77-78.

猫爪草

【别名】三散草、黄花草、小毛茛。

【来源】本品为毛茛科植物小毛茛 *Ranunculus ternatus* Thunb. 的干燥块根。

【产地】主产于河南、安徽、江苏、浙江、江西、广西、台湾、湖南、湖北等地。

【采收加工】春季采挖,除去须根和泥沙,晒干。

【性状鉴别】由数个至数十个纺锤形的块根簇生,形似猫爪,长3~10mm,直径 2~3mm,顶端有黄褐色残茎或茎痕。表面黄褐色或灰黄色,久存色泽变深,微有纵皱纹,并有点状须根痕和残留须根。质坚实,断面类白色或黄白色,空心或实心,粉性。气微,味微甘。

猫爪草以个大、杂质少、须根少者为佳。

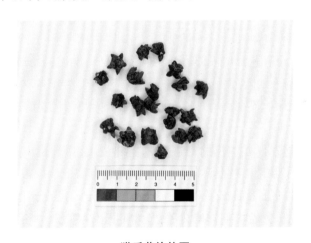

猫爪草饮片图

【性味与归经】甘、辛,温。归肝、肺经。

【功效与主治】化痰散结,解毒消肿。用于瘰疬痰核,疔疮肿毒,蛇虫咬伤。

【常用配伍】

1. 配伍夏枯草,两药配伍,寒温并用,有化痰散结消肿之功效,适用于痰火郁结之瘰疬痰核等。

2. 配伍僵蚕,可增强化痰散结之功效,常可用于瘰疬痰核等症。

3. 配伍半枝莲、白英,清热解毒消肿,用于痰热、湿热等热毒蕴结的癌肿,如卵巢癌、子宫内膜癌,以及胃癌、食管癌等。

4. 配伍葶苈子,能解毒利水消肿,常用于癌症水饮内停,在妇科常用于晚期肿瘤患者腹水的治疗。

5. 配伍浙贝母,化痰散结,用于肺痈、咳嗽多痰等。

【常用剂量与用法】煎服 15~30g,单味药可用至 120g。

【主要化学成分】猫爪草主要含有皂苷类、脂肪酸类、多糖类、醇及酯类、挥发油类、黄酮类、生物碱及微量元素等化学成分。

【抗妇科肿瘤研究】现代药理学研究虽未提示猫爪草抗妇科肿瘤的作用,但已证实其具有广泛的抗肿瘤药理活性。猫爪草可通过增强机体抗肿瘤免疫活性,抑制肿瘤细胞增殖并诱导凋亡,减少机体氧化应激损伤等机制发挥抗肿瘤作用。此外,猫爪草还具有抗结核、保护肝脏等药理作用。

【临床合理应用】猫爪草是 20 世纪 50 年代河南信阳地区发现的一种新的验方药材,其味甘、辛,性温,归肝、肺经,具有消肿、散结的功能,1977 年版《中国药典》开始收载。本品临床上用于治疗痰火郁结之瘰疬痰核、疔疮肿毒、蛇虫咬伤,以及肺结核、淋巴结结核、咽喉炎、疟疾等症。近年来随着研究的深入,猫爪草被用于治疗各种肿瘤。内服、外用均可,煎服,15~30g,单味药可用至 120g。外用适量,捣敷或研末调敷。

猫爪草全草有毒。花的毒性比其他部位大,误食可引起黏膜发炎。全草所含原白头翁素为有毒成分。有专家认为猫爪草块根有毒,也有专家认为其无毒。而临床成人每日剂量达 20~25g 未发现副作用。复方猫爪草水提物的抗急性炎症作用显著,急性毒性作用低,口服给药安全。

【参考文献】

［1］刘莉,王凤云,韩亮.中药猫爪草的研究进展［J］.广东药科大学学报,2020,36(1):140-144.

［2］杨金伟,张莹.猫爪草提取部位及有效成分抗肿瘤作用的研究进展［J］.药物评价研究,2021,44(2):446-451.

［3］朱辉.猫爪草多糖抗炎作用机制的实验研究［J］.科技风,2021,453(13):173-175.

玫瑰花

【**别名**】徘徊花、刺玫花、湖花、笔头花、蓓蕾花、红玫瑰。

【**来源**】本品为蔷薇科植物玫瑰 *Rosa rugosa* Thunb. 的干燥花蕾。

【**产地**】全国各地均有产。

【**采收加工**】春末夏初花将开放时分批采摘,及时低温干燥。

【**性状鉴别**】略呈半球形或不规则团状,直径 0.7~1.5cm。残留花梗上被细柔毛,花托半球形,与花萼基部合生;萼片 5,披针形,黄绿色或棕绿色,被有细柔毛;花瓣多皱缩,展平后宽卵形,呈覆瓦状排列,紫红色,有的黄棕色;雄蕊多数,黄褐色;花柱多数,柱头在花托口集成头状,略突出,短于雄蕊。体轻,质脆。气芳香浓郁,味微苦涩。

玫瑰花以色红、香气浓者为佳。

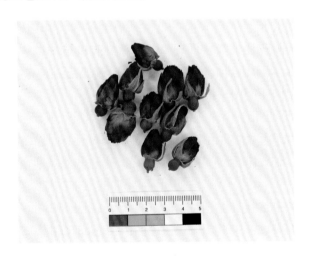

玫瑰花饮片图

【**性味与归经**】甘、微苦,温。归肝、脾经。

【**功效与主治**】行气解郁,和血,止痛。用于肝胃气痛,食少呕恶,月经不调,跌仆伤痛。

【**常用配伍**】

1. 配伍香附,能理气调经、和血止痛,临床常用于月经不调、痛经和肝胃气滞之胃痛、胁肋疼痛等症。

2. 配伍香附、佛手、砂仁,行气止痛,常用于肝胃不和之胸胁脘腹胀痛、呕恶食少等,在妇科肿瘤临床常用于化疗后恶心、呕吐、食欲不振。

3. 配伍当归、川芎、白芍,养血活血、行气止痛,常用于肝郁气滞之月经不调、经前乳胀痛。

4. 配伍当归、川芎、赤芍,能活血止痛,常用于跌打损伤、瘀肿疼痛。

5. 配伍大黄,能祛湿浊积滞,可用于妇科肿瘤术后腹痛、便秘。

6. 配伍四物汤,补血调经止痛,可用于妇科术后气血两虚、瘀血阻络之证。

7. 配伍梅花,能理气活血散瘀,玫瑰花入血,梅花入气,两药合用,理气活血之功增强,可用于妇科一切气滞血瘀证。

【常用剂量与用法】煎服 3~6g。

【主要化学成分】玫瑰花主要含有挥发油、黄酮、多糖、酚酸等化学成分。

【抗妇科肿瘤研究】现代药理学研究表明,玫瑰花具有抗宫颈癌的药理活性。玫瑰花的主要抗妇科肿瘤机制:①诱导肿瘤细胞凋亡。玫瑰花多糖能够诱导 PI3K 下游蛋白 AKT 和 mTOR 因子的磷酸化,通过调控 PI3K/ATK/mTOR 信号通路来促进人宫颈癌细胞凋亡并诱导肿瘤细胞自噬。②增强抗肿瘤免疫活性。玫瑰花多糖具有极强的抗氧化活性,能提高机体免疫力,从而达到抗肿瘤效果。此外,玫瑰花还具有抗氧化、抑菌、降血脂、降血糖等药理作用。

【临床合理应用】玫瑰花最早见于《食物本草》,其云:主利肺脾,益肝胆,辟邪恶之气,食之芳香甘美,令人神爽。可见,玫瑰花在古代就是药食两用之品。本品甘、微苦,具有行气解郁、止痛和血及活血散瘀等功效,常用于肝胃气痛、月经不调、跌仆伤痛等,常被用来当作茶饮。本品在妇科肿瘤的治疗中常与香附、佛手、砂仁等配伍,用于治疗肝胃不和之胸胁脘腹胀痛、呕恶食少;与当归、川芎、白芍等配伍治疗肝郁气滞之胁肋胀痛、月经不调。

玫瑰花与月季花都是常用的药用花卉,又都属蔷薇科植物,特别是干燥后,外形相似,极易混淆,功效有异同,使用时需注意区别。月季花的特征:形状为类球形,直径 1.5~2.5cm,花托为长圆形,花萼 5 片,卵形,暗绿色,周边被粗腺毛,花瓣长圆形,呈覆瓦状排列,淡紫红色或紫红色,有多数雄蕊,黄色,闻之气清香,口尝味淡,微苦。月季花具有活血调经、消肿解毒的功效,常用于治疗月经不调、经来腹痛、跌打损伤、血瘀肿痛、痈疽肿毒等症。玫瑰花、月季花容易变色、虫蛀,可与明矾同贮,在防止虫蛀的同时,还可保持花色长久不变。

阴虚火旺者慎服玫瑰花。

【参考文献】

［1］刘嘉,赵庆年,曾庆琪.玫瑰花的化学成分及药理作用研究进展［J］.食品与药品,2019,21(4):328-332.

［2］刘悦.玫瑰花多糖通过调控 PI3K/AKT/mTOR 信号通路诱导自噬介导的人宫颈癌细胞凋亡［D］.长春:吉林农业大学,2022.

［3］白伟芳.玫瑰花多糖的提取及其功效研究［D］.济南:齐鲁工业大学,2010.

牡丹皮

【别名】丹皮、粉丹皮。

【来源】本品为毛茛科植物牡丹 *Paeonia suffruticosa* Andr. 的干燥根皮。

【产地】主产于安徽、四川、湖北、浙江。

【采收加工】秋季采挖根部,除去细根和泥沙,剥取根皮,晒干;或刮去粗皮,除去木心,晒干。前者习称"连丹皮",后者习称"刮丹皮"。

【性状鉴别】呈圆形或卷曲形的薄片。连丹皮外表面灰褐色或黄褐色,栓皮脱落处粉红色;刮丹皮外表面红棕色或淡灰黄色。内表面有时可见发亮的结晶。切面淡粉红色,粉性。气芳香,味微苦而涩。

牡丹皮临床习用品还有炒牡丹皮、牡丹皮炭。

牡丹皮以条粗长、皮厚、无木心、断面白色、粉性足、结晶多、香气浓者为佳。

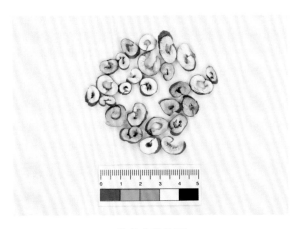

牡丹皮饮片图

【性味与归经】苦、辛,微寒。归心、肝、肾经。

【功效与主治】清热凉血,活血化瘀。用于热入营血,温毒发斑,吐血衄血,夜热早凉,无汗骨蒸,经闭痛经,跌仆伤痛,痈肿疮毒。

【常用配伍】

1. 配伍大黄、桃仁、芒硝等,组成"大黄牡丹汤",能泻热破瘀、散结消肿,常用于肠痈初起,湿热瘀滞症见右下腹肿痞,疼痛拒按,按之痛如淋,小便自调,时时发热,自汗恶寒,或右足屈而不伸者。在此方基础上,配伍益母草,可治疗妇科术后发热之症;配伍茵陈、蒲公英、紫花地丁等清热利湿药,可治疗下焦湿热型妇科带下病;配伍土茯苓、苦参、黄柏等杀虫药,坐浴可治疗下焦热毒瘀阻之妇科阴疮。

2. 配伍紫草、赤芍等,能清热凉血,可用于血热妄行之妇科疾病。

3. 配伍水牛角、生地黄、赤芍,能清解营血分实热,可用于温病热入营血,迫血妄行所致发斑、吐血、衄血。

4. 配伍鳖甲、知母、生地黄,可清透阴分伏热,用于治疗温病后期,邪伏阴分,夜热早凉,热退无汗。

5. 配伍生地黄、麦冬,清热凉血,可用于妇科肿瘤放疗后引起的阴虚内热、无汗骨蒸。

6. 配伍桃仁、川芎,活血祛瘀之力增强,可用于妇女血滞经闭、痛经等。

【常用剂量与用法】煎服6~12g。

【主要化学成分】牡丹皮主要含有酚及酚苷类、单萜及其苷类、三萜、甾醇及其苷类、黄酮、有机酸、香豆素等化学成分。

【抗妇科肿瘤研究】现代药理学研究表明,牡丹皮具有抗卵巢癌、宫颈癌及子宫肌瘤多种妇科肿瘤的药理活性。牡丹皮的主要抗妇科肿瘤机制:①抑制肿瘤细胞增殖并诱导其凋亡。丹皮酚能通过上调卵巢癌SKOV3细胞中Caspase-3表达,下调生存素蛋白表达,发挥抑制肿瘤细胞增殖的作用。丹皮酚还能降低宫颈癌细胞中Nrf2/HO-1通路表达,抑制肿瘤细胞增殖。②增强顺铂的抗肿瘤作用。牡丹皮中的没食子酸对卵巢癌细胞株具有明显的抑制作用,且丹皮酚与没食子酸均能与顺铂联用产生协同抗肿瘤作用。③消减子宫肌瘤。牡丹皮复方能够调理子宫肌瘤患者体质,减轻不良反应,能够改善子宫肌瘤HIFU(一种非介入性物理治疗)术后的相关症状,促进肌瘤消融。此外,牡丹皮还具有抗炎、调节免疫功能、抗菌消炎、保护心血管、治疗糖尿病、抗心律失常、抗胃溃疡等药理作用。

【临床合理应用】牡丹皮始载于《神农本草经》,以"牡丹"收载,列为中品,其载:主寒热,中风瘛疭、痉、惊痫邪气,除症坚瘀血留舍肠胃,安五脏,疗痈创。本品具有清热凉血、活血散瘀、通经止痛的功效,用于吐血衄血、头痛、烦热、气血凝滞、痈肿疮毒、产后恶血等病症。牡丹皮善治"血病",在妇科临床运用广泛,可治疗肝郁火旺之阴道不规则出血、瘀血阻滞之血崩或腹痛、阴血亏虚之不孕,或小产,或产后出汗等经、带、胎、产诸疾。牡丹皮炮制品选择:清热凉血宜生用,活血化瘀宜酒炙用,止血宜炒炭用。取量时凉血活血清实热时宜轻,益阴养血清虚热时宜重。

凡血虚有寒者,孕妇及月经过多者慎服。

牡丹皮易变色,宜置阴凉干燥处。亦可与泽泻共同存放,则泽泻不易蛀,牡丹皮不易变色。另外,牡丹皮与山药、天花粉、白术共存,也有防蛀作用。

【参考文献】

[1] 张娅岚,金芳和,曾志刚.大黄牡丹皮汤对子宫肌瘤 HIFU 术后的临床观察[J].中国中医药现代远程教育,2019,17(7):55-57.

[2] 高立民,满其倩.丹皮酚抗肿瘤作用及作用机制研究进展[J].药物评价研究,2016,39(2):300-303.

[3] 毛心韵,王茉琳,王建杰,等.丹皮酚调控 Nrf2/HO-1 抑制宫颈癌 Hela 细胞生长的研究[J].广东化工,2020,47(1):21-22.

[4] 李文,侯华新,吴华慧,等.没食子酸对卵巢癌 SKOV3 细胞的生长抑制作用及机制.山东医药,2010,50(15):43-44.

牡蛎

【别名】左牡蛎。

【来源】本品为牡蛎科动物长牡蛎 *Ostrea gigas* Thunberg、大连湾牡蛎 *Ostrea talienwhanensis* Crosse 或近江牡蛎 *Ostrea rivularis* Gould 的贝壳。

【产地】我国各地沿海均产。

【采收加工】全年均可捕捞,去肉,洗净,晒干。

【性状鉴别】

牡蛎　为不规则的碎块。白色。质硬,断面层状。气微,味微咸。

煅牡蛎　为不规则的碎块或粗粉。灰白色。质酥脆,断面层状。

牡蛎以个大整齐、质坚、内面光洁、色白者为佳。

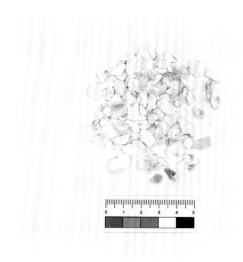

牡蛎饮片图

【性味与归经】咸,微寒。归肝、胆、肾经。

【功效与主治】重镇安神,潜阳补阴,软坚散结。用于惊悸失眠,眩晕耳鸣,瘰疬痰核,癥瘕痞块。煅牡蛎收敛固涩,制酸止痛。用于自汗盗汗,遗精滑精,崩漏带下,胃痛吞酸。

【常用配伍】

1. 配伍龙骨,增强重镇安神、平肝息风、收敛固涩之功,可以治疗失眠、惊悸、眩晕、盗汗等疾病。另外,牡蛎配伍龙骨与白术并用可以固护胎气。

2. 配伍桂枝,温通阳气、安定心神,可用于妇科肿瘤患者放化疗后心阳虚衰所致的烦躁不安、心神不宁等症,或心肾虚寒所致的心悸怔忡。

3. 配伍白花蛇舌草、浙贝母,能清热、软坚散结,常用于瘰疬痰核、癥瘕痞块,适用于一切热毒积聚型妇科肿瘤。

4. 配伍鳖甲、丹参、莪术,活血行气、软坚散结力增强,可用于血瘀气滞之癥瘕痞块,在妇科肿瘤可用于宫颈癌、卵巢癌、子宫内膜癌等。

5. 配伍蛤粉,收敛固涩,可用于妇科肿瘤术后或者放化疗后的各种虚证出汗。

6. 配伍浙贝母、玄参,能软坚散结,用于治疗痰火郁结之痰核、瘰疬、瘿瘤等。

7. 配伍麻黄根、浮小麦,能增强收敛止汗之功,可用于自汗、盗汗。

8. 配伍山茱萸、山药,收敛固涩,可用于妇女崩漏、带下。

9. 配伍海螵蛸、瓦楞子、海蛤壳,制酸止痛,用于胃痛泛酸。

【常用剂量与用法】煎服 9~30g,先煎。

【主要化学成分】牡蛎主要含有糖原、蛋白质、氨基酸、牛磺酸、脂肪酸、维生素和无机盐等化学成分。

【抗妇科肿瘤研究】现代药理学研究表明,牡蛎具有抗卵巢癌、宫颈癌及子宫肌瘤等妇科肿瘤的药理活性。牡蛎的主要抗肿瘤机制:①抑制肿瘤细胞增殖。牡蛎中含有的有机硒与牡蛎多糖能使宫颈癌 HeLa 细胞阻滞于 G0/G1 期及 S 期而抑制肿瘤细胞增殖。②抑制肿瘤细胞侵袭、迁移。牡蛎活性肽能够有效抑制卵巢癌细胞淋巴结定向转移与侵袭。③抗子宫肌瘤作用。复方牡蛎莪术汤对子宫肌瘤具有显著的疗效。此外,本品还具有降血糖、保肝、延缓衰老、治疗心血管疾病等药理作用。

【临床合理应用】

牡蛎始载于《神农本草经》,其载:“主伤寒寒热、温疟洒洒、惊恚怒气,除拘缓、鼠瘘、女子带下赤白。久服强骨节、杀邪气、延年。”本品生用可平肝潜阳、重镇安神、软坚散结,煅用可收敛固涩、制酸止痛。在妇科主要用来治疗带下、崩漏、不孕、胎动、虚证、胎动不安、胎痿、淋证、宫寒等。本品生用既可平肝潜阳,又长于软坚散结,为治痰核、瘰疬、癥瘕之首选药,常用于各种妇科肿瘤。

《本草经集注》载:“贝母为之使;得甘草、牛膝、远志、蛇床良。恶麻黄、茱萸、辛夷。”

牡蛎不宜多服久服,否则易引起便秘和消化不良。

【参考文献】

［1］代春美,廖晓宇,叶祖光.海洋中药牡蛎的化学成分、药理活性及开发应用［J］.天然产物研究与开发,2016,28(3):471-474.

［2］丁佳玉,曲敏,佟长青,等.硒化牡蛎多糖制备及其抗氧化和抗肿瘤活性研究［J］.农产品加工,2019,473(3):10-14.

［3］李超柱,陈艳辉,陈艳华,等.广西牡蛎活性肽抑制卵巢癌淋巴结定向高转移细胞增殖及对运动迁移能力的调控作用［J］.食品科学,2016,37(13):199-203.

［4］盛晓波,赵强.牡蛎莪术汤治疗子宫肌瘤 46 例［J］.浙江中医杂志,2004(3):23.

木香

【别名】广木香、蜜香、青木香、五木香、南木香。

【来源】本品为菊科植物木香 *Aucklandia lappa* Decne. 的干燥根。

【产地】原产于印度。四川、云南、西藏等地有引种栽培。

【采收加工】秋、冬二季采挖,除去泥沙和须根,切段,大的再纵剖成瓣,干燥后撞去粗皮。

【性状鉴别】

木香　呈类圆形或不规则的厚片。外表皮黄棕色至灰褐色,有纵皱纹。切面棕黄色至棕褐色,中部有明显菊花心状的放射纹理,形成层环棕色,褐色油点(油室)散在。气香特异,味微苦。

煨木香　形如木香片。气微香,味微苦。

木香以质坚实、香气浓、油性大者为佳。

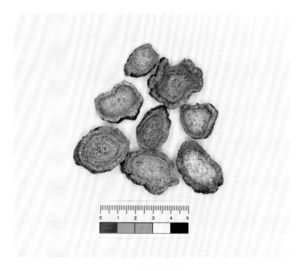

木香饮片图

【性味与归经】辛、苦,温。归脾、胃、大肠、三焦、胆经。

【功效与主治】行气止痛,健脾消食。用于胸胁、脘腹胀痛,泻痢后重,食积不消,不思饮食。煨木香实肠止泻,用于泄泻腹痛。

【常用配伍】

1. 配伍陈皮、青皮、枳壳,能行气止痛,可治疗妇科术后肠胀气及胃功能不足等症。

2. 配伍干姜、悬钩木,是经典的藏药汤剂组成,常用于治疗妇科炎症。

3. 配伍黄连,能行气止泻,可用于大肠气滞,湿热泻痢,里急后重。配伍槟榔、青皮、大黄,可用于饮食积滞,脘腹胀满,泻而不爽等。

4. 配伍郁金、大黄、茵陈,能疏肝利胆、清热除黄,常用于治湿热郁蒸、肝失疏泄、气机阻滞之胸胁胀痛、黄疸口苦等,在妇科肿瘤临床常用于放化疗后肝损伤。

5. 配伍砂仁、陈皮、厚朴,健脾消食、行气调中止痛,可用于食积气滞、脾胃气滞之脘腹胀痛;若配伍陈皮、半夏、枳实,可用于食滞中焦,脘痞腹痛;若配伍干姜、小茴香、枳实等,可用于寒凝中焦兼食积气滞;若配伍砂仁、枳实、白术,可用于脾虚食少兼食积气滞;若配伍人参、白术、陈皮,可用于脾虚气滞,脘腹胀满、食少便溏。

6. 配伍川楝子、小茴香,能温肾行气止痛,常用于寒疝腹痛及睾丸偏坠疼痛。

【常用剂量与用法】煎服 3~6g。

【主要化学成分】木香主要含有萜类、生物碱、蒽醌和黄酮等化学成分。

【抗妇科肿瘤研究】现代药理学研究表明,木香具有抗宫颈癌及卵巢癌等妇科肿瘤的药理活性。木香的主要抗妇科肿瘤机制:①抑制肿瘤细胞增殖并诱导其凋亡。木香提取物能阻滞细胞周期,抑制卵巢癌 OVCAR3 和 SKOV3 细胞增殖,并能促进宫颈癌 HeLa 细胞凋亡,且作用均呈剂量依赖性。木香烃内酯同样具有抗卵巢癌作用,其抗肿瘤机制与紫杉醇相似,能够抑制微管蛋白聚合,干扰有丝分裂。②增强顺铂疗效。木香烃内酯能够与顺铂联用,有效提高耐顺铂卵巢癌细胞对顺铂的药物敏感性。③促胃动力作用。木香复方能够有效减轻宫颈癌患者术后的胃肠功能障碍,调节肠胃运动,对抗肠肌痉挛,恢复消化道功能。此外,木香还具有抗炎、促胃动力、利胆、解痉镇痛、抗菌等药理作用。

【临床合理应用】木香始载于《神农本草经》,列为上品,其载:"味辛。主邪气,避毒疫瘟鬼,强志,主淋露……生山谷。"本品辛行苦泄温通,芳香气烈,能通理三焦,尤善行脾胃之气滞,故为行气调中止痛之佳品。常用于脾胃气滞、食积气滞、大肠气滞、肝胆三焦气滞之胸胁、脘腹胀痛,泻痢后重,呃逆、呕吐、食积不消等症;在妇科常用于月经不调、痛经、经前乳房胀痛、更年期综合征等;在妇科肿瘤临床常用于手术后的胃肠功能恢复、放化疗后的胃肠道反应、增强顺铂等化疗药的抗肿瘤作用。

　　木香在 3~15g 的剂量时未见明显毒副作用,大剂量、长期服用可影响神经系统、消化系统、循环系统,出现头晕、精神萎靡、心慌等症状。在历代本草记载中除了木香,还有土木香、川木香、青木香等代用、替用品,存在着名实混淆、同名异物,混用现象普遍,《中国药典》2020 年版收载的木香的基源植物只有木香 *Aucklandia lappa* Decne. 一种,临床应用应加以区别。

　　木香生用行气力强;煨用实肠止泻,用于泄泻腹痛。因木香辛温香燥,凡阴虚火旺者慎用。

【参考文献】

［1］魏华,彭勇,马国需,等.木香有效成分及药理作用研究进展 [J].中草药,2012,43(3):613-620.

［2］王阳,范潇晓,杨军,等.木香的萜类成分与药理作用研究进展 [J].中国中药杂志,2020,45(24):5917-5928.

［3］YANGYI, KIM JH, LEE KT, et al. Costunolide induces apoptosis in platinum-resistant human ovarian cancer cells by generating reactive oxygen species [J]. GynecolOncol, 2011, 123(3): 588-596.

［4］刘斯颖,杨岚,王丽峰.木香顺气丸联合芒硝外敷治疗宫颈癌术后胃肠功能障碍 43 例临床观察 [J].中国民族民间医药,2021,30(17):99-101.

［5］欧明,王宁生.中药及其制剂不良反应大典 [M].沈阳:辽宁科学技术出版社,2002.

南方红豆杉

【别名】紫杉、神木。

【来源】本品为红豆杉科植物南方红豆杉 *Taxus mairei* (Lemee et Levl.) S. Y. Hu ex Liu 栽培品的带叶枝条。

【产地】主产于安徽、浙江、台湾、福建、江西、广东等地。

【采收加工】冬季剪取带叶枝条,去除杂质,洗净,于通风处晾干。

【性状鉴别】茎呈细圆柱形的段,多分枝,小枝不规则互生,直径约2mm,表面黄绿色至黄褐色。叶易脱落,呈螺旋状着生,排成两列,条形,微弯,黄绿色至黄褐色,长 1.5~3cm,宽 0.25~0.35cm,上部渐窄,先端急尖或渐尖,叶柄短,叶基扭转;叶片全缘,近革质,上面中脉隆起明显。质脆,易折断。气微,味苦、涩。研成粉末则为黄绿色至黄褐色。

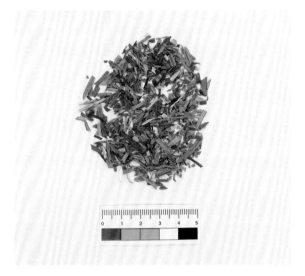

南方红豆杉饮片图

【性味与归经】微甘、苦,平;有小毒。归肾、心经。

【功效与主治】消肿散结,通经利尿。用于癥瘕积聚,水肿,小便不利,风湿痹痛等。

【常用配伍】

与夏枯草、薏苡仁、红藤配伍。南方红豆杉消肿散结、利尿通经;夏枯草消肿散结;薏苡仁健脾利湿;红藤活血散结通经,几药共用,能治疗妇科一切癥瘕积聚证。

【常用剂量与用法】煎服 6~10g。

【主要化学成分】南方红豆杉主要含有紫杉烷类、黄酮类、木脂素类、甾体类、酚酸类、倍半萜类和糖苷类等化学成分。

【抗妇科肿瘤研究】现代药理学研究表明,南方红豆杉具有抗宫颈癌、卵巢癌及子宫肌瘤等多种妇科肿瘤的药理活性。南方红豆杉的主要抗妇科肿瘤机制:①抑制肿瘤细胞增殖。南方红豆杉中紫杉醇类化合物能够有效抑制肿瘤细胞微管蛋白聚合,形成大量微管,干扰细胞核功能,抑制有丝分裂,从而抑制多种妇科肿瘤细胞增殖。南方红豆杉水提取物能够下调 MIF、HIF-1、VEGF 等因子表达,从而抑制卵巢癌细胞的增殖与迁移。②协同化疗药物增效减毒。南方红豆杉能够与铂类、环磷酰胺、异环磷酰胺等多种化疗药物联用,增强它们治疗宫颈癌、子宫内膜癌及子宫肉瘤的作用。同时也能有效降低化疗药物毒副作用的发生率,降低患者血小板减少、贫血等的发生概率,并延长患者生存时间。此外,本品还具有抗炎、保肝、抗菌、抗惊厥、止痛退热、抗骨质疏松等药理作用。

【临床合理应用】南方红豆杉性平,味微甘、苦,有小毒,入肺、肾、心经,具消肿散结、通经利尿、抗癌抑癌的功效。近年来,随着紫杉醇类抗肿瘤成分的发现,本品被广泛用于肺癌、食管癌、乳腺癌、卵巢癌、子宫内膜癌、前列腺癌、胃癌等恶性肿瘤。骨髓抑制是紫杉醇制剂主要的剂量限制性不良反应,常见症状为中性粒细胞减少。虽然每10g南方红豆杉中紫杉醇的含量甚微,但长期使用(疗程>17周)可能会导致白细胞减少,其机制可能与药物的蓄积作用有关,但发生白细胞减少的程度一般不重,部分患者头晕、乏力等非特异性症状不明显,一旦发生只要停用,中药处方中加入益气健脾养血的中药后白细胞均能上升,少数白细胞减少程度较重的,合用利血生片后也能很快恢复。故我们临床使用南方红豆杉须定期复查血常规,至少4周1次,以免长时间使用造成严重的白细胞减少或粒细胞缺少。

此外,在服用南方红豆杉过程中,有些患者会出现皮疹,大多数患者停服后即会自行消失,也可选用地肤子、白鲜皮等与之共用以减少后患。过敏性体质患者或易花粉过敏患者常慎用本品。

【参考文献】

[1] 张学玉,曲玮,梁敬钰.红豆杉属植物化学成分及药理作用研究进展[J].海峡药学,2011,23(6):5-9.

[2] 吴妙芳,李晶,谢玲玲,等.紫杉醇在常见妇科恶性肿瘤中的应用[J].临床药物治疗杂志,2012,10(3):27-31.

[3] 邓勇梅.南方红豆杉水提物对卵巢癌SKOV-3细胞株恶性生物学行为影响的研究[J].海南医学院学报,2015,21(9):1167-1169.

牛膝

【别名】怀牛膝。

【来源】本品为苋科植物牛膝 *Achyranthes bidentata* Bl. 的干燥根。

【产地】主产于河南。

【采收加工】冬季茎叶枯萎时采挖,除去须根和泥沙,捆成小把,晒至干皱后,将顶端切齐,晒干。

【性状鉴别】

牛膝 呈圆柱形的段。外表皮灰黄色或淡棕色,有微细的纵皱纹及横长皮孔。质硬脆,易折断,受潮变软。切面平坦,淡棕色或棕色,略呈角质样而油润,中心维管束木部较大,黄白色,其外围散有多数黄白色点状维管束,断续排列成2~4轮。气微,味微甜而稍苦涩。

酒牛膝 形如牛膝段,表面色略深,偶见焦斑。微有酒香气。

牛膝临床习用品还有盐牛膝。

牛膝以根长、肉肥、皮细、黄白色者为佳。

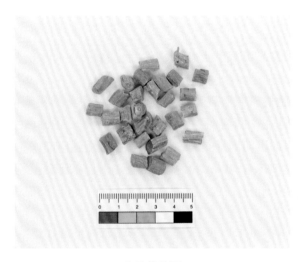

牛膝饮片图

【性味与归经】苦、甘、酸,平。归肝、肾经。

【功效与主治】逐瘀通经,补肝肾,强筋骨,利尿通淋,引血下行。用于经闭,痛经,腰膝酸痛,筋骨无力,淋证,水肿,头痛,眩晕,牙痛,口疮,吐血,衄血。

【常用配伍】

1. 配伍天麻,能补肝肾、平肝阳、止眩晕,可用于肝阳上亢、肾气亏虚型眩晕、夜尿频多、急躁易怒、心悸、失眠等症,临床常用于原发性高血压眩晕。

2. 配伍当归、桃仁、红花,活血调经,常用于妇科瘀滞经产诸疾,如瘀阻经闭、痛经、产后腹痛等。

3. 配伍杜仲、续断、补骨脂,补肝肾、强筋骨,常用于肝肾亏虚之腰膝酸痛、筋骨无力,妇科肿瘤临床常用于放化疗后肝肾阴虚引起的白细胞减少症。

4. 配伍苍术、黄柏,能清热燥湿,常用于下肢湿热之两脚麻木、痿软无力。

5. 配伍地黄、泽泻、车前子,能引血下行、利尿通淋,用于下焦水湿潴留引起的水肿、小便不利等,适宜于治疗妇科肿瘤术后下肢水肿,放疗后引起的膀胱炎。

6. 配伍地黄、石膏、知母,能滋阴清热、导热下泄、引血下行,用于放化疗后胃火上炎之齿龈肿痛、口舌生疮。

7. 配伍赭石、生牡蛎、白芍,平肝息风,用于阴虚阳亢,头痛眩晕等。

【常用剂量与用法】煎服 5~12g。

【主要化学成分】牛膝中含有甾酮、多糖、皂苷等化学成分,其中皂苷类以齐墩果酸型三萜皂苷类化合物为主,多糖类含有水溶性寡糖及牛膝多糖等。

【抗妇科肿瘤研究】现代药理学研究虽未表明牛膝具有抗妇科肿瘤的作用,但已证实牛膝有明确的抗肿瘤药理活性。牛膝的主要抗肿瘤机制为阻滞肿瘤细胞周期,诱导肿瘤细胞凋亡及增强巨噬细胞的杀伤活性,并能通过促进 TNF-α、IL-6 等免疫因子及 T 淋巴细胞分泌,增强机体的抗肿瘤免疫功能。此外,牛膝还具有抗骨质疏松、抗炎、降血糖及正性肌力等药理作用。

【临床合理应用】牛膝始载于《神农本草经》,列为上品,其言:"主寒湿痿痹,四肢拘挛,膝痛不可屈伸,逐血气,伤热火烂,堕胎。"本品苦泄甘缓,归肝、肾经,性善下行,长于活血通经,在妇科可用于瘀滞经产诸疾。临床温补肝肾应选择酒炙牛膝,活血通经、引药下行应选择生牛膝。

牛膝恶萤火、龟甲、陆英,畏白前、白鲜皮。孕妇禁用;在妇科肿瘤中脾虚下陷、血崩不止者忌用。服药后忌牛羊肉、牛奶。

【参考文献】

[1] 胡婷婷,张振凌.中药牛膝化学成分、药理作用及储藏保管[J].中国老年学杂志,2016,36(13):3321-3322.

[2] 胡洁,齐义新,李巧霞,等.中药牛膝提取物抗肿瘤活性的初步研究[J].中华微生物学和免疫学杂志,2005,25(5):415-418.

[3] 牛林强,吴丽林,易腾达,等.牛膝性味功效及用药禁忌考证[J].中医药学报,2022,(12):90-96.

女贞子

【别名】女桢、桢木、冬青子。

【来源】本品为木犀科植物女贞 *Ligustrum lucidum* Ait. 的干燥成熟果实。

【产地】主产于浙江、江苏、湖南等地。

【采收加工】冬季果实成熟时采收,除去枝叶,稍蒸或置沸水中略烫后,干燥;或直接干燥。

【性状鉴别】

女贞子　呈卵形、椭圆形或肾形,长 6~8.5mm,直径 3.5~5.5mm。表面黑紫色或灰黑色,皱缩不平,基部有果梗痕或具宿萼及短梗。体轻。外果皮薄,中果皮较松软,易剥离,内果皮木质,黄棕色,具纵棱,破开后种子通常为 1 粒,肾形,紫黑色,油性。气微,味甘、微苦涩。

酒女贞子　形如女贞子,表面黑褐色或灰黑色,常附有白色粉霜。微有酒香气。

女贞子以粒大、饱满、色灰黑、质坚实者为佳。

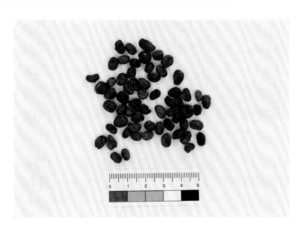

女贞子饮片图

【性味与归经】甘、苦,凉。归肝、肾经。

【功效与主治】滋补肝肾,明目乌发。用于肝肾阴虚,眩晕耳鸣,腰膝酸软,须发早白,目暗不明,内热消渴,骨蒸潮热。

【常用配伍】

1. 配伍墨旱莲,即"二至丸",能补益肝肾、滋阴止血。常用于肝肾阴虚,眩晕耳鸣、咽干鼻燥、目暗不明、内热消渴、骨蒸潮热、腰膝酸痛、月经量多,临床常用于妇女更年期。

2. 配伍生地黄、石决明、谷精草,具滋阴清肝明目之功,常用于治疗阴虚有热,目微红畏光、眼珠作痛。

3. 配伍生地黄、知母、地骨皮,能养阴、清虚热,常用于肝肾阴虚内热之潮热心烦。

【常用剂量与用法】煎服 6~12g。

【主要化学成分】女贞子主要含有萜类、黄酮类、苯乙醇苷类、挥发油、脂肪酸等化学成分。

【抗妇科肿瘤研究】现代药理学研究表明,女贞子具有抗宫颈癌、子宫内膜癌、卵巢癌等妇科肿瘤的药理活性。女贞子的主要抗妇科肿瘤机制:①抑制肿瘤细胞增殖并诱导其凋亡。女贞子含药血清可使细胞核染色质不均,形成凋亡小体,诱导宫颈癌 HeLa 细胞凋亡。女贞子中的齐墩果酸与熊果酸可诱导宫颈癌、子宫内膜癌、卵巢癌等细胞株凋亡。②协同顺铂增强疗效。熊果酸在体内、外试验中证实具有增强顺铂对 SKOV3 细胞及其荷瘤小鼠疗效的作用。女贞子多糖还具有明显的免疫功能促进作用,可能具有促进抗肿瘤免疫的活性。此外,本品还具有保肝、强心、降脂、抗炎、抗衰老、降血糖等药理作用。

【临床合理应用】女贞子始载于《神农本草经》,其载:"安五脏,养精神,除百疾。"其味甘性凉,功善滋补肝肾,又兼清虚热,现代常用于肝肾阴虚、眩晕耳鸣、腰膝酸软、须发早白、目暗不明、内热消渴、骨蒸潮热等。女贞子在中医妇科肿瘤中常用于肝肾阴虚患者。研究发现,女贞子和顺铂等化疗药同用能增强抗肿瘤作用,醇提物对放疗及化疗所致的白细胞减少有升高作用,并具护肝作用,故常用于妇科肿瘤放化疗患者。

女贞子混淆品有鸦胆子、水蜡、小叶女贞子、冬青子等,这些品种外观形态与本品相似,可根据性状、薄层、显微等进行鉴别。冬青子既为冬青科植物冬青 *Ilex purpurea* Hassk. 的果实名称,又为女贞子别名,古籍文献中也有女贞子与冬青子二者名称同用、混用的情况,冬青子色红,大多呈椭圆形,入药记载甚少。在临方调剂时须加以区分。

女贞子为药食两用中药材,正常用量下未见毒副作用的报道,但不宜用于脾胃虚寒、肾阳不足、津液不足、内无虚热者。

【参考文献】

[1] 刘亭亭,王萌. 女贞子化学成分与药理作用研究进展[J]. 中国实验方剂学杂志,2014,20(14):228-234.

［2］张鹏霞,赵蕾,王昭,等.女贞子血清药理对 HeLa 细胞凋亡的影响［J］.肿瘤,2006,26（12）:1136-1140.

［3］孙雅楠,李桂荣.熊果酸抗肿瘤机制及其在抗妇科恶性肿瘤中的研究进展［J］.中国综合临床,2010,26（8）:891-893.

［4］于丽波,孙文洲,王晶,等.熊果酸联合顺铂抑制卵巢癌生长的实验研究［J］.现代肿瘤医学,2009,17（8）:1410-1412.

［5］周彤,张欣,尚坤.女贞子本草考证［J］.中国中医基础医学杂志,2022,12:2018-2022.

蒲公英

【别名】黄花地丁。

【来源】本品为菊科植物蒲公英 *Taraxacum mongolicum* Hand. -Mazz.、碱地蒲公英 *Taraxacum borealisinense* Kitam. 或同属数种植物的干燥全草。

【产地】全国多数地区有产。

【采收加工】春至秋季花初开时采挖,除去杂质,洗净,晒干。

【性状鉴别】为不规则的段。根表面棕褐色,抽皱;根头部有棕褐色或黄白色的茸毛,有的已脱落。叶多皱缩破碎,绿褐色或暗灰绿色,完整者展平后呈倒披针形,先端尖或钝,边缘浅裂或羽状分裂,基部渐狭,下延呈柄状。头状花序,总苞片多层,花冠黄褐色或淡黄白色。有时可见具白色冠毛的长椭圆形瘦果。气微,味微苦。

蒲公英以叶多、色绿、根完整者为佳。

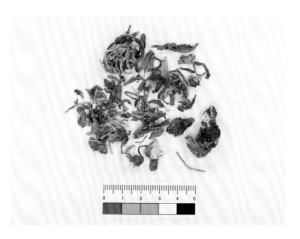

蒲公英饮片图

【性味与归经】苦、甘,寒。归肝、胃经。

【功效与主治】清热解毒,消肿散结,利尿通淋。用于疔疮肿毒,乳痈,瘰疬,目赤,咽痛,肺痈,肠痈,湿热黄疸,热淋涩痛。

【常用配伍】

1. 配伍夏枯草,清热解毒、消痈散结,可用于瘰疬、目赤,妇科临床常用于治疗痰热瘀滞型子宫肌瘤、盆腔炎等症。

2. 配伍瓜蒌、牛蒡、金银花,能清热解毒、消痈散结,可用于治疗乳痈。

3. 配伍大黄、牡丹皮、桃仁,清热活血、消肿散结,常用于热毒内聚,瘀结肠中所致少腹肿痞。

4. 配伍鱼腥草、芦根、冬瓜仁,消痈散结力强,常用于肺痈咳吐脓痰。

5. 配伍白茅根、金钱草、车前子,能清利湿热、利尿通淋,常用于下焦湿热、热结膀胱之热淋涩痛,临床常用于宫颈癌放疗后放射性膀胱炎的治疗。

6. 配伍菊花、夏枯草、决明子,清肝明目,常用于肝火上炎引起的目赤肿痛。

7. 配伍茵陈、栀子、大黄,清肝利胆,常用于湿热黄疸,放化疗后肝损伤见湿热证者。

【常用剂量与用法】煎服 10~15g。

【主要化学成分】蒲公英主要含有黄酮类、香豆素类、酚酸类、萜类、甾醇类和多糖等化学成分。

【抗妇科肿瘤研究】现代药理学研究表明,蒲公英具有抗宫颈癌及卵巢癌等妇科肿瘤的药理活性。蒲公英的主要抗妇科肿瘤机制:①抑制肿瘤细胞增殖并诱导凋亡。蒲公英中的谷甾醇能通过降低丝氨酸/苏氨酸蛋白激酶蛋白表达,发挥抑制宫颈癌 HeLa 细胞增殖并诱导其凋亡的作用。蒲公英中的槲皮素与木犀草素也具有抑制宫颈癌细胞生长的作用。②抑制肿瘤新血管生成。蒲公英能够通过下调 VEGF及 VEGFR 表达,抑制肿瘤外周血管的生成。③协同化疗药物增效减毒。蒲公英加补阳还五汤与紫杉醇或顺铂联用,能够有效治疗卵巢癌,并减轻化疗药物的副作用。此外,蒲公英还具有抑菌抗病毒、抗氧化、抗疲劳、促进胃肠动力、抗炎、抗突变、保护心肌细胞、降血糖、利尿等药理作用。

【临床合理应用】蒲公英始见于《新修本草》,味苦性寒,善清热解毒、消痈散结,常用于痈肿疔疮、乳痈、肺痈、肠痈、瘰疬等,可主治内外热毒疮痈诸证。现用于宫颈癌、卵巢癌、胃癌、肺癌、乳腺癌、肝癌、结直肠癌、胰腺癌等各类肿瘤。以复方或单方煎服，也可捣敷外用。例如，治乳痈肿痛，常单用浓煎内服；或以鲜品捣汁内服、药渣外敷。蒲公英煎服15~30g；或鲜品大剂量60g。外用：鲜品适量，捣敷。

蒲公英为药食两用中药材，毒副作用较小。但过敏体质者服用后可能会出现全身皮肤瘙痒灼热，红斑或荨麻疹，或伴有恶心、呕吐、腹部不适、轻泻等症状；临床报道一例肿瘤患者化疗期间擅自服用蒲公英水，导致肝功能指标数值持续升高，停止服用后，进行护肝治疗，数值趋于正常。蒲公英引起不良反应少见，均为口服含蒲公英的煎剂引起或擅自服用引起，经停药一般即能恢复。

蒲公英在放化疗期间煎服，用量不宜过大，为防止出现腹泻，应定期复查肝肾功能。

【参考文献】
［1］聂文佳,徐帅师,张咏梅.蒲公英有效成分及其药理作用研究进展［J］.辽宁中医药大学学报,2020,22（7）:140-145.

［2］熊富良,吴珊珊,李心愿,等.蒲公英抗肿瘤活性的研究进展［J］.中国药师,2016,19（7）:1363-1366.

［3］刘红姣,许学兵.补阳还五汤合并蒲公英联合西药治疗卵巢癌的疗效及毒副反应影响［J］.海峡药学,2018,30（11）:203-204.

芡实

【别名】鸡头米、鸡头苞、鸡头莲、刺莲藕。
【来源】本品为睡莲科植物芡 *Euryale ferox* Salisb. 的干燥成熟种仁。
【产地】主产于湖南、江苏、安徽。
【采收加工】秋末冬初采收成熟果实,除去果皮,取出种子,洗净,再除去硬壳（外种皮）,晒干。
【性状鉴别】

芡实 呈类球形,多为破粒,完整者直径5~8mm。表面有棕红色或红褐色内种皮,一端黄白色,约占全体的1/3,有凹点状的种脐痕,除去内种皮显白色。质较硬,断面白色,粉性。气微,味淡。

麸炒芡实 形如芡实,表面黄色或微黄色。味淡、微酸。

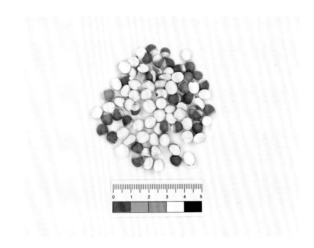

芡实饮片图

【性味与归经】甘、涩,平。归脾、肾经。

【功效与主治】益肾固精,补脾止泻,除湿止带。用于遗精滑精,遗尿尿频,脾虚久泻,白浊,带下。

【常用配伍】

1. 配伍莲子,健脾止泻、补肾固精、涩精止带之力增强,常用于脾虚泻泄、妇女白带多、肾虚遗精、小便频数、失禁等。

2. 配伍山药,能脾肾两补、止泻治带,常用于脾肾两虚所致之慢性泄泻,肾虚精关不固之遗精、滑精及妇人带下诸症。

3. 配伍黄柏,脾肾同治,清热燥湿,常用于妇女湿热带下、下阴瘙痒。

4. 配伍菟丝子,温煦脾阳、益肾涩精,常用于各种阳虚泄泻。

5. 配伍金樱子,相须为用,益肾固精之力增强,常用于肾虚不固之腰膝酸软、遗精滑精、遗尿尿频。

6. 配伍白术、茯苓、白扁豆,健脾除湿、收敛止泻,常用于脾虚湿盛,久泻不止。

【常用剂量与用法】煎服 9~15g。

【主要化学成分】芡实主要含有多酚类、甾醇类、黄酮类、木脂素类、脑苷脂类、挥发油类等化学成分。

【抗妇科肿瘤研究】现代药理学研究表明,芡实具有抗宫颈癌及卵巢癌等妇科肿瘤的药理活性。芡实的主要抗妇科肿瘤机制:①阻滞肿瘤细胞周期。芡实多酚类成分柯里拉京能通过促使肿瘤细胞积聚于 G2/M 期,阻断 TGF-β 信号通路而诱导细胞凋亡,发挥显著抑制卵巢癌 SKOV3 细胞生长的作用。柯里拉京也被证实能诱导宫颈癌 HeLa 细胞阻滞于 S 期。②抑制肿瘤细胞增殖并诱导其凋亡。柯里拉京能通过下调增殖细胞核抗原蛋白表达,增加 Caspase-9、Caspase-8、Caspase-3 和 PARP 的剪切水平,来发挥抑制宫颈癌 HeLa 细胞增殖并诱导其凋亡的作用。③增强铂类药物疗效。柯里拉京能与顺铂联用增强其抗卵巢癌 SKOV3 细胞的疗效。此外,芡实还具有抗氧化、抗心肌缺血、延缓衰老、改善学习记忆、抗疲劳及降血糖等药理作用。

【临床合理应用】芡实始载于《神农本草经》,列为上品,其载:"主湿痹腰脊膝痛,补中除暴疾,益精气,强志,令耳目聪明。"本品甘涩收敛,归脾、肾二经,善能益肾固精、补脾止泻止带,妇科临床常用于带下量多、不孕症、胎动不安、妊娠合并肾病、妊娠糖尿病或产后诸病及各种妇科肿瘤。肿瘤中医临床常用芡实配伍山药、菟丝子、黄柏、半夏、金樱子、薏苡仁等。用量在 10~30g,炮制品麸炒芡实的补脾和固精能力强于生芡实,故在妇科肿瘤临床宜选用麸炒芡实。

芡实为药食两用药材,临床运用较为安全。大小便不利者禁服,食滞不化者慎服,极少数报道存在过敏反应,表现为皮肤刺痒,并出现片状的密集如麻疹样红色小丘疹。

【参考文献】

[1] 邓秋童,齐英,王秋红.芡实的炮制沿革及现代研究进展[J].中国药房,2022,33(15):1911-1915.

[2] 徐佳佳,袁家会,李小妹,等.柯里拉京对宫颈癌 Hela 细胞增殖与凋亡的影响[J].黑龙江科学,2018,9(12):1-4.

[3] 李旭丹,林志灿,李煊,等.柯里拉京对顺铂抗卵巢癌 Hey 和 SKOV3 细胞的增敏作用[J].华侨大学学报(自然科学版),2018,39(6):892-898.

全蝎

【别名】全虫、蝎子。

【来源】本品为钳蝎科动物东亚钳蝎 *Buthus martensii* Karsch 的干燥体。

【产地】主产于河南、山东、湖北、陕西、山西、安徽、辽宁等地。

【采收加工】春末至秋初捕捉,除去泥沙,置沸水或沸盐水中,煮至全身僵硬,捞出,置通风处,阴干。

【**性状鉴别**】头胸部与前腹部呈扁平长椭圆形,后腹部呈尾状,皱缩弯曲,完整者体长约6cm。头胸部呈绿褐色,前面有1对短小的螯肢和1对较长大的钳状脚须,形似蟹螯,背面覆有梯形背甲,腹面有足4对,均为7节,末端各具2爪钩;前腹部由7节组成,第7节色深,背甲上有5条隆脊线。背面绿褐色,后腹部棕黄色,6节,节上均有纵沟,末节有锐钩状毒刺,毒刺下方无距。气微腥,味咸。

全蝎以完整、色黄褐、盐霜少者为佳。

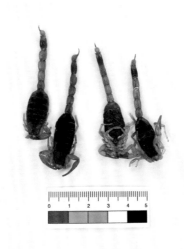

全蝎饮片图

【**性味与归经**】辛,平;有毒。归肝经。

【**功效与主治**】息风镇痉,通络止痛,攻毒散结。用于肝风内动,痉挛抽搐,小儿惊风,中风口㖞,半身不遂,破伤风,风湿顽痹,偏正头痛,疮疡,瘰疬。

【**常用配伍**】

1. 配伍钩藤,能清热息风、通络止痛,常用于风热所致顽固头痛、口眼㖞斜、三叉神经痛、面部痉挛等。

2. 配伍延胡索,能散结破滞、温气散寒,常用于寒凝气滞所致之腹痛。

3. 配伍马钱子、半夏、五灵脂等,共为细末,制成片剂,用于瘰疬、瘿瘤的治疗。

4. 配伍川乌、蕲蛇、没药,能祛风通络、活血舒筋,用于风寒湿痹日久不愈、筋脉拘挛,甚则关节变形之顽痹。

5. 配伍蜈蚣,解毒散结止痛、祛风止痉止咳,常用于癌性疼痛、偏头痛、关节疼痛等各种痛证,以及肿瘤引起的阻塞性咳嗽、其他顽固性咳嗽等。

6. 配伍栀子,解毒散结消肿,用于治疗诸疮肿毒,可用全蝎、栀子各7个,麻油煎黑去渣,入黄蜡为膏,外敷。

【常用剂量与用法】煎服 3~6g。

【主要化学成分】全蝎主要含有蝎毒、甾体衍生物、生物碱等化学成分。

【抗妇科肿瘤研究】现代药理学研究表明,全蝎具有抗卵巢癌的药理活性。全蝎的主要抗妇科肿瘤机制:①抑制肿瘤细胞增殖并诱导其凋亡。蝎毒提取物 I 及蝎毒抗癌多肽均能够有效抑制卵巢癌 SKOV3 细胞的增殖,其机制为蝎毒提取物 I 能够抑制细胞 DNA 合成,能阻滞肿瘤细胞在 G2/M 和 G1 期,并诱导肿瘤细胞凋亡。②抑制肿瘤新血管生成。蝎毒多肽提取物能通过抑制肿瘤微环境中 Dll4 及 Notch4 等因子表达,抑制肿瘤新生微血管生成。此外,全蝎还具有抗癫痫、抗惊厥、抗凝、抗菌等药理作用。

【临床合理应用】据《蜀本草》记载,全蝎味辛性平,有毒,归肝经,性善走窜,可息风镇痉、通络止痛、攻毒散结,是治疗痉挛抽搐之要药,还可用于治疗风湿顽痹、诸疮肿毒。全蝎作为"以毒攻毒"类中药常用于肝癌、肺癌、脑瘤、胃癌、卵巢癌、前列腺癌等肿瘤的治疗,也常用于癌痛及恶性胸腔积液、腹水等肿瘤并发症。全蝎常煎服、入丸散服或外用。

全蝎为有毒中药,所含毒性物质蝎毒在蝎尾含量最高,若单用蝎尾,用量宜约为全蝎的 1/3。临床全蝎入药,用量应严格控制,超过常用剂量易引起心血管系统、呼吸系统、神经系统、泌尿系统等毒性反应,严重者可导致死亡;可引起过敏反应:皮肤瘙痒,出现红色丘疹、红斑或松弛性水疱,伴少量渗出液,结痂,脱屑或呈剥脱性皮炎,并可伴有剧烈腹痛。

血虚生风者慎服、孕妇慎服。

【参考文献】

[1] 章红燕,何福根,王奇. 全蝎抗肿瘤作用机制及临床应用研究进展[J]. 中国药业,2013,22(1):95-96.

[2] 杨志欣,汲丽丽,刘慧,等. 全蝎化学成分和药理作用的研究进展[J]. 中南药学,2020,18(9):1523-1529.

人参

【别名】玉精、血参、土精、地精。

【来源】本品为五加科植物人参 *Panax ginseng* C. A. Mey. 的干燥根和根茎。

【产地】主产于辽宁、吉林、黑龙江。

【采收加工】多于秋季采挖,洗净经晒干或烘干。栽培的俗称"园参";播种在山林野生状态下自然生长的称"林下山参",习称"籽海";蒸制后干燥称"红参"。

【性状鉴别】

人参片 呈圆形或类圆形薄片。外表皮灰黄色。切面淡黄白色或类白色,显粉性,形成层环纹棕黄色,皮部有黄棕色的点状树脂道及放射性裂隙。体轻,质脆。香气特异,味微苦、甘。

红参片 呈类圆形或椭圆形薄片。外表皮红棕色,半透明。切面平坦,角质样。质硬而脆。气微香而特异,味甘、微苦。

人参临床习用品还有红参须。红参商品中朝鲜红参,又称高丽参、别直参,是朝鲜或韩国用特殊方法加工而成的压制红参。

人参以条粗、质硬、完整者为佳。

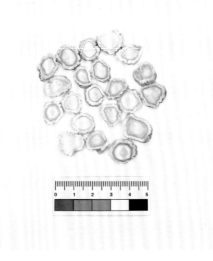

人参片饮片图

【**性味与归经**】甘、微苦，微温。归脾、肺、心、肾经。

【**功效与主治**】大补元气，复脉固脱，补脾益肺，生津养血，安神益智。用于体虚欲脱，肢冷脉微，脾虚食少，肺虚喘咳，津伤口渴，内热消渴，气血亏虚，久病虚羸，惊悸失眠，阳痿宫冷。

【**常用配伍**】

1. 配伍白术，能培元固真、健脾生精，常用于脾肺气虚证。

2. 配伍附子，温阳益气、强心救逆，常用于正气大虚，阳气暴脱，手足逆冷、上气喘急、汗出如珠，脉微。若无阳虚征象，可单独应用人参。若见阳虚血热征象之心力衰竭，可用人参、犀角（水牛角代）。虽然二者同属强心救脱之要药，但有脱阴脱阳的不同。

3. 配伍生姜，人参味甘性温，能培元固本，健脾益气；生姜温散太阴寒湿。太阴脾疟者，寒湿之属也。故两药合用，补气健脾温散之效益彰。治疗太阴脾疟，脉濡，寒热腹微满，四肢不暖。

4. 配伍麦冬，人参补中益气、和脾胃、滋阴生津，为治气血虚弱之要药；麦门冬入肺胃，能养阴润肺、益胃生津。二药伍用，相辅相成，常用于治疗肺胃气阴两虚证。

【**常用剂量与用法**】3~9g，另煎兑服；也可研粉吞服，一次 2g，一日 2 次。

【**主要化学成分**】人参主要含有皂苷类、糖类、挥发性成分、有机酸及其酯、蛋白质、酶类、甾醇及其苷、多肽类、含氮化合物、木质素、黄酮类、维生素类、无机元素等化学成分，其中主要抗肿瘤成分为人参皂苷及其代谢产物、人参多糖与人参炔醇。

【**抗妇科肿瘤研究**】现代药理学研究表明，人参具有抗卵巢癌、宫颈癌及子宫内膜癌等多种妇科肿瘤的药理活性。人参可通过抑制肿瘤细胞活性、诱导肿瘤细胞凋亡，抑制肿瘤新血管生成、阻滞细胞周期，诱导肿瘤细胞分化，抑制肿瘤侵袭与转移及增强抗肿瘤免疫活性等多种机制来发挥抗妇科肿瘤作用。人参皂苷 Rg3 通过多种信号转导通路与转录激活因子激活来发挥抑制卵巢癌细胞增殖的作用。人参皂苷 Rg5 能够抑制 Notch 1 信号通路的激活，从而阻滞宫颈癌 HeLa 细胞周期，诱导肿瘤细胞凋亡。人参皂苷 Rh2 能够促进 Caspase-3 和 PARP 活化，诱导子宫内膜癌凋亡，且作用呈时间、剂量依赖性。此外，人参还具有改善认知障碍、改善脑缺血再灌注、改善阿尔茨海默病、延缓衰老、降血脂、抗疲劳、保肝利胆等药理作用。

【临床合理应用】人参始载于《神农本草经》,列为上品。《神农本草经》云其"主补五脏,安精神,定魂魄,止惊悸,除邪气,明目,开心益智"。人参是广为人知的补益类中药。现代药理研究证实,人参对人体的各个系统有多种药理作用,其中包括直接或间接的抗肿瘤作用。中医临床上根据"养正积自消"的治则将本品用于肺气虚之肺癌、脾胃气虚之消化道肿瘤及各种中晚期癌肿有气虚表现的患者,也常用于各种肿瘤经放疗或化疗后正气虚弱、气血不足,出现神疲乏力、肢体倦怠、口干津少及白细胞减少等症者。

人参根据生长环境、加工方法不同,可分为野山参、移山参、生晒参、红参、别直参。各种人参的性味功效略有不同,临床应辨证用药。野山参、林下参、生晒参相对性平,生长环境、年限不同,补虚之力差异较大。野山参具"起死回生"之效可用于肿瘤患者汗出肢冷、脉微欲绝,或大量失血引起的虚脱等危重证候。移山参补虚力稍弱,可用于肿瘤患者体虚病情严重者。生晒参药性平和而微温,可用于各种肿瘤见肺气不足、脾胃虚弱及体虚乏力等症者。红参、别直参系经蒸制加工炮制而成,药性偏温,一般用于出现脾肾阳虚及肢冷便溏等症的老年肿瘤患者。在恶性肿瘤疾病发展及治疗过程中,常有气滞血瘀、热毒化火、化热之象,故肿瘤患者应用红参的机会不多。另气血旺盛、痰火较旺者不宜服用。

古语有云"人参杀人无过,大黄救人无功",提示我们在用人参的过程中应警惕它的不良反应。人参不良反应主要有毒性反应和过敏反应两个方面。毒性反应在不同的系统表现症状不同。在神经系统主要出现头痛、头晕、发热、烦躁不安、易醒、失眠、多汗、欣快感、意识混乱、神志不清等。在心血管系统可诱发心律失常、心悸、心率减慢、高血压、心力衰竭。在呼吸系统主要出现呼吸急促、哮喘。在消化系统出现腹胀痛、恶心呕吐、顽固性呃逆等。神经系统、心血管系统与消化系统的表现是人参中毒的主要症状。在血液系统主要出现中性粒细胞增多、消化道出血、子宫出血、鼻出血。过敏反应表现为皮肤瘙痒、红色丘疹或皮肤发红、全身浮肿、发绀等。如出现不良反应需立即停止服用,进行相应的西药对症治疗。也可用麦冬、菊花、竹叶心等煎服,重者可用莱菔子30g水煎服或服用生萝卜汁来缓解中毒症状。发生以上不良反应的主要原因是用药不当或药不对证、用量过大或疗程过长。患者应在中医师指导下服用。如需长时间服用,可连服3~4天后,停服1~2天,再续服。人参畏五灵脂,恶皂荚,反黎芦。中西药合用配伍禁忌：人参不宜与酸性较强的药物合用；不宜与含有金属的盐类药物（如硫酸亚铁、次碳酸铋等）合用；不宜与强心苷类药物（如去乙酰毛花苷、毒毛旋花素、地高辛等）同用；不宜与中枢兴奋药（如咖啡因）同服。

服用人参时，不宜饮茶水和吃白萝卜；忌油腻食物；不宜吃过于寒凉及大热辛辣的食物，以免影响或降低疗效。

【参考文献】

［1］罗林明,石雅宁,姜懿纳,等.人参抗肿瘤作用的有效成分及其机制研究进展［J］.中草药,2017,48（3）:582-596.

［2］黎阳,张铁军,刘素香,等.人参化学成分和药理研究进展［J］.中草药,2009,40（1）:164-166.

［3］马春兰,李富娟,张常虹.人参皂苷 Rg5 介导 Notch 信号通路对宫颈癌细胞转移的作用［J］.中国优生与遗传杂志,2021,29（10）:1365-1368.

［4］王敏.人参皂苷 Rh2 促进人子宫内膜癌细胞凋亡及其机制研究［J］.西南国防医药,2018,28（8）:720-723.

［5］府明棣,叶进.人参不良反应之探析［J］.辽宁中医杂志,2015,06:1214-1215.

肉桂

【别名】桂皮、玉桂。

【来源】本品为樟科植物肉桂 *Cinnamomum cassia* Presl 的干燥树皮。

【产地】主产于福建、广东。

【采收加工】多于秋季剥取,阴干。

【性状鉴别】呈槽状或卷筒状,长 30~40cm,宽或直径 3~10cm,厚0.2~0.8cm。外表面灰棕色,稍粗糙,有不规则的细皱纹和横向突起的皮孔,有的可见灰白色的斑纹;内表面红棕色,略平坦,有细纵纹,划之显油痕。质硬而脆,易折断,断面不平坦,外层棕色而较粗糙,内层红棕色而油润,两层间有 1 条黄棕色的线纹。气香浓烈,味甜、辣。

肉桂以不破碎、体重、外皮细、肉厚、断面色紫、油性大、香气浓厚、味甜辣,嚼之渣少者为佳。

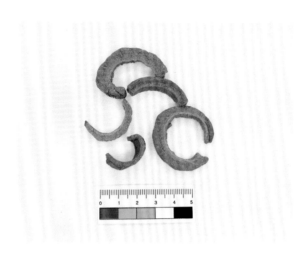

肉桂（刮皮）饮片图

【性味与归经】辛、甘,大热;归肾、脾、心、肝经。

【功效与主治】补火助阳,引火归元,散寒止痛,温通经脉。用于阳痿宫冷,腰膝冷痛,肾虚作喘,虚阳上浮,眩晕目赤,心腹冷痛,虚寒吐泻,寒疝腹痛,痛经经闭。

【常用配伍】

1. 配伍附子、熟地黄、山茱萸等,能补火助阳,用于妇女肾阳不足、命门火衰之阳痿宫冷、腰膝冷痛、夜尿频多。

2. 配伍黄连,二药寒热并用,阴阳相济,能交通心肾,常用于心肾不交之失眠,妇科肿瘤临床常用于临睡前精神兴奋,心悸不安,不能入睡者。

3. 配伍生姜,能温胃降逆,可用于肿瘤术后、放化疗后胃气受寒呃逆者。

4. 配伍丁香,二药相须为用,温中散寒止痛之力增强,常用于治疗妇科肿瘤患者化疗后胃脘寒痛,呕吐、呃逆等。

5. 配伍当归、川芎、小茴香,能行气血、通经脉、散寒止痛,常用于治冲任虚寒,寒凝血滞之闭经、痛经。

6. 补益气血方中加入少量肉桂,能温运阳气以鼓舞气血生长,用于久病体虚气血不足者。

7. 配伍山茱萸、五味子、牡蛎等,能补肾固精,引火归元,用于肾阳亏虚,虚阳上浮所致的眩晕目赤、面赤、虚喘、汗出、心悸、失眠、脉微弱者。

【常用剂量与用法】煎服 1~5g。

【主要化学成分】肉桂含有挥发油、萜类、多酚类、糖苷类、黄烷醇、黄酮类等化学成分。

【抗妇科肿瘤研究】现代药理学研究表明,肉桂具有抗宫颈癌的药理活性。肉桂的主要抗妇科肿瘤机制:①阻滞肿瘤细胞周期。肉桂挥发油中的肉桂醛能干预染色体准确复制,使宫颈癌 HeLa 细胞阻滞于 G2 期,并能显著抑制肿瘤细胞贴壁,降低其迁移能力。②调控癌相关因子。肉桂醛能通过上调 P21 蛋白表达、下调 CDK4 蛋白表达,发挥抑制宫颈癌 Hela 细胞增殖的作用。③诱导肿瘤细胞凋亡。肉桂水提物能通过下调 MMP-2 及 Her-2 蛋白表达,增强肿瘤细胞内钙信号及降低线粒体膜电位等方式诱导宫颈癌细胞凋亡。此外,肉桂还具有抗菌、抗炎、抗氧化、抑制酪氨酸酶、降糖降脂及降尿酸等多种药理作用。

【临床合理应用】肉桂始载于《神农本草经》,列为上品,其载:主上气咳逆,结气喉痹吐吸,利关节,补中益气。本品辛、甘、大热,归肾、脾、心、肝经,具有补火助阳、引火归元、散寒止痛、温通经脉的功效,常用于治疗阳痿宫冷、腰膝冷痛、肾虚作喘、虚阳上浮、眩晕目赤、心腹冷痛、虚寒吐泻、寒疝腹痛、痛经闭经等多种病症,在妇科常用于肾阳不足、命门火衰、阳痿宫冷、腰膝心腹冷痛、虚寒吐泻及冲任虚寒、寒凝血滞者。妇科肿瘤患者久病体虚常气血不足,在补益气血方中可少量加入肉桂以温运阳气,鼓舞气血生长。

肉桂为药食两用之品,使用时较安全,但仍应小剂量内服或适量外用,不推荐长期使用。据研究,本品中抗肿瘤有效成分为桂皮醛,煎煮时间越长,其含量越低。肿瘤临床应用时后下或粗粉泡服(用沸水或刚煮的药液浸泡 20~30 分钟后服用)更佳。肉桂的不良反应可见面赤心烦、渴喜冷饮、大便秘结、尿蛋白阳性等,使用清热生津之品治疗后症状消失;肉桂所含肉桂酸在接触后会发生接触性皮炎、口周皮炎、口腔炎、龈炎等。外用需注意观察。

肉桂不宜用于阴虚火旺,里有实热,血热妄行者;孕妇忌用;不宜与赤石脂同用。

【参考文献】

[1] 吴存恩,王瑞平,滕钰浩.肉桂活性成分及抗肿瘤作用研究进展[J].时珍国医国药,2015,26(8):1985-1987.

[2] 余涌珠,何冬梅,李江滨,等.肉桂抑制人宫颈癌细胞生长增殖的体外研究[J].中国医学创新,2013,10(1):13-14.

[3] 王跃新,邢继强,张晓波,等.肉桂醛抗人宫颈癌相关机制的研究[J].中国微生态学杂志,2011,23(6):516-518.

［4］KOPPIKAR S J, CHOUDHARI A S, SURYAVANSHI S A, et al. Aqueous cinnamon extract（ACE-c）from the bark of Cinnamomum cassia cause apoptosis in human cervical cancer cell line（SiHa）through loss of mitochondrial membrane potential［J］. BMC Cancer, 2010, 26（10）: 210.

乳香

【别名】乳头香、天泽香。

【来源】本品为橄榄科植物乳香树 *Boswellia carterii* Birdw. 及同属植物 *Boswellia bhaw-dajiana* Birdw. 树皮渗出的树脂。分为索马里乳香和埃塞俄比亚乳香，每种乳香又分为乳香珠和原乳香。

【产地】主产于索马里、埃塞俄比亚。

【采收加工】春季于树干的皮部由下向上顺序切伤，开一狭沟，使树脂从伤口渗出，流入沟中，数天后凝成硬块，即可采取。

【性状鉴别】

乳香　呈长卵形滴乳状、类圆形颗粒或黏合成大小不等的不规则块状物。大者长达 2cm（乳香珠）或 5cm（原乳香）。表面黄白色，半透明，被有黄白色粉末，久存则颜色加深。质脆，遇热软化。破碎面有玻璃样或蜡样光泽。具特异香气，味微苦。

醋乳香　表面深黄色，显油亮，略有醋气。

乳香临床习用品还有制乳香（清炒法或者煮法）。

乳香以色淡黄、颗粒状、半透明、无杂质、气芳香者为佳。

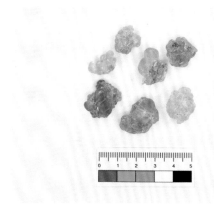

乳香饮片图

【性味与归经】辛、苦,温。归心、肝、脾经。

【功效与主治】活血定痛,消肿生肌。用于胸痹心痛,胃脘疼痛,痛经经闭,产后瘀阻,癥瘕腹痛,风湿痹痛,筋脉拘挛,跌打损伤,痈肿疮疡。

【常用配伍】

1. 配伍没药,两者相须为用,宣通脏腑、流通经络、活血定痛、消肿生肌,常用于胁腹、心胃、关节、肢体诸痛,女子行经腹痛,产后瘀血作疼,月事不时以下及风寒湿痹、周身麻木、四肢不遂和一切疮疡肿痛。常研末外用,涂敷疮疡以解毒消肿、生肌止痛。

2. 配伍肉豆蔻,能温中散寒、收敛固涩,常用于脾胃阳虚,泄泻腹痛。

3. 配伍牡蛎,能温经通脉,收敛固涩,常用于治疗妇女寒客经脉,凝滞不通,经血妄行,漏下不止。

4. 配伍当归、丹参,能活血行气,常用于女子气滞血瘀,胸痹心痛、痛经经闭、产后瘀阻、癥瘕腹痛等。

5. 配伍没药、麝香、雄黄等,能活血定痛、消肿生肌,常用于痈疽、瘰疬、痰核、肿块坚硬不消。

【常用剂量与用法】煎汤或入丸、散,3~5g;外用适量,研末调敷。

【主要化学成分】乳香含有萜类、烷烃类、挥发油、多糖等化学成分,其中萜类和挥发油是乳香的主要化学成分。

【抗妇科肿瘤研究】现代药理学研究表明,乳香具有抗宫颈癌的药理活性。乳香的主要抗妇科肿瘤机制:①抑制肿瘤细胞增殖并诱导其凋亡。乳香挥发油及其中分离物 KTDA 能明显抑制人宫颈癌 HeLa 细胞增殖并诱导其凋亡,且作用呈时间、浓度依赖性。乳香中分离出的两个异构体混合物 3α、24-dihydroxyurs-12-ene 和 3α、24-dihydroxyolean-12-ene 能通过激活 p53/p21/PUMA 信号通路和抑制 PI3/Akt 信号通路来诱导宫颈癌 HeLa 细胞和 SiHa 细胞凋亡。②抑制肿瘤细胞侵袭、迁移。乳香提取物能通过介导 HGF/c-MET 通路,下调 CXCR-4 或 ICAM-1 因子表达,发挥抑制肿瘤细胞侵袭、迁移的作用。此外,乳香还具有镇痛抗炎、抗菌、抗氧化、保肝、调节糖脂代谢、改善学习记忆、免疫调节、抗纤维化、抗哮喘等多种药理作用。

【临床合理应用】乳香以"薰陆香"一名始载于梁代陶弘景《名医别录》,列为木部上品,"微温,悉治风水毒肿,去恶气"。乳香具消痈疽诸毒、活血定痛、补精益气、托里护心的功效,现代药理研究认为其有镇痛抗炎、抗菌、抗肿瘤、抗氧化、保肝、调节糖脂代谢、改善学习记忆、免疫调节、抗纤维化、抗哮喘等多种药理作用,在妇科常用于治疗胸痹心痛、胃脘疼痛、痛经经闭、产后瘀阻、癥瘕腹痛、痈肿疮疡等症。本品现代炮制以醋炙法及生用为主。生乳香气味辛烈,对胃的刺激性强,易引起呕吐,但活血消肿止痛力强,常用于瘀血肿痛或外用。醋乳香长于活血止痛、收敛生肌,且气味缓和,刺激性小,便于服用,常用于心腹诸痛、血滞经闭、产后腹痛、癥瘕腹痛等。

过敏体质接触或服用乳香,可能出现全身瘙痒难忍,布满粟粒样红丘疹,面部红赤,耳部红肿,烦躁不安等过敏现象。应注意防备。胃弱者、无气血瘀滞者及孕妇慎用,以免引起流产及耗伤气血。

【参考文献】

[1]哈瑞雯,周海燕,詹志来,等.乳香化学成分、药理作用研究进展及质量标志物的预测分析[J].中华中医药学刊,2021,39(11):94-107.

[2]肖娟,刘选明,徐康平,等.KTDA抑制肿瘤细胞增殖和诱导凋亡的研究[J].中南药学,2007,28(5):416-419.

[3]BHUSHAN S,MALIKF,KUMARA,et al.Activation of p53/p21/PUMA alliance and disruption of PI-3/Akt in multimodal targeting of apoptotic signaling cascades in cervical cancer cells by a pentacyclic triterpenediol from Boswellia serrata.[J].Molecular carcinogenesis,2009,48(12):1093-1108.

[4]刘迪,张冰洋,姚铁,等.乳香化学成分及药理作用研究进展[J].中草药,2020,51(22):5900-5914.

[5]黄子韩,吴孟华,罗思敏,等.乳香的本草考证[J].中国中药杂志,2020,21:5296-5303.

三七

【别名】参三七、田七。

【来源】本品为五加科植物三七 *Panax notoginseng*(Burk.)F. H. Chen的干燥根和根茎。

【产地】主产于云南、广西。

【采收加工】秋季花开前采挖,洗净,分开主根、支根及根茎,干燥。支根习称"筋条",根茎习称"剪口"。

【性状鉴别】

三七片 多呈类圆形或不规则形的薄片。表面灰褐色、灰黄色或黄棕色。切面灰绿色、黄绿色或灰白色,皮部与木部易分离,木部具放射状纹理。气微,味苦而回甜。

三七粉　为灰黄色的粉末。气微,味苦回甜。

三七以个大、体重、质坚、表面光滑、断面灰绿色或黄绿色者为佳。

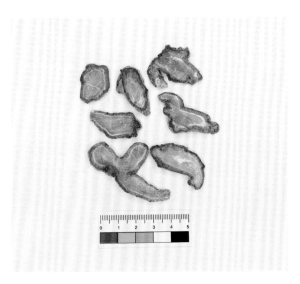

三七片饮片图

【性味与归经】甘、微苦,温。归肝、胃经。

【功效与主治】散瘀止血,消肿定痛。用于咯血,吐血,衄血,便血,崩漏,外伤出血,胸腹刺痛,跌仆肿痛。

【常用配伍】

1. 配伍延胡索、川芎、郁金,活血定痛力强,常用于血瘀心腹刺痛。

2. 配伍白及,能祛瘀生新、益气止血,常用于治疗肺痨咳血、溃疡病出血、及肺结核有空洞者。上述两药,既止血又消瘀生新,久服也不会发生瘀血,故在大量出血或出血不止的时候,可以应用。

3. 配伍人参,三七以散为主,人参以补为要,二药一补一散,相互制约,相互为用,益气活血,散瘀定痛,止血,止咳甚妙,可用于虚劳久嗽,各种出血不止,汗出欲脱,冠心病、心绞痛等。

4. 配伍丹参,活血化瘀、强心、通络止痛,常用于治疗血瘀胸痹疼痛。

5. 配伍大黄,清热解毒、消肿止痛,可用于疮疡初起肿痛者。

【常用剂量与用法】3~9g;研粉吞服,一次1~3g。外用适量。

【主要化学成分】三七含有三萜皂苷、黄酮、氨基酸、多糖、挥发油等化学成分,其中三七总皂苷是主要的活性成分。

【抗妇科肿瘤研究】现代药理学研究表明,三七具有抗宫颈癌及子宫内膜癌等妇科肿瘤的药理作用。三七的主要抗妇科肿瘤机制:①抑制宫颈癌细胞相关通路。三七总皂苷能通过阻断 mTOR 信号通路,发挥显著的抑制宫颈癌 HeLa 细胞生长作用。②抑制肿瘤细胞侵袭、迁移。三七总皂苷能通过下调 VEGF 水平,显著抑制子宫内膜癌 lshikawa 细胞和 HEC-1A 细胞的增殖、侵袭及迁移能力。③诱导肿瘤细胞凋亡。三七中的人参皂苷 Rd 能够通过上调 Bax 及下调 Bcl-2 表达,稳定线粒体膜电位,激活 Caspase-3 通路等途径发挥显著诱导人宫颈癌 HeLa 细胞凋亡的作用。④缓解肿瘤细胞多药耐药。三七总皂苷能通过调节肿瘤患者免疫功能、抑制 P-gp 蛋白表达等机制发挥缓解肿瘤细胞多药耐药的作用。此外,三七还具有扩张血管,抗动脉粥样硬化,保护心、脑组织损伤,调节血脂,抗血小板凝聚等作用。

【临床合理应用】三七始载于《本草纲目》。书中记载:"三七近时始出,南人军中,用为金疮要药,云有奇功。"三七既能止血,又善化瘀止痛,药效卓著,并有"止血而不留瘀、化瘀血而不伤新血"之妙,对人体内外各种出血,无论有无瘀血都可应用,特别适宜于瘀滞者,为瘀血出血、瘀血疼痛常用之品,同时兼有补益之功。中医肿瘤临床常用于症见腹部痞块拒按、面色黧黑、癌性疼痛等瘀血阻滞证之胃癌、肝癌、子宫内膜癌、卵巢癌等肿瘤。

三七不能与土三七混淆使用,土三七含有吡咯烷类生物碱成分,可造成肝窦和肝小静脉的内皮细胞损伤而致肝小静脉阻塞、肝细胞不同程度液化坏死。可见,两者虽一字之差,仍须鉴别使用。

凡孕妇慎用;阴虚内热体质之人及阴虚内热所致的各种出血患者忌用;过敏体质者慎用;三七可能引起二度房室传导阻滞,故心功能不良者慎用。

【参考文献】

[1]石礼平,张国壮,刘丛盛,等.三七化学成分和药理作用研究概况及质量标志物的预测[J].中国中药杂志:2023.8.2029-2067.

[2]公为亮,庄海涛.三七总皂苷抗肿瘤作用的研究进展[J].药学研究,2022,41(3):183-186.

[3]张琛,赵钢.人参皂苷 Rd 的药理作用研究进展[J].中国新药杂志,2011,20(11):953-958.

［4］王婷,杨策尧,申丽娟.三七总皂苷抗肿瘤与耐药逆转作用的研究进展［J］.医学综述,2011,17（7）:990-992.

附:三七花

【别名】田七花。

【来源】本品为五加科植物三七 *Panax notoginseng*（Burk.）F. H. Chen 的干燥未开放的伞形花序。

【产地】主产于云南、广西。

【采收加工】夏季花未开放时采收,干燥。

【性状鉴别】为半球形、球形的复伞形花序,具总花梗,直径 2~3mm,圆柱形,表面具细纵纹。小花呈伞形排列,小花梗长 1~15mm。花萼黄绿色,先端 5 齿裂,花冠黄绿色,5 裂。质脆易碎。气微,味甘、微苦。

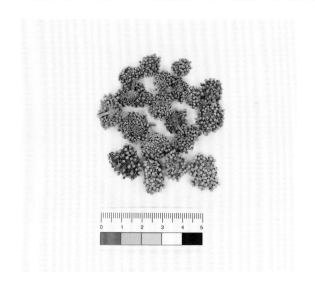

三七花饮片图

【性味与归经】甘、微苦,微寒。归肝、肾经。

【功效与主治】清热,平肝,潜阳。用于高血压,头晕,目眩,耳鸣,咽喉肿痛。

【常用配伍】

配伍罗布麻,两者合用,平肝潜阳之力强,用于治疗高血压。

【常用剂量与用法】煎服 1~3g。

三叶青

【别名】金丝吊葫芦、蛇附子。

【来源】本品为葡萄科植物三叶崖爬藤 *Tetrastigma hemsleyanum* Diels et Gilg 的新鲜或干燥块根。

【产地】主产于云南、广西、浙江。

【采收加工】全年可采,鲜用者,除去泥土、须根等杂质;干用者,洗净,干燥。

【性状鉴别】

三叶青　为类圆形或不规则形的厚片,直径 0.5~4cm。表面棕红色至棕褐色。切面类白色或粉红色。质松脆,粉性。气微,味微甘。

三叶青粉　为黄白色或淡红色粉末,细腻均匀。

鲜三叶青　呈纺锤形、葫芦形或椭圆形,长 1~7.5cm,直径 0.5~4cm。表面灰褐色至黑褐色,较光滑。切面白色,皮部较窄,形成层环明显。质脆。

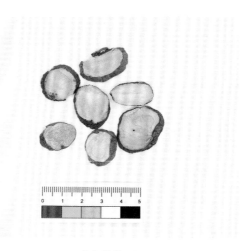

三叶青饮片图

【性味与归经】微苦,平。归肝、肺经。

【功效与主治】清热解毒,消肿止痛,化痰散结。用于小儿高热惊风、百日咳,疮痈痰核,毒蛇咬伤。

【常用配伍】

1. 配伍半枝莲、白花蛇舌草、重楼等,能增强清热解毒之功,可用于治疗毒蛇咬伤及各种肿瘤疾病。

2. 配伍浙贝母、半夏等，清热解毒、化痰散结，可用于痰热互结，瘰疬结核、肺热咳嗽等。

3. 配伍夏枯草，能散结消肿，可用于肝经热结，乳腺增生等。

【常用剂量与用法】煎服 3~6g；鲜三叶青 9~15g。

【主要化学成分】三叶青含有黄酮类、多糖类、酚酸类、萜类、甾体类、挥发油类、生物碱类等化学成分。

【抗妇科肿瘤研究】现代药理学研究表明，三叶青具有抗宫颈癌的药理活性。三叶青的主要抗妇科肿瘤机制：①诱导肿瘤细胞凋亡。三叶青总黄酮能通过激活 Caspase-3、Caspase-8 及 Caspase-9 等促凋亡因子，诱导宫颈癌 HeLa 细胞凋亡。②抑制肿瘤新生血管生成。三叶青具有明显的抑制血管内皮细胞作用，三叶青中的酚类成分能通过下调 VEGF 生成，发挥阻止肿瘤新血管生成的作用。③增强抗肿瘤免疫活性。三叶青的水提取物、醇提取物及多糖等成分能够通过提高机体淋巴 CD4$^+$、CD8$^+$ 细胞比例，增强吞噬细胞功能及促进 IL-2 分泌，从而促进免疫应答，显著增强肿瘤患者免疫功能而发挥抗肿瘤作用。④抑制肿瘤细胞侵袭。三叶青黄酮可显著降低 MMP-2 和 MMP-9 表达，抑制 Wnt/β-catenin 信号通路，从而抑制肿瘤细胞的侵袭与迁移。⑤缓解肿瘤细胞多药耐药。三叶青总黄酮能通过抑制 PTEN/PI3K/AKT 通路活性，增加肿瘤细胞对吉非替尼的药物敏感性。此外，三叶青还具有抗肝损伤、抗炎、抗病毒、抗氧化及免疫调节等药理作用。

【临床合理应用】三叶青以"蛇附子"之名始载于《植物名实图考》，其载"治跌打损伤，妇人经水不调，敷一切无名肿毒。"三叶青具突出的清热解毒疗效，以及确切的抗肿瘤药理作用，中医肿瘤临床用于多种癌肿，妇科肿瘤亦为常用。

三叶青正常用量未见不良反应报道，仅有一例患者每天 15g 三叶青服用长达半年时间，出现糖尿病和血细胞减少，医师嘱患者停用三叶青，给予中药汤剂治疗（生黄芪 30g、党参 20g、炒当归 5g、莪术 10g、炒麦芽 15g、炒鸡内金 15g、鬼箭羽 15g、炒苍术 10g、天花粉 15g、葛根 20g、首乌藤 30g、合欢皮 10g、炒酸枣仁 15g、补骨脂 15g、淫羊藿 15g、制大黄 6g，7 剂，水煎服，每日 2 剂，分 2 次服），2 个月后恢复。可见，三叶青单味药长期或超剂量服用易导致体内阴阳失衡，疾病内生。应尽量避免长期、超剂量、不经医嘱擅自用药。

三叶青可外用,以酒或水磨搽患处。

【参考文献】

[1]刘俊秋,高语枫,郑佳怡,等.三叶青化学成分及其抗肿瘤作用研究进展[J].中国实验方剂学杂志,2022,28(9):233-241.

[2]余纳,吴晓尉,汪芳裕.三叶青总黄酮抗肿瘤作用的研究进展[J].中国中西医结合消化杂志,2015,23(9):670-672.

[3]邱模昌,杨章坚.三叶青提取物抗肿瘤作用及机制研究进展[J].亚太传统医药,2017,13(5):65-67.

[4]刘延庆,刘青平,丁霞,等.超量服用三叶青致糖尿病和血细胞减少[J].药物不良反应杂志,2021,03:154-155.

砂仁

【别名】缩砂仁、春砂。

【来源】本品为姜科植物阳春砂 *Amomum villosum* Lour.、绿壳砂 *Amomum villosum* Lour. var. *xanthioides* T. L. Wu et Senjen 或海南砂 *Amomum longiligulare* T. L. Wu 的干燥成熟果实。

【产地】主产于广东、海南。绿壳砂主产于泰国、柬埔寨、缅甸。

【采收加工】夏、秋二季果实成熟时采收,晒干或低温干燥。

【性状鉴别】

阳春砂、绿壳砂　呈椭圆形或卵圆形,有不明显的三棱,长 1.5~2cm,直径 1~1.5cm。表面棕褐色,密生刺状突起,顶端有花被残基,基部常有果梗。果皮薄而软。种子集结成团,具三钝棱,中有白色隔膜,将种子团分成 3 瓣,每瓣有种子 5~26 粒。种子为不规则多面体,直径 2~3mm;表面棕红色或暗褐色,有细皱纹,外被淡棕色膜质假种皮;质硬,胚乳灰白色。气芳香而浓烈,味辛凉、微苦。

海南砂　呈长椭圆形或卵圆形,有明显的三棱,长 1.5~2cm,直径 0.8~1.2cm。表面被片状、分枝的软刺,基部具果梗痕。果皮厚而硬。种子团较小,每瓣有种子 3~24 粒;种子直径 1.5~2mm。气味稍淡。

阳春砂以个大、坚实、饱满、种仁红棕色、香气浓、搓之果皮不易脱落者为佳。海南砂以个大、坚实、气味浓者为佳。

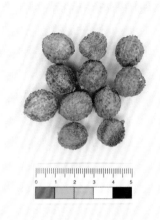

砂仁饮片图

【**性味与归经**】辛,温。归脾、胃、肾经。

【**功效与主治**】化湿开胃,温脾止泻,理气安胎。用于湿浊中阻,脘痞不饥,脾胃虚寒,呕吐泄泻,妊娠恶阻,胎动不安。

【**常用配伍**】

1. 配伍苍术、厚朴、陈皮等,化湿开胃、温脾止泻,常用于湿阻或气滞所致之脘腹胀痛等脾胃不和诸证。

2. 配伍白豆蔻,宣通三焦气机、芳香化浊、醒脾和胃、行气止痛,常用于湿浊内蕴,胃呆纳少、气滞胸闷、脘腹胀痛、胃寒反胃呕吐、消化不良。妇科肿瘤临床常用于放化疗后恶心呕吐、腹胀、食欲不振。

3. 配伍白术,行气和中而止呕安胎,可用于脾胃气虚之妊娠呕逆不能食、胎动不安等。

4. 配伍生姜,温中暖胃、止呕止泻,常用于脾胃虚寒,呕吐泄泻。妇科肿瘤临床常两药磨粉后敷脐,用于化疗后恶心呕吐。

5. 配伍香橼,行气散寒、和胃止痛,常用于肝气犯胃之胃气痛。

6. 配伍五灵脂,气血同治,使气行血活,其块自散,其闭自通,常用于妇人经闭血块。

7. 配伍鹿茸,健脾胃、壮肾阳、益精气、补血、养髓,可用于治疗脾肾亏虚所致诸症,常用于妇科肿瘤放化疗后引起的骨髓抑制。

【**常用剂量与用法**】煎服 3~6g,后下。

【**主要化学成分**】砂仁含有挥发油、黄酮类、多糖、多酚及有机酸等多种化学成分。

【抗妇科肿瘤研究】现代药理学研究表明,砂仁具有提高机体免疫力、调节淋巴细胞的药理作用,可通过促进机体免疫力,发挥一定的抗肿瘤作用。砂仁还具有保护胃肠道、镇痛、抗炎、抗氧化及抗菌等作用,可用于肿瘤患者放化疗或术后的辅助治疗。

【临床合理应用】砂仁始载于《药性论》,其谓:"缩砂蜜出波斯国。"李时珍谓:"此物实在根下,仁藏壳内,亦或此意欤。"古代砂仁产地就有国产、进口之分:进口者即今之绿壳砂仁;产岭南者即今之阳春砂仁。砂仁起初以进口为主,来源地主要包括波斯国等地,至宋代产于岭南一带的国产砂仁成为药用主流,至明代"砂仁"一名渐成通用名。砂仁既能治咳逆噎膈之上焦病证,又能治腹胀纳呆等中焦病证,同时还能治冷痢、滑泻、肾寒奔豚等下焦疾病。但砂仁既非上焦之品,又非下焦之药,而是中焦之专药。砂仁气味芳香,善入脾胃,长于化湿醒脾、行气和胃、温中散寒,为化湿行气、醒脾和胃之良药,并能止呕、止泻、安胎。中医肿瘤临床常用于治疗放化疗后恶心、呕吐、胃纳不佳等湿阻中焦或脾胃虚寒证。

砂仁性温,阴虚有热者忌服,便秘者慎用。砂仁含多种挥发油,入煎剂应后下。

【参考文献】

[1]杨东生,张越,舒艳,等.砂仁化学成分及药理作用的研究进展[J].广东化工,2022,49(8):111-114.

[2]陈淇,李湘銮,曾晓房,等.砂仁多糖提取及其生物活性研究进展[J].食品安全质量检测学报,2023,14(4):232-238.

山慈菇

【别名】毛慈菇、冰球子。

【来源】本品为兰科植物杜鹃兰 *Cremastra appendiculata*(D. Don)Makino、独蒜兰 *Pleione bulbocodioides*(Franch.)Rolfe 或云南独蒜兰 *Pleione yunnanensis* Rolfe 的干燥假鳞茎。前者习称"毛慈菇",后二者习称"冰球子"。

【产地】主产于四川、贵州。

【采收加工】夏、秋二季采挖,除去地上部分及泥沙,分开大小置沸水锅中蒸煮至透心,干燥。

【性状鉴别】

毛慈菇　呈不规则扁球形或圆锥形,顶端渐突起,基部有须根痕。长

1.8~3cm,膨大部直径 1~2cm。表面黄棕色或棕褐色,有纵皱纹或纵沟,中部有 2~3 条微突起的环节,节上有鳞片叶干枯腐烂后留下的丝状纤维。质坚硬,难折断,断面灰白色或黄白色,略呈角质。气微,味淡,带黏性。

冰球子　呈圆锥形,瓶颈状或不规则团块,直径 1~2cm,高 1.5~2.5cm。顶端渐尖,尖端断头处呈盘状,基部膨大且圆平,中央凹入,有 1~2 条环节,多偏向一侧。撞去外皮者表面黄白色,带表皮者浅棕色,光滑,有不规则皱纹。断面浅黄色,角质半透明。

山慈菇以个大均匀、饱满坚实者为佳。

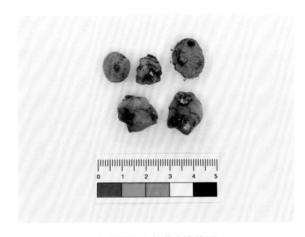

山慈菇(毛慈菇)饮片图

【性味与归经】甘、微辛,凉。归肝、脾经。

【功效与主治】清热解毒,化痰散结。用于痈肿疔毒,瘰疬痰核,蛇虫咬伤,癥瘕痞块。

【常用配伍】

1. 配伍麝香,取山慈菇解毒散热,取麝香活血散瘀,相配解毒消痈,可用治痈、疽、疔、疮等。

2. 配伍大戟,解毒清热、散结消痈,可用于痈疽、疔毒、恶疮等,二药为主要配伍,磨汁外擦对疔毒、恶疮等均有疗效。

3. 配伍五倍子,消痈散结,解毒消肿,可用于皮肤湿疮等、痈疽发背、疔肿恶疮。

4. 配伍半枝莲、白花蛇舌草,清热解毒力强,可用于宫颈癌、卵巢癌热毒蕴结者。

【常用剂量与用法】煎服 3~9g。外用适量。

【主要化学成分】山慈菇含有菲类、联苯类、酮类、糖苷类、萜类、生物碱类等化学成分。

【抗妇科肿瘤研究】现代药理学研究表明，山慈菇具有抗卵巢癌及宫颈癌等妇科肿瘤的药理活性。山慈菇的主要抗妇科肿瘤机制：①增强抗肿瘤免疫活性。山慈菇多糖可通过提高荷瘤模型小鼠 $CD4^+$、$CD8^+$T 淋巴细胞浓度，提高机体免疫力，进而发挥抗肿瘤作用。②直接细胞毒作用。山慈菇提取物，如多糖、醇提物、乙酸乙酯，对卵巢癌 A-2780 细胞、宫颈癌 HeLa 细胞有直接杀伤作用，高浓度时可直接杀死肿瘤细胞，表现出较强的细胞毒活性，这可能与其对 Caspases、Bcl-2、Bax 等凋亡相关因子的调控有关。③抑制新血管生成。山慈菇提取物 β- 谷甾醇能通过抑制 VEGF 干预肿瘤外周新血管的生成。此外，山慈菇还具有抗菌、降血压、治疗痛风及阻断乙酰胆碱受体 M3 等药理作用。

【临床合理应用】山慈菇始载于《本草拾遗》。原均为野生，现有栽培。陈藏器谓："山慈菇生山中湿地，叶似车前，根似慈菇。"故名。山慈菇味辛，性寒，最能清热散结，有攻毒消坚之功，故常用于痈肿恶疮、瘰疬结核、癥瘤、喉痹、蛇虫咬伤诸症。在外治方面，生品捣烂如泥，能拔毒；醋磨汁涂之，可治痈疡疔肿；捣汁敷之能除面斑、雀斑、粉刺，夜涂旦洗；煎汁漱口可治牙龈肿痛。山慈菇是中医肿瘤临床广泛应用的中药，用于治疗肺癌、鼻咽癌、食管癌、胃癌、肝癌、甲状腺癌、恶性淋巴瘤、乳腺癌、宫颈癌等多种肿瘤，还用于痰气凝滞、痰火胶结的鼻咽癌，症见头晕、胸闷、痰多黏腻等。本品常与昆布、海藻、白毛夏枯草等配合应用；用于痰湿凝聚、日久郁而化火的淋巴肿瘤、甲状腺腺瘤，症见胸闷痰多、苔黄腻，常与夏枯草、漏芦、牡蛎等配伍使用。山慈菇粉外敷对治疗骨转移癌疼痛有明显的止痛作用，可减少强阿片类药物的使用剂量。

山慈菇有小毒，故正气虚弱者慎服。

【参考文献】

［1］王宏伟，田欣圆，于蕾．山慈菇的化学成分及其抗肿瘤作用机制研究进展［J］．内蒙古医科大学学报，2022，44（3）：305-309．

［2］王骁，范焕芳，李德辉，等．山慈菇抗肿瘤作用研究进展［J］．江苏中医药，2023，55（2）：74-76．

山药

【**别名**】薯蓣、山芋。

【**来源**】本品为薯蓣科植物薯蓣 *Dioscorea opposita* Thunb. 的干燥根茎。

【**产地**】主产于河南、河北、广西。

【**采收加工**】冬季茎叶枯萎后采挖,切去根头,洗净,除去外皮和须根,干燥,习称"毛山药";或除去外皮,趁鲜切厚片,干燥,称为"山药片";也有选择肥大顺直的干燥山药,置清水中,浸至无干心,闷透,切齐两端,用木板搓成圆柱状,晒干,打光,习称"光山药"。

【**性状鉴别**】

山药　为类圆形、椭圆形或不规则的厚片。表面类白色或淡黄白色,质脆,易折断,切面类白色,富粉性。气微,味淡、微酸,嚼之发黏。

山药片　为不规则的厚片,皱缩不平,切面白色或黄白色,质坚脆,粉性。气微,味淡、微酸。

麸炒山药　形如毛山药片或光山药片,切面黄白色或微黄色,偶见焦斑,略有焦香气。

山药临床习用品还有土炒山药。

山药以条粗、质坚实、粉性足、色洁白者为佳。

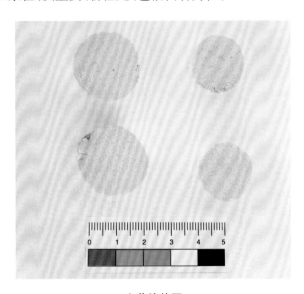

山药饮片图

【性味与归经】甘,平。归脾、肺、肾经。

【功效与主治】补脾养胃,生津益肺,补肾涩精。用于脾虚食少、久泻不止、肺虚喘咳、肾虚遗精、带下、尿频、虚热消渴。

【常用配伍】

1. 配伍茯苓,山药补脾强阴,茯苓渗湿降浊。两者合用,湿浊降脾胃得健,则泄泻可止,常用于治疗脾虚胃弱,腹泻,或咳嗽痰多。

2. 配伍扁豆,扁豆甘温,清暑化湿、补脾止泻、解毒和中。山药偏于补脾益阴,扁豆善于和中化湿。二药配伍,健脾化湿、和中止泻之效益彰,常用于放化疗后脾胃虚弱,食欲不振、倦怠无力、慢性泄泻、妇女带下诸症。

3. 配伍牛蒡子,牛蒡子辛苦寒滑,善疏风清肺、清热解毒、祛痰止咳、宣肺透疹。山药以补为主,牛蒡子以清为要。二药相合,一补一清,清补合法,故宣肺气、清肺热、健脾胃、祛痰止咳的力量增强,可用于脾胃不健,肺气虚弱,痰湿内生,停阻气道,以致胸膈满闷、咳嗽气短、喉中水鸡声、身倦乏力等。

4. 配伍甘草,两药相须为用,甘缓平淡,补脾益肺而不嫌其峻猛,养阴生津又不嫌其滋腻,可用于治疗久病脾肺两伤或热病后期气阴不足者。

5. 配伍黄芪,黄芪甘温,补气升阳,利水消肿,而偏于补脾阳,山药侧重于补脾阴。二药伍用,一阴一阳,相互促进,相互转化,共收健脾胃、促运化、敛脾精、止漏浊、消除尿糖之功,可用于治疗糖尿病尿糖严重者,慢性胃肠炎、慢性肾功能不全等。

【常用剂量与用法】煎服 15~30g。

【主要化学成分】山药含有多糖、皂苷、尿囊素、黏液质、黄酮等化学成分,其中山药多糖是最重要的化学成分。

【抗妇科肿瘤研究】现代药理学研究表明,山药具有抗宫颈癌的药理活性。其主要抗妇科肿瘤机制:①诱导肿瘤细胞凋亡。山药多糖能通过促进凋亡 Caspase-8 和 Caspase-3 酶原活化,加速细胞凋亡小体的形成,发挥诱导宫颈癌 HeLa 细胞凋亡的作用。②增强抗肿瘤免疫活性。山药多糖能促进肿瘤小鼠模型体内 T 淋巴细胞和自然杀伤细胞的增殖分化,提高脾淋巴细胞和巨噬细胞中 IL-2 和 TNF-α 含量,从而抑制肿瘤组织生长,并诱导肿瘤细胞凋亡。③癌基因及通路的调控作用。山药水提物可有效抑制 PI3K/AKT,Wnt/β-catenin 信号通路激活而发挥抗肿瘤作用。此外,山药还具有抗炎、抗氧化应激、降血糖、降血脂等药理作用。

【临床合理应用】山药始载于《神农本草经》,列为上品。上品养命,补益药,无毒,能长服。明嘉靖年间,铁棍山药被朝廷规定为贡品。山药性平,味甘,归脾、肺、肾经。本品补而不滞,不热不燥,能补脾气而益胃阴,常用于脾气虚弱或气阴两虚,消瘦乏力、食少便溏或泄泻及妇女带下等。对气虚重证,多入复方使用,用作人参、白术等的辅助药。如治脾虚食少便溏的参苓白术散(《太平惠民和剂局方》)和治带下的完带汤(《傅青主女科》)。因其富含营养成分,又容易消化,可作为食品长期服用,对慢性久病或病后,虚弱羸瘦,需营养调补而脾运不健者,本品不失为一味调补佳品。中医肿瘤临床常用本品复方治疗各类肿瘤,凡证属脾胃虚弱、肾肺亏损、气阴两虚或气虚邪实者尤宜。用于妇科肿瘤患者脾虚食少、泄泻便溏、白带过多,一般选择麸炒山药入药;用于脾虚久泻或大便泄泻,可以选择土炒山药补脾止泻。

过敏体质人群服用山药后可能会出现皮肤瘙痒,或荨麻疹及片状疱疹,并见咽喉作痒等。亦有引起发热的报道。生品外敷亦可致皮肤瘙痒、心烦不宁等,如出现以上症状,应及时停药。

山药性能助湿,养阴且兼涩,故内有积滞、湿盛中满者不宜单用;邪热内实者禁用。

【参考文献】

[1] 刘爽,吕佼,于潇潇,等.我国山药资源开发研究概况[J].粮食与油脂,2020,33(3):19-21.

[2] 王珺,徐俊杰.山药多糖的组成及其药理作用的研究进展[J].吉林医药学院学报,2018,39(4):304-306.

[3] 梁杉,王琨,刘佩瑶,等.山药多糖结构、生物活性及其机制研究进展[J].食品科学,2022,43(23):296-304.

[4] 许远征,庞红利,李洪影,等.山药多糖对肿瘤小鼠的抗肿瘤作用和免疫调节作用的研究[J].医药论坛杂志,2020,41(9):8-10.

[5] 杨雁,孙羽灵,孙建梅,等.山药活性成分药理作用研究进展[J].中国野生植物资源,2022,41(12):55-60.

蛇床子

【别名】野胡萝卜子。

【来源】本品为伞形科植物蛇床 *Cnidium monnieri* (L.) Cuss. 的干燥成熟果实。

【产地】主产于河北、山西、江苏、浙江、四川等地。

【采收加工】夏、秋二季果实成熟时采收,除去杂质,晒干。

【性状鉴别】为双悬果,呈椭圆形,长 2~4mm,直径约 2mm。表面灰黄色或灰褐色,顶端有 2 枚向外弯曲的柱基,基部偶有细梗。分果的背面有薄而突起的纵棱 5 条,接合面平坦,有 2 条棕色略突起的纵棱线。果皮松脆,揉搓易脱落。种子细小,灰棕色,显油性。气香,味辛凉,有麻舌感。

蛇床子以颗粒饱满、色灰黄、香气浓者为佳。

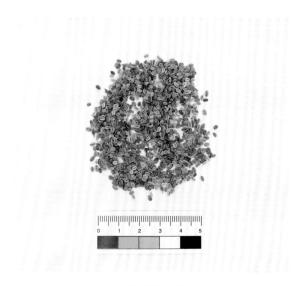

蛇床子饮片图

【性味与归经】辛、苦,温;有小毒。归肾经。

【功效与主治】燥湿祛风,杀虫止痒,温肾壮阳。用于阴痒带下,湿疹瘙痒,湿痹腰痛,肾虚阳痿,宫冷不孕。

【常用配伍】

1. 配伍苦参、黄柏、白矾等,燥湿祛风、杀虫止痒,常用于皮肤病疥癣瘙痒及妇科阴部湿疹瘙痒等。以煎汤熏洗、涂擦或研末调敷等外用方法为多。

2. 配伍山药、杜仲、牛膝,助阳散寒、燥湿祛风,常用于肾虚并寒湿带下,湿痹腰痛者。

3. 配伍甘草,温肾壮阳、燥湿,常用于因肾阳虚衰、寒湿内盛而致泻利脱肛者。

4. 配伍桃仁,蛇床子温经燥湿杀虫,桃仁活血通络消肿。二药相合,纳于阴中,可治寒湿瘀血结聚阴门、阴中肿胀生疮之症。

5. 配伍枯矾,能燥湿解毒敛疮。二药可研末为散外用,治疗各种疥疮。

【常用剂量与用法】煎服 3~10g。外用适量,多煎汤熏洗,或研末调敷。

【主要化学成分】蛇床子含有香豆素类、挥发油类、黄酮类、甾体类等化学成分。香豆素类成分是蛇床子的主要成分,其中以简单香豆素和呋喃香豆素为主。

【抗妇科肿瘤研究】现代药理学研究表明,蛇床子具有抗宫颈癌的药理活性。蛇床子的主要妇科抗肿瘤机制:①诱导肿瘤细胞凋亡。蛇床子素能通过上调 Bax 和 Caspase-3 表达,下调 Bcl-2 表达,发挥诱导宫颈癌 HeLa 细胞凋亡的作用。②协同放疗增效减毒。蛇床子素可以通过抑制 NF-κB 信号通路活性,增强放射治疗对宫颈癌细胞 DNA 的损伤作用,并降低放疗所致的毒副作用。此外,蛇床子具有抗炎止痛、抗菌止痒和神经保护等药理作用,被广泛用于妇科炎症、过敏性皮炎、湿疹及关节炎等疾病的治疗。

【临床合理应用】蛇床子始载于《神农本草经》,列为上品。其载:"主妇人阴中肿痛,男子阴痿湿痒,除痹气,利关节,癫痫,恶创。"本品为补肾及止痒要药,习用于皮肤科和妇科,外用尤为重要。古人观察蛇虫喜卧于此草之下,食其种子,因名蛇床子。历代视之安全无毒,唯《药性论》载其"有小毒"。蛇床子味苦性平而偏温,具有明显的温燥之性,能够燥湿杀虫止痒,主治"妇人阴中肿痛,男子阴痿湿痒"等病证。药理学研究发现,本品无论内服,还是外用,均具有显著的止痒作用,并对多种真菌、细菌具有较强的杀灭作用。蛇床子也是一味温肾壮阳药,临床用于肾虚阳痿及女子不孕之症。中医肿瘤临床用于妇科肿瘤的治疗,早期宫颈癌糜烂型可用蛇床子、钟乳石、雄黄各 12g,乳香 18g,儿茶、冰片、硼砂各 9g,知母、麝香各 6g,明矾 110g。共为细末于宫颈部涂用,每 5 天换药 1 次。

蛇床子外用适量,煎汤熏洗,或研末调敷。下焦湿热或相火妄动,精关不固者忌服。

【参考文献】

[1]田斌,瞿孝兰,林义平,等.蛇床子化学成分及药理作用研究进展

［J］. 中药与临床, 2020, 11（1）: 70-73.

　　［2］屈小微, 张毅. 蛇床子素抗肿瘤作用及其机制的研究进展［J］. 国际老年医学杂志, 2021, 42（3）: 190-193.

　　［3］刘楠. 蛇床子素协同洛铂诱导人乳腺癌细胞凋亡的作用与机制初步研究［D］. 重庆: 重庆医科大学, 2022.

石斛

【别名】耳环石斛。

【来源】本品为兰科植物金钗石斛 *Dendrobium nobile* Lindl.、霍山石斛 *Dendrobium huoshanense* C. Z. Tang et S. J. Cheng、鼓槌石斛 *Dendrobium chrysotoxum* Lindl. 或流苏石斛 *Dendrobium fimbriatum* Hook. 的栽培品及其同属植物近似种的新鲜或干燥茎。

【产地】主产于安徽、浙江、湖北、云南等地。

【采收加工】全年均可采收, 鲜用者除去根和泥沙; 干用者采收后, 除去杂质, 用开水略烫或烘软, 再边搓边烘晒, 至叶鞘搓净, 干燥。霍山石斛 11 月至翌年 3 月采收, 除去叶、根须及泥沙等杂质, 洗净, 鲜用, 或加热除去叶鞘制成干条; 或边加热边扭成螺旋状或弹簧状, 干燥, 称霍山石斛、枫斗。

【性状鉴别】

　　干石斛　呈扁圆柱形或圆柱形的段。表面金黄色、绿黄色或棕黄色, 有光泽, 有深纵沟或纵棱, 有的可见棕褐色的节。切面黄白色至黄褐色, 有多数散在的筋脉点。气微, 味淡或微苦, 嚼之有黏性。

　　鲜石斛　呈圆柱形或扁圆柱形的段。直径 0.4~1.2cm。表面黄绿色, 光滑或有纵纹, 肉质多汁。气微, 味微苦而回甜, 嚼之有黏性。

　　霍山石斛、枫斗　干条呈直条状或不规则弯曲形, 长 2~8cm, 直径 1~4mm。表面淡黄绿色至黄绿色, 偶有黄褐色斑块, 有细纵纹, 节明显, 节上有的可见残留的灰白色膜质叶鞘; 一端可见茎基部残留的短须根或须根痕, 另一端为茎尖, 较细。质硬而脆, 易折断, 断面平坦, 灰黄色至灰绿色, 略角质状。气微, 味淡, 嚼之有黏性。鲜品稍肥大。肉质, 易折断, 断面淡黄绿色至深绿色。气微, 味淡, 嚼之有黏性且少有渣。枫斗呈螺旋形或弹簧状, 通常为 2~5 个旋纹, 茎拉直后性状同干条。

　　石斛干品以色金黄、有光泽、质柔韧者为佳。

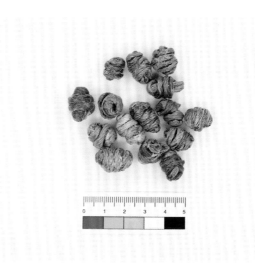

石斛饮片图

【**性味与归经**】甘,微寒。归胃、肾经。

【**功效与主治**】益胃生津,滋阴清热。用于热病津伤,口干烦渴,胃阴不足,食少干呕,病后虚热不退,阴虚火旺,骨蒸劳热,目暗不明,筋骨痿软。

【**常用配伍**】

1. 配伍玄参,清热泻火、滋阴生津,常用于治疗胃火上冲于心,心中烦闷、怔忡惊悸,久则成痿,两足无力,不能动履。

2. 配伍沙参,滋阴养胃生津,常用于放疗后肺胃津亏,口干舌燥、食少等症。

3. 配伍天花粉,能养胃经、生津液、除烦渴、清虚热,常用于治疗胃津亏虚,消渴、虚热舌绛少津等症,临床可用于血糖高者。

4. 配伍菊花,能滋阴清热明目,常用于治疗肝肾不足、阴虚内热所致之目暗不明、眼目昏花等症。

5. 鲜石斛配伍鲜生地黄,清热凉血、养阴生津,又同为鲜药,意在加强生津清热之功,常用于放疗后伤津化火生风,身热不退、斑疹透露、口干舌燥、烦渴欲饮、纳呆、舌红少津无苔。

【**常用剂量与用法**】煎服 6~12g;鲜品 15~30g。

【**主要化学成分**】石斛主要含有多糖、生物碱、香豆素、酚类和倍半萜等化学成分,其中多糖是最主要的活性成分。

【抗妇科肿瘤研究】现代药理学研究表明,石斛具有抗宫颈癌及卵巢癌等妇科肿瘤的药理活性。石斛的主要抗妇科肿瘤机制:①增强抗肿瘤免疫活性。石斛多糖能够明显增强机体免疫力,促使白细胞数量增加,吞噬细胞活性增强。临床上常用于抗肿瘤药物及放化疗的辅助治疗,能够有效减轻不良反应,提高患者生存质量。②阻滞肿瘤细胞周期。石斛中的毛兰素能够调控 E- 钙黏蛋白并阻滞肿瘤细胞停滞于 G2/M 期,从而抑制宫颈癌发展。石斛乙醇提取物可通过上调人体抑癌基因 $p53$ 干扰宫颈癌 HeLa 细胞周期进程使肿瘤细胞阻滞于 S 期。③抑制肿瘤细胞增殖并诱其导凋亡。毛兰素能通过线粒体膜的改变、死亡受体激活及诱导 Caepase 家族活化等机制诱导肿瘤细胞凋亡。石斛菲醌能通过调控 Caepase-3、Caepase-9、CAV1 及下调 $SOX2$ 基因表达发挥抑制人卵巢癌 HO-8910PM 细胞增殖和转移的作用。④抗氧化清除自由基。石斛茎乙醇和丙酮提取物对宫颈癌细胞生长具有显著的抑制作用,其机制为对 DPPH 自由基的清除。⑤抑制癌相关信号通路。毛兰素能通过诱导 Akt 激酶活性,调节 JAK/STAT3、ERK1/2 信号通路和线粒体凋亡通路发挥抑制宫颈癌 HeLa 细胞增殖的作用。此外,石斛还具有降血糖、抗衰老、降血压等多种药理作用。

【临床合理应用】石斛始载于《神农本草经》,列为上品。陶弘景谓:今用石斛,出始兴。生石上,细实,桑灰汤沃之,色如金,形如蚱蜢髀者佳。石斛甘能滋养,微寒清凉,入肾经可滋肾阴、清虚火、强腰、明目,入胃经可养阴清热、益胃生津、止渴。既滋阴又清热,既退虚热又除实热,凡阴亏津伤有热者皆可投用,兼虚热者径用,兼实热火毒者当配清热泻火之品。中医肿瘤临床用于治疗妇科肿瘤、食管癌、胃癌、肺癌、鼻咽癌、纵隔肿瘤等多种肿瘤及肿瘤放疗化疗后的副作用,可以有效减轻肿瘤患者的症状,调节人体的免疫力,提高生活患者质量。用于经化疗、放疗后津液耗损有咽干口燥、潮热盗汗、舌绛苔少等表现的肿瘤患者,常与麦冬、天花粉、知母、玉竹等配伍。

石斛可煎汤、熬膏或入丸散。鲜石斛清热生津力强,热病伤津者多用;一般阴虚口干可用干石斛。干品入汤剂宜久煎。本品甘补恋邪助湿,故温热病不宜早用,湿温尚未化燥者忌服;脾胃虚寒者忌服。

【参考文献】

[1] 施仁潮,竹剑平,李明焱. 铁皮石斛抗肿瘤作用的研究进展[J]. 中国药学杂志,2013,48(19):1641-1644.

［2］LI M T, HE Y L, PENG C, et al. Erianin inhibits human cervical cancer cell through regulation of tumor protein p53 via the extracellular signal-regulated kinase signaling pathway.［J］. Oncology letters, 2018, 16（4）: 5006-5012.

［3］陈泓伶,邓丽娟.石斛来源的毛兰素抗肿瘤活性及其机制研究进展［J］.上海中医药大学学报,2022,36（2）:94-100.

［4］李健,王美娜,赵美丽,等.石斛属植物抗肿瘤活性成分及其机制研究进展［J］.广西植物,2021,41（10）:1730-1745.

［5］ZHANG X W, CHENG M, WANG X J, et al. Denbinobin suppresses ovarian cancer proliferation and metastasis［J］. Pharmacol Clin Chin Mat Med, 2016, 32（3）: 72-75.

［6］PAUDEL M R, CHAND M B, PANT B, et al. Assessment of antioxidant and cytotoxic activities of extractsof Dendrobium crepidatum［J］. Biomolecules, 2019, 9（9）: 478.

石上柏

【别名】地侧柏、金龙草。

【来源】本品为卷柏科植物深绿卷柏 *Selaginella doederleinii* Hieron. 的干燥全草。

【产地】主产于浙江。

【采收加工】夏、秋二季采收,除去杂质,干燥。

【性状鉴别】呈短段状。根极少,纤细,黄褐色。茎较少,扁柱形,具棱,宽约 2mm;表面黄绿色至淡黄棕色,有的可见分枝,具稀疏而整齐排列的叶或叶痕。叶为羽状复叶,上表面深绿色,下表面淡绿色,多卷曲。分枝上的小叶有 2 型:背叶,2 列,斜展,覆瓦状排列,卵状矩圆形,长约3mm,宽约2mm,顶端钝,不对称;腹叶小,2 列,相互交叉排列,卵圆形,顶端锐尖。孢子囊穗顶生,四棱形;孢子叶卵状三角形,头渐尖。体轻,质稍韧。气微,味淡。

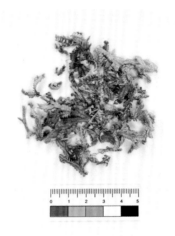

石上柏饮片图

【性味与归经】苦,寒。归肝、胆、肺经。

【功效与主治】清热解毒,利湿。用于肺热咳喘,咽喉肿痛,目赤肿痛,湿热黄疸,热淋涩痛,乳痈肿痛,风湿热痹,水火烫伤。

【常用配伍】

1. 配伍蛇莓、半枝莲,清热解毒抗癌,能治疗各种肿瘤,代表中成药为消癌平片。

2. 配伍生地黄、紫草、牡蛎、夏枯草,清热软坚散结,常用于妇科肿瘤的治疗。

3. 配伍山慈菇、天葵子、牛蒡子、生地黄、玄参等,用于局部放疗的鼻咽癌。

4. 配伍半枝莲、白花蛇舌草、蛇莓、藤梨根等,清热解毒抗癌,用于各种肿瘤的治疗。

【常用剂量与用法】煎服 9~15g。

【主要化学成分】石上柏主要含黄酮类、生物碱类、甾醇、皂苷、氨基酸等化学成分。

【抗妇科肿瘤研究】现代药理学研究表明,石上柏具有抗宫颈癌、卵巢癌等妇科肿瘤的药理活性。石上柏的主要抗妇科肿瘤机制为抑制肿瘤细胞增殖并诱导凋亡。石上柏能明显抑制宫颈癌 HeLa 细胞增殖,且作用呈剂量依赖性。石上柏石油醚和乙酸乙酯提取物能通过破坏卵巢癌细胞内质网、线粒体及细胞核结构来抑制其生长,并诱导细胞凋亡。此外,石上柏还具有增强机体代谢和网状内皮系统功能,抗诱变、抗炎、镇咳、降血压、祛风湿等药理作用。

【临床合理应用】石上柏性味苦、寒,有清热解毒、祛风除湿、抗癌止血之功效,常用于治疗咽喉肿痛、肺热咳嗽、乳腺炎、湿热黄疸、风湿痹痛、外伤出血等。中医肿瘤临床用于绒毛膜上皮癌、鼻咽癌、肺癌及消化道癌等多种恶性肿瘤的治疗,石上柏制剂对化疗、放疗能发挥协同作用,使疗程缩短,加速肿瘤的缩小和消退。故临床可配合放疗、化疗同用,以提高临床疗效。

脾胃虚弱者及孕妇慎用。

【参考文献】

［1］黄建勇,李少光,李宇翔,等.石上柏的研究概况［J］.海峡药学,2013,25（7）:18-21.

［2］MUEMAF W.石上柏的化学成分及抗增殖活性研究［D］.武汉:中国科学院大学（中国科学院武汉植物园）,2021.

［3］李潇.石上柏提取物抑制卵巢癌细胞的研究［D］.石家庄:河北医科大学,2015.

桃仁

【别名】桃核仁、山桃仁。

【来源】本品为蔷薇科植物桃 *Prunus persica*（L.）Batsch 或山桃 *Prunus davidiana*（Carr.）Franch. 的干燥成熟种子。

【产地】全国各地均产。

【采收加工】果实成熟后采收,除去果肉和核壳,取出种子,晒干。

【性状鉴别】

桃仁　呈扁长卵形,长 1.2~1.8cm,宽 0.8~1.2cm,厚 0.2~0.4cm。表面黄棕色至红棕色,密布颗粒状突起。一端尖,中部膨大,另端钝圆稍偏斜,边缘较薄。尖端一侧有短线形种脐,圆端有颜色略深不甚明显的合点,自合点处散出多数纵向维管束。种皮薄,子叶 2,类白色,富油性。气微,味微苦。

山桃仁　呈类卵圆形,较小而肥厚,长约 0.9cm,宽约 0.7cm,厚约 0.5cm。

燀桃仁　呈扁长卵形,长 1.2~1.8cm,宽 0.8~1.2cm,厚 0.2~0.4cm。表面

浅黄白色,一端尖,中部膨大,另端钝圆稍偏斜,边缘较薄。子叶2,富油性。气微香,味微苦。

燀山桃仁 呈类卵圆形,较小而肥厚,长约1cm,宽约0.7cm,厚约0.5cm。

炒桃仁 呈扁长卵形,长1.2~1.8cm,宽0.8~1.2cm,厚0.2~0.4cm。表面黄色至棕黄色,可见焦斑。一端尖,中部膨大,另端钝圆稍偏斜,边缘较薄。子叶2,富油性。气微香,味微苦。

炒山桃仁 2枚子叶多分离,完整者呈类卵圆形,较小而肥厚。长约1cm,宽约0.7cm,厚约0.5cm。

桃仁以颗粒饱满、均匀、完整者为佳。

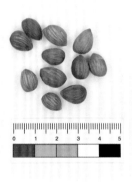

桃仁饮片图

【性味与归经】苦、甘,平。归心、肝、大肠经。

【功效与主治】活血祛瘀,润肠通便,止咳平喘。用于经闭痛经,癥瘕痞块,肺痈肠痈,跌仆损伤,肠燥便秘,咳嗽气喘。

【常用配伍】

1. 配伍红花,两药合用,相互促进,可化瘀血、通经闭、祛瘀生新、消肿止痛,妇科临床常用于治疗瘀血胸痛、腹痛、经闭、痈肿、瘀血肿痛等。

2. 配伍当归,二药伍用,共成调血化瘀之配,常用于妇科瘀血经闭、痛经等。

3. 配伍桂枝、牡丹皮、赤芍,活血祛瘀、消癥散结,常用于妇科瘀血蓄积之癥瘕痞块,如子宫肌瘤、宫颈癌等。

4. 配伍杏仁,行气活血、消肿止痛、润肠通便、止咳平喘,常用于气滞血瘀之胸、腹、少腹疼痛,老年人、虚人津枯肠燥、大便秘结等症。

5. 配伍小茴香,活血祛瘀散结、温肾散寒行气,常用于妇科肿瘤化疗后少腹有寒,气血凝滞,腹痛、小腹肿硬、便秘等。

6. 配伍苇茎、冬瓜仁,活血祛瘀以消痈、润肠通便以泄瘀,可用于肺痈之咳嗽、胸痛、咯吐腥臭浊痰,甚则咯吐脓血痰等症。

7. 配伍大黄、牡丹皮等,通里攻下、活血化瘀解毒,常用于瘀滞之腹痛阵作,按之加剧,脘腹胀闷、恶心欲吐、便秘等肠痈瘀滞证。

8. 配伍当归、火麻仁,能润肠通便,常用于放化疗后肠燥便秘。

【常用剂量与用法】煎服 5~10g。

【主要化学成分】桃仁含有挥发油类、氰苷、黄酮及其苷类、甾醇及其苷类、芳香苷类、脂肪酸类、苯丙素类等化学成分。

【抗妇科肿瘤研究】现代药理学研究表明,桃仁具有抗卵巢癌的药理活性。桃仁的主要抗妇科肿瘤机制:①抑制肿瘤细胞增殖。桃仁中的岩藻甾醇能通过调节增殖相关的信号通路、活性氧的产生、线粒体功能、内质网应激、血管生成和钙稳态,从而干预细胞周期,发挥抑制卵巢癌细胞增殖的作用。②调节免疫功能。桃仁乙醇提取物能增强机体免疫功能,提高 SOD 活性,降低 MAD 含量,减轻环磷酰胺的免疫抑制作用。③改善激素分泌。含桃仁复方药桂枝茯苓胶囊能够显著降低子宫肌瘤大鼠模型中平滑肌组织中孕激素受体与 IGF-1 的水平,并降低其子宫系数,减轻子宫壁平滑肌增生,表明其具有治疗子宫肌瘤的作用。网络药理学研究表明,桂枝茯苓胶囊抗子宫肌瘤的机制可能为调控 VEGF、GnRH 等 15 条生物通路从而抑制子宫平滑肌增殖、改善子宫内膜血管的形成、减少雌激素和黄体酮的分泌,降低子宫平滑肌收缩下调 NO、PGE2、PGE2α、TNF-α 等炎症因子的合成与释放。此外,桃仁中主要成分为 β 谷甾醇,而基于 β 谷甾醇开发的抗宫颈癌栓剂已用于临床。桃仁还具有保护心血管、抑制动脉粥样硬化、保护神经及肝肾、延缓硅肺纤维化等药理作用。

【临床合理应用】桃仁始载于《神农本草经》(收载桃),列为下品。桃仁,味辛、苦,性平,入心、肝经血分,善散血滞,具有良好的活血通滞作用,用于多种瘀血证,如血瘀经闭、痛经、产后瘀滞腹痛、癥积、跌打损伤及肺痈、肠痈等。加之其药性平和,寒、热、虚、实皆可应用,故应用范围甚广,为临床治疗瘀阻病证之常用药。中医肿瘤临床可用于妇科肿瘤、肺癌、肠癌、食管癌、胃癌、肝癌、纵隔肿瘤、恶性淋巴瘤、骨癌、脑肿瘤等多种肿瘤。用于痰凝气滞、瘀血凝结的肺癌,常与桔梗、蒲公英、仙鹤草、白毛夏枯草等配伍；用于瘀血凝结、郁火旺盛的食管癌、胃癌等，常与预知子、北沙参、石打穿、枸橘等同用。

桃仁散而不收，泻而勿补，过用或不当，能使血下不止，损伤真阴。故凡经闭由于血枯，产后腹痛由于血虚，大便闭涩由于津液不足者，均忌。

【参考文献】

［1］张妍妍，韦建华，卢澄生，等.桃仁化学成分、药理作用及质量标志物的预测分析［J］.中华中医药学刊，2022，40（1）：234-241.

［2］吴英花，张红英.桃仁乙醇提取物对小鼠移植性S180肿瘤的抑制作用［J］.延边大学医学学报，2015，38（4）：283-285.

［3］孙兰，宗绍波，吕耀中，等.桂枝茯苓胶囊治疗大鼠子宫肌瘤及其机制研究［J］.现代药物与临床，2015，30（4）：362-365.

［4］仲云熙，孙建国，王广基.桂枝茯苓胶囊药理作用与临床应用研究进展［J］.中草药，2016，47（17）：3115-3120.

［5］张新庄，萧伟，徐筱杰，等.基于网络药理学的桂枝茯苓胶囊治疗痛经、子宫肌瘤和盆腔炎的分子作用机制研究［J］.中草药，2016，47（1）：81-94.

［6］马学琴，张丽敏，虎峻瑞.基于网络药理学的桂枝茯苓丸治疗宫颈癌的机制研究，临床医药学研究与实践，2021，6（8）：7-11.

藤梨根

【别名】猕猴梨根。

【来源】本品为猕猴桃科植物猕猴桃 *Actinidia chinensis* Planch. 的干燥根及地下茎。

【产地】主产于浙江。

【采收加工】全年均可采挖，洗净，趁鲜切厚片，干燥。

【性状鉴别】为不规则形的厚片，大小不一。根表面棕褐色或灰棕色，具纵裂纹；切面皮部棕褐色，可见浅色颗粒状的石细胞群及白色结晶状物，木部淡棕色，有多数导管孔。地下茎有节片状的髓。质坚硬。气微，味淡、微涩。

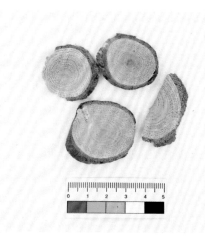

藤梨根饮片图

【**性味与归经**】苦、涩,凉。归肝、胃经。

【**功效与主治**】清热解毒,活血散结,祛风利湿。用于风湿性关节炎,淋巴结结核,跌仆损伤,痈疖,高血压,胃癌。

【**常用配伍**】

1. 配伍半枝莲、半边莲、白茅根等,清热解毒,用于妇科肿瘤、肝癌、胃癌、肠癌等。

2. 配伍莪术、楤木、半边莲、薏苡仁,活血化瘀解毒、化痰渗湿,用于妇科肿瘤、肠癌等。

3. 配伍海藻、黄药子,化痰软坚、利湿散结,常用于痰湿蕴结之淋巴肿大、痈疖等。

4. 配伍天龙、山慈菇、皂角刺等,活血散结、化痰软坚,常用于食管癌。

5. 配伍蒲公英、田基黄,能清热解毒、利湿退黄,常用于湿热黄疸、放化疗后肝损伤见湿热征象者。

【**常用剂量与用法**】煎服 15~60g。

【**主要化学成分**】藤梨根主要含五环三萜类、黄酮类、蒽醌类、甾体类、生物碱类等化学成分。

【**抗妇科肿瘤研究**】现代药理学研究表明,藤梨根具有抗卵巢癌、宫颈癌等妇科肿瘤的药理活性。藤梨根的主要抗妇科肿瘤机制:①阻滞肿瘤细胞周期。藤梨根提取物能明显抑制宫颈癌 HeLa 细胞生长,且作用呈现时间、剂量依赖性,其机制为使细胞周期阻滞于 G0/G1 期,导致 S 期细胞数相应减少,阻断细胞合成遗传信息。②诱导肿瘤细胞凋亡。藤梨根能显著增加肿瘤细胞中 Bax 含量,减少 Bcl-2 含量,并上调 *Caspase*-3 基因表达,从而诱导肿瘤细胞凋亡。③抑制肿瘤细胞侵袭、迁移。不同浓度藤梨根制剂能降低卵巢癌细胞的迁移、侵袭能力,其机制与调控 MMP-2、MMP-9 及 TIMP-1 等因子表达密切相关,且作用呈时间、剂量依赖性。此外,藤梨根还具有降血糖、降血脂、抗氧化、调节免疫、抗菌抗炎、抗心肌缺血等药理作用。

【临床合理应用】藤梨根始载于《开宝本草》,味甘性寒,具有健脾利湿、化痰散结、活血消肿、清热解毒之功效,因其可痰、瘀、毒同治而用于恶性肿瘤。可配伍其他清热解毒药用于结直肠、胃、肝、胰腺等部位肿瘤的治疗;配伍六君子汤,用于脾胃虚弱、气血两亏,兼以痰湿瘀的晚期胃癌;也可配伍猫爪草等化痰散结药用于肺癌;或配伍活血化瘀药用于妇科肿瘤的治疗等。

藤梨根用量可用到 60g,此范围内未见发生不良反应的文献报道。

脾胃虚寒者慎用。

【参考文献】

［1］杨誉佳,陆远富,安强,等.藤梨根提取物对宫颈癌的抑制作用［J］.中华中医药学刊,2019,37（3）:1710-1714.

［2］王银辉,罗丽华,冉瑞智,等.藤梨根制剂对卵巢癌细胞株 A2780 MMP-2、MMP-9 和 TIMP-1 表达的影响［J］.临床和实验医学杂志,2018,17（18）:1937-1941.

［3］马艳春,冯天甜,韩宇博,等.藤梨根抗肿瘤作用机制及应用研究进展［J］.中医药学报,2019,47（6）:118-121.

天花粉

【别名】栝楼根,花粉,蒌根。

【来源】本品为葫芦科植物栝楼 *Trichosantheskirilowii* Maxim. 或双边栝楼 *Trichosanthes rosthornii* Harms 的干燥根。

【产地】主产于河南。

【采收加工】秋、冬二季采挖,洗净,除去外皮,切段或纵剖成瓣,干燥。

【性状鉴别】呈类圆形、半圆形或不规则形的厚片。外表皮黄白色或淡棕黄色。切面可见黄色木质部小孔,略呈放射状排列。气微,味微苦。

天花粉以色白、质坚实、粉性足者为佳。

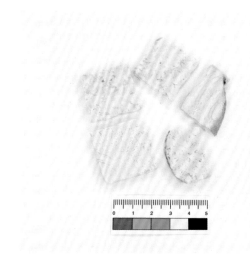

天花粉饮片图

【**性味与归经**】甘、微苦,微寒。归肺、胃经。

【**功效与主治**】清热泻火,生津止渴,消肿排脓。用于热病烦渴,肺热燥咳,内热消渴,疮疡肿毒。

【**常用配伍**】

1. 配伍金银花、白芷,清热泻火解毒、消肿排脓,可治疗疮疡初起之红肿热痛,未成脓者可使之消散,脓已成者可溃疮排脓。

2. 配伍沙参、麦门冬、玉竹,具清热生津止渴之功,可治放疗后燥伤肺胃,津液亏损,咽干口渴、干咳少痰。

3. 配伍芦根、竹叶,能清肺胃热、生津止渴,常能用于热病烦渴。

4. 配伍西洋参、北沙参、阿胶等药,可用于燥热伤肺、气阴两伤之咳喘咳血。

5. 配伍人参,益气生津止渴,可用于气阴两伤之内热消渴。

6. 配伍紫草、大血藤,清热活血祛瘀,可用于血瘀证之恶性葡萄胎、绒毛膜癌、宫颈癌、卵巢癌。

7. 配伍紫草、土茯苓,可用于湿聚毒盛,症见带下腥臭、少腹灼痛、苔黄等的绒毛上皮癌、恶性葡萄胎等。

【**常用剂量与用法**】煎服 10~15g。

【**主要化学成分**】天花粉主要含有多糖类、蛋白质类、皂苷和氨基酸等化学成分。

【**抗妇科肿瘤研究**】现代药理学研究表明,天花粉具有抗宫颈癌、卵巢癌、绒毛膜癌及恶性葡萄胎等多种妇科肿瘤的药理活性。天花粉的主要抗妇科肿瘤机制：①诱导肿瘤细胞凋亡。天花粉蛋白能通过上调 Bax 蛋白表达，下调 Bcl-2 蛋白表达，诱导卵巢癌及宫颈癌细胞凋亡。②增强抗肿瘤免疫活性。天花粉蛋白能提高宫颈癌 U14 荷瘤小鼠的脾指数，并增加血液中 CD4$^+$ 与 CD8$^+$ 比例，具有免疫调节和增强体液免疫功能的作用。天花粉尤适宜于"湿热毒邪内聚、阴津亏虚"的各种妇科肿瘤，对绒毛膜癌、恶性葡萄胎有显著疗效，对恶性葡萄胎的治愈率达 95% 以上，绒毛膜癌的治愈率达 50%。此外，天花粉还有较好的抗菌、抗病毒、抗早孕和抗人类免疫缺陷病毒的作用。

【临床合理应用】天花粉始载于《神农本草经》，列为中品。其味甘、微苦，微寒，入肺、胃经，具有清热泻火、生津止渴、消肿排脓、抗肿瘤的功效。本品常用于热病烦渴、肺热燥咳、内热消渴、疮疡肿毒；抗肿瘤主要用于绒毛膜癌、恶性葡萄胎、胃癌、肝癌、肠癌、肺癌等湿热毒邪内聚、阴津亏虚之证；在妇科常用于引产。临床应用研究证实，本品对绒毛膜癌、恶性葡萄胎有特殊的疗效，对恶性葡萄胎的治愈率达 95% 以上，绒毛膜癌的治愈率达 50%。此外，本品还有较好的抗菌、抗病毒、抗早孕和抗人类免疫缺陷病毒的作用。

临床常研末制成胶囊塞用及制成注射液滴注；治疗其他肿瘤则常以单味或复方煎汁、研末内服或外敷。有少数患者出现腹泻、过敏、过敏性休克等反应，故用量应从小剂量开始，无不良反应者，可渐增至适当量。复方制剂禁止与干姜、乌头类中药配用。孕妇及脾胃虚寒者忌服。

【参考文献】

［1］冯果，陈娟，刘文，等．天花粉有效成分及药理活性研究进展［J］．微量元素与健康研究，2015，32（6）：59-62.

［2］张艳琼，黄利鸣，吴江锋．天花粉蛋白对荷瘤小鼠抑瘤作用的实验研究［J］．时珍国医国药，2009，20（10）：2389-2390.

天葵子

【别名】紫背天葵、天葵根、天葵草。

【来源】本品为毛茛科植物天葵 *Semiaquilegia adozoides*（DC.）Makino 的干燥块根。

【产地】主产于江苏、湖南、湖北。

【采收加工】夏初采挖,洗净,干燥,除去须根。

【性状鉴别】呈不规则短柱状、纺锤状或块状,略弯曲,长 1~3cm,直径 0.5~1cm。表面暗褐色至灰黑色,具不规则的皱纹及须根或须根痕。顶端常有茎叶残基,外被数层黄褐色鞘状鳞片。质较软,易折断,断面皮部类白色,木部黄白色或黄棕色,略呈放射状。气微,味甘、微苦辛。

天葵子以质软、味甜者为佳。

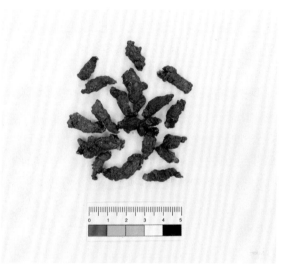

天葵子饮片图

【性味与归经】甘、苦,寒。归肝、胃经。

【功效与主治】清热解毒,消肿散结。用于痈肿疔疮,乳痈,瘰疬,蛇虫咬伤。

【常用配伍】

1. 配伍野菊花、紫花地丁、金银花,清热解毒,常用于治疗痈肿疔疮、瘰疬乳痈等。

2. 配伍浙贝母、牡蛎、夏枯草、玄参等,清热化痰解毒、软坚散结,常用于治疗瘰疬。

3. 配伍蒲公英、鹿角霜等,清热解毒,消肿散结,常用于治疗乳痈。

4. 配伍重楼、预知子,清热解毒、消肿散结,常用于治疗肝癌、乳癌、淋巴肿瘤等。

【常用剂量与用法】煎服 9~15g。

【主要化学成分】天葵子含有内酯和香豆素类、生物碱类、木脂素类、甾醇类、酚酸类等化学成分。

【抗妇科肿瘤研究】现代药理学研究表明,天葵子具有抗宫颈癌的药理活性。天葵子的主要抗妇科肿瘤机制:①直接细胞毒作用。天葵子素A对人宫颈癌 HeLa 细胞有一定的细胞毒活性。天葵子生物碱也具有广泛的抗肿瘤作用。②增强抗肿瘤免疫活性。天葵正丁醇提取物能通过提高动物模型血清中 IL-2, IL-4 及 IFN-γH 含量,增强机体免疫应答,改善环磷酰胺导致的免疫抑制等不良反应,并对其引起的肝肾损伤有保护作用。此外,天葵子还具有抗菌、抗炎、抗氧化、降血糖、降血脂等作用。

【临床合理应用】天葵子始载于《本草纲目拾遗》,原名千年老鼠屎,又名紫背天葵根。赵学敏引《百草镜》云:"二月发苗,叶如三角酸,向阴者紫背为佳。其根如鼠屎,外黑内白。三月开花细白,结角亦细。四月枯。"天葵子性味甘苦寒,入肝、胃经,功能清热解毒、消肿散结,为外科常用药。本品可用于热毒壅盛所致之痈肿疔疮、乳痈肿痛,痰热郁结之瘰疬痰核、肿硬疼痛及蛇虫咬伤等。现代中医肿瘤常用于各种晚期肿瘤(如肺癌、膀胱癌、肾癌、恶性淋巴瘤等)和肿瘤术后继续治疗,可巩固治疗和改善症状。

天葵子有小毒,在常规剂量内一般没有不良反应。孕妇及脾胃虚弱者慎用。

【参考文献】

［1］徐冉,肖海涛,王建塔,等.天葵化学成分及其药理作用研究进展［J］.天然产物研究与开发,2014,26(7):1154-1159.

［2］牛锋.天葵子的化学成分及质量标准研究［D］.沈阳:沈阳药科大学,2006.

［3］武飞,梁冰.中药天葵药理作用研究进展.贵阳医学院学报,2015,40(7):665-668.

天南星

【别名】南星、白南星、山苞米、蛇包谷、山棒子。

【来源】本品为天南星科植物天南星 *Arisaema erubescens* (Wall.) Schott、异叶天南星 *Arisaema heterophyllum* Bl. 或东北天南星 *Arisaema amurense* Maxim. 的干燥块茎。

【产地】主产于河南、河北、四川。

【采收加工】秋、冬二季茎叶枯萎时采挖,除去须根及外皮,干燥。

【性状鉴别】

生天南星　呈扁球形,高 1~2cm,直径 1.5~6.5cm。表面类白色或淡棕色,较光滑,顶端有凹陷的茎痕,周围有麻点状根痕,有的块茎周边有小扁球状侧芽。质坚硬,不易破碎,断面不平坦,白色,粉性。气微辛,味麻辣。

制天南星　呈类圆形或不规则形的薄片。黄色或淡棕色,质脆易碎,断面角质状。气微,味涩,微麻。

胆南星　呈方块状或圆柱状。棕黄色、灰棕色或棕黑色。质硬。气微腥,味苦。

各地以其他来源作天南星入药的较多,如来源掌叶半夏的块茎,习称"虎掌南星",应加以区别。

天南星以个大、色白、粉性足者为佳。

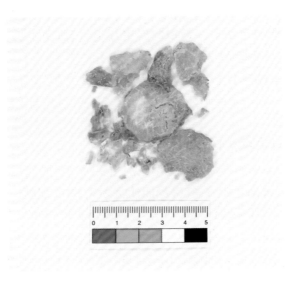

天南星(复制)饮片图

【性味与归经】苦、辛,温;有毒。归肺、肝、脾经。

【功效与主治】散结消肿。外用治痈肿,蛇虫咬伤。

【常用配伍】

1. 配伍黄芩、瓜蒌等,清热化痰散结,常用于痰热咳嗽,咳痰黄稠者。

2. 配伍天花粉、大黄、黄柏等,清热消肿散结,常用于热毒重之痈疽肿痛,未成脓者,可促其消散,已成脓者可促其速溃,临床常研粉外敷用于化疗性静脉炎红肿疼痛。

3. 配伍半夏、川乌、浙贝母,消肿散结止痛,研末醋调敷,常用于外治瘰疬痰核。

4. 配伍半夏,燥湿化饮、散结消痰之功益彰,常用于治疗痰湿壅盛之妇科肿瘤。

5. 配伍防风,可以息风定搐,常内服或外敷,用于治疗破伤风、狂犬病、金疮等。

6. 配伍旋覆花,能祛顽湿风痰,常用于治疗顽痰咳嗽、胸膈胀闷、痰湿壅滞、气逆痰喘、风痰入络、肢体麻木。有热者可用胆南星,其效力类似牛黄。

7. 配伍附子,能内助阳虚扶其正,外解寒湿祛其邪,可用于素体阳虚有风,又外受寒湿,内虚外实,身如在空中者。

8. 配伍冰片,能化痰开窍启齿,二药研粉为末揩牙,能开关启齿,可用于中风急证之口噤神昏,汤药难进。

【常用剂量与用法】一般炮制后用,制南星煎服 3~9g,胆南星煎服 3~6g。外用生品适量,研末以醋或酒调敷患处。

【主要化学成分】天南星含有生物碱、黄酮、苷类、凝集素、多糖、氨基酸等化学成分,其中掌叶半夏凝集素、多糖、β- 谷甾醇为天南星抗肿瘤作用的主要成分。

【抗妇科肿瘤研究】现代药理学研究表明,天南星具有抗宫颈癌、卵巢癌等妇科肿瘤的药理活性。天南星的主要抗妇科肿瘤机制:①阻滞肿瘤细胞周期。天南星中 β- 谷甾醇能使宫颈癌 SiHa 细胞于 S 期聚集、使肿瘤细胞凋亡和坏死数量增加,并且使肿瘤细胞形态和超声结构发生显著变化。②增强抗肿瘤免疫活性。天南星提取物对人卵巢癌 SKOV3 细胞有明显的抑制作用,且抑制作用呈浓度、时间依赖性。虎掌南星醇提液对人宫颈癌细胞 HeLa 细胞具有较强的抑制作用,其机制可能与增强抗肿瘤细胞免疫活性有关。此外,天南星还具有镇静镇痛、抗心律失常及抗炎等药理作用。

【临床合理应用】天南星始载于《本草拾遗》,《本草图经》附有"滁州南星"图。天南星既能化痰,又能祛风止痉,其毒烈之性强于半夏,祛痰止咳之力又稍逊于半夏,故治疗湿痰、寒痰所致咳嗽常配伍半夏;本品又能祛风止痉,宜于风痰留滞经络所致诸症,可用于中风、破伤风、癫痫等。天南星外用有以毒攻毒、消肿散结、止痛之功效,用于痈疽、毒蛇咬伤,可单用或配伍应用；治痈疽、瘰疬，可用生南星研末，醋调敷；毒蛇咬伤，可用鲜品捣烂外敷，或与解毒之品（如雄黄等）配伍外用。生南星自古以来就用于治疗癌症。《神农本草经》云其治"积聚伏梁"。《开宝本草》云其"破坚积"。《本草纲目》云其治"痰留结核"。现代中医肿瘤临床常用于肿瘤中食管癌、胃癌、肺癌、鼻咽癌、脑瘤、淋巴瘤等，用于宫颈癌可内服，也可局部外敷。

制南星毒性降低，燥湿化痰之力增强，多用于顽痰咳嗽。胆南星毒性降低、燥性缓和，性味凉苦，清热化痰、息风定心惊之功增强，常用于痰热咳喘、急惊风、癫痫等。

天南星在《本草纲目》中归于毒草类，写有大毒。误食本品中毒，初期可致咽喉烧灼感、口舌麻木、舌强流涎、咽喉充血、张口困难、口腔糜烂等。继则中枢神经系统受到影响，出现头昏心慌、四肢麻木，甚则昏迷、窒息、呼吸停止。皮肤接触后可致瘙痒，有的可引起智力障碍。

凡阴虚、痰燥者及孕妇禁用。恶莽草，畏附子、干姜、生姜。

【参考文献】

［1］赵重博，王晶，祁春艳，等.制天南星炮制及其研究进展［J］.中药药理与临床，2021，37（3）：225-230.

［2］黄维琳，梁枫，汪荣斌，等.天南星抗肿瘤作用研究进展［J］.承德医学院学报，2017，34（3）：221-223.

［3］张志林，汤建华，刘晓明，等.中药天南星提取物抗肿瘤活性研究［J］.山东医药，2009，49（52）：44-45.

［4］张志林，汤建华，陈勇，等.中药天南星醇提物抗肿瘤活性的研究［J］.陕西中医，2010，31（2）：242-243.

菟丝子

【别名】豆寄生、黄丝、黄丝藤、金丝藤等。

【来源】本品为旋花科植物南方菟丝子 *Cuscuta australis* R. Br. 或菟丝子 *Cuscuta chinensis* Lam. 的干燥成熟种子。

【产地】主产于河南、内蒙古、宁夏。

【采收加工】秋季果实成熟时采收植株，晒干，打下种子，除去杂质。

【性状鉴别】

菟丝子　呈类球形，直径 1~2mm。表面灰棕色至棕褐色，粗糙，种脐线形或扁圆形。质坚实,不易以指甲压碎。气微,味淡。

　　盐菟丝子　形如菟丝子,表面棕黄色,裂开,略有香气。

　　有地区以其他来源的品种入药,如来源于日本菟丝子(金灯藤)的种子,习称"大菟丝子",应加以区分。

　　菟丝子以色灰黄、颗粒饱满者为佳。

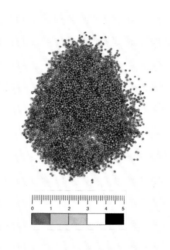

菟丝子饮片图

　　【性味与归经】辛、甘,平。归肝、肾、脾经。

　　【功效与主治】补益肝肾,固精缩尿,安胎,明目,止泻;外用消风祛斑。用于肝肾不足,腰膝酸软,阳痿遗精,遗尿尿频,肾虚胎漏,胎动不安,目昏耳鸣,脾肾虚泻;外治白癜风。

　　【常用配伍】

　　1. 配伍菊花,补虚泻实,二者互为辅佐,使肾精充,元气壮,脾胃健,肝火除,则目明神清、食佳体壮,常用于肿瘤治疗过程中肾精亏虚,肝火偏盛,目视不清、食纳不佳等。

　　2. 配伍牛膝,补肝肾、益精髓、强腰膝、壮筋骨、补真元、祛积冷、止腰膝疼痛,常用于妇女肾虚阳痿,腰膝积冷,痛酸无力。

　　3. 配伍鹿角霜,能温肾阳、补精血、涩精缩尿,常用于妇人本虚经弱,阴阳升降失常,小便淋白溺出无度、男子滑精不固等。

　　4. 配伍麦冬,二药相伍,可使心肾水火既济,常用于妇科肿瘤治疗过程中心肾不足,精少血燥所致之心火虚旺、心中烦热等症。

5. 配伍续断、桑寄生、阿胶等,补肝肾安胎,常用于孕妇肾虚胎元不固之胎动不安、滑胎。

6. 配伍熟地黄、车前子、枸杞子等,补肝肾、益精血明目,常用于放化疗肝肾不足之目昏耳鸣。

7. 配伍补骨脂、白术、肉豆蔻,补肾益脾止泻,常用于放化疗后脾肾两虚之便溏泄泻。

【常用剂量与用法】煎服 6~12g。外用适量。

【主要化学成分】菟丝子含有黄酮类、酚酸类、多糖类、木脂素类、甾体类及挥发类等化学成分。

【抗妇科肿瘤研究】现代药理学研究表明,菟丝子具有抗宫颈癌、卵巢癌等妇科肿瘤的药理活性。菟丝子的主要抗妇科肿瘤机制:①阻滞肿瘤细胞周期。菟丝子中的 β-谷甾醇能使宫颈癌 SiHa 细胞积滞于 S 期从而发挥抑制肿瘤细胞增殖的作用。②抑制微管蛋白。β-谷甾醇还能通过降低宫颈癌 SiHa 细胞微管蛋白 α 和微管相关蛋白 2 表达,抑制细胞内微管聚合,从而发挥抑制肿瘤细胞生长的作用。③增强铂类药物疗效。菟丝子与顺铂联用时,能够明显增强顺铂对耐药卵巢癌细胞的诱导凋亡作用。此外,菟丝子还具有抗氧化、提高机体免疫功能、安胎、降血糖、抗动脉粥样硬化、抗卵巢早衰及治疗男性不育等作用。

【临床合理应用】菟丝子始载于《神农本草经》,列为上品。本品辛以润燥,甘以补虚,为平补阴阳之品,能补肾阳、益肾精以固精缩尿,治肝肾不足之五更泄、肾虚之遗精滑精、目暗不明、胎动不安。临床中医肿瘤常用治胃癌、骨癌、鼻咽癌、肺癌、妇科肿瘤等癌瘤中属肝肾不足、肾虚不固者。生菟丝子偏温,盐炙后,不温不寒,能引药入肾,补肾固精、安胎作用增强,常用于妇科化疗后肾经虚损之小便淋沥、带下等。

菟丝子虽为平补之品,但偏于补阳,故阴虚火旺、大便燥结、小便短赤者不宜服用。

【参考文献】

[1] 王莉. β-谷甾醇对子宫颈癌细胞株 SiHa 的生长抑制作用及其机制探讨[D]. 上海:复旦大学,2006.

[2] 徐长丽,石芸,梁裕莎,等. 菟丝子的研究进展及质量标志物(Q-marker)的预测分析[J]. 中南药学,2022,20(7):1610-1616.

乌药

【别名】台乌药。

【来源】本品为樟科植物乌药 *Lindera aggregata*（Sims）Kos-term. 的干燥块根。

【产地】主产于浙江。

【采收加工】全年均可采挖,除去细根,洗净,趁鲜切片,晒干,或直接晒干。

【性状鉴别】呈类圆形的薄片。外表皮黄棕色或黄褐色。切面黄白色或淡黄棕色,射线放射状,可见年轮环纹。质脆。气香,味微苦、辛,有清凉感。

乌药以个大、质嫩、折断后香气浓郁者为佳;切片以色红微白、无黑色斑点者为佳。质老,不呈纺锤状的根,不可供药用。

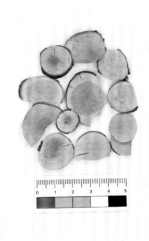

乌药饮片图

【性味与归经】辛,温。归肺、脾、肾、膀胱经。

【功效与主治】行气止痛,温肾散寒。用于寒凝气滞,胸腹胀痛,气逆喘急,膀胱虚冷,遗尿尿频,疝气疼痛,经寒腹痛。

【常用配伍】

1. 配伍香附,行气消胀、散寒止痛,常用于妇女寒凝气滞之腹胀、痛经等症。

2. 配伍川芎，能消气滞通经络，使清阳得位，常用于妇女怒郁伤肝，或肝郁气滞，不能通畅，头痛不休者。

3. 配伍麻黄、沉香、小茴香等药，理气散寒，用于治疗寒郁气滞，气逆喘急者。

4. 配伍益智、山药等，温肾散寒，缩尿止遗，常用于治疗肾阳不足，膀胱虚冷之小便频数、小儿遗尿，肿瘤临床可用于放射性膀胱炎。

【常用剂量与用法】煎服6~10g。

【主要化学成分】乌药主要含有倍半萜、倍半萜二聚体、倍半萜三聚体、生物碱、酚酸类和黄酮类等化学成分。

【抗妇科肿瘤研究】现代药理学研究表明，乌药具有抗宫颈癌及卵巢癌等妇科肿瘤的药理活性。乌药的主要抗妇科肿瘤机制：①诱导肿瘤细胞凋亡。乌药中的吉马酮被证实能通过激活AMPK信号通路诱导宫颈癌细胞凋亡和自噬。②抑制肿瘤细胞增殖、侵袭、迁移。乌药中的吉马酮能通过下调Bcl-2蛋白表达，上调Bax蛋白表达，使肿瘤细胞积聚于S期，而发挥抑制宫颈癌HeLa细胞增殖、侵袭和迁移的作用。吉马酮能通过下调MMP2、MMP9表达，激活JAK2/STAT3信号通路，显著降低卵巢癌SKOV3细胞的增殖、迁移和侵袭活性。此外，乌药还具有抗炎镇痛、抑菌、抗病毒、抗氧化、保肝、降血压、降血糖、保护消化系统等药理作用。

【临床合理应用】乌药以"旁其"药用之名，始载于《本草拾遗》；"乌药"药用之名，始见于《开宝本草》。古今药用品种一致。本品为行气散寒止痛之佳品，为治寒凝气滞胸腹诸痛之要药，善治气滞兼寒者，兼阳虚者最宜；同时可通理三焦气滞而作用偏于下焦（肾、膀胱），尤善除膀胱冷气。中医肿瘤临床主要用于治疗宫颈癌、胃癌、肠癌、肾癌等多种肿瘤。用于脾胃虚寒、运化无力的消化道肿瘤，症见胸腹胀满、胸痛气逆等，常与香附、枸橘、枳壳等配伍。

凡气虚、内热者慎用。

【参考文献】

［1］陈芳有，刘洋，谢丹，等.乌药化学成分及生物活性研究进展［J］.中国中药杂志，2023，21：5719-5726.

［2］晏润纬，花金红.乌药根挥发油的体外抗肿瘤活性及其有效成分分析［J］.武汉大学学报（理学版），2014，60（4）：345-348.

［3］李泽宇,郝二伟,杜正彩,等.吉马酮的药理作用及其作用机制的研究进展［J］.现代药物与临床,2022,37（3）:644-652.

无花果

【别名】红心果、文仙果。

【来源】本品为桑科植物无花果 *Ficus carica* L. 的干燥成熟或近成熟内藏花和瘦果的花序托。

【产地】主产于长江以南各地。

【采收加工】秋季花序托成熟或将成熟时采收,置沸水中略煮后干燥;或加糖后干燥。

【性状鉴别】完整者多呈扁圆形、类圆形、梨状或挤压成不规则形,直径 2.5~4.5cm,厚 0.5~2cm。切片者,为厚片。顶端脐状突起,并有孔隙,基部微凸起,有花序托梗痕。表面淡黄棕色、黄棕色、暗紫褐色或青黑色,有微隆起的纵纹和脉纹;加糖者皱纹不明显。切面黄白色、肉红色或黄棕色,内壁着生众多卵圆形黄棕色小瘦果和枯萎的小花。瘦果长0.1~0.2mm。质硬。气微,嚼之微甜而黏滑有感;加糖者味甜。

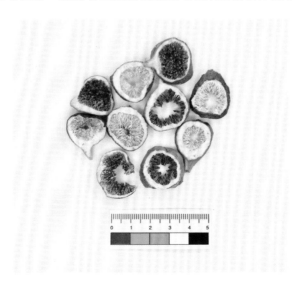

无花果饮片图

【性味与归经】甘,平。归脾、大肠经。

【功效与主治】健脾益胃,润肺止咳,解毒消肿。用于食欲不振,脘腹胀痛,痔疮便秘,咽喉肿痛,热痢,咳嗽多痰。

【常用配伍】

1. 配伍金银花,清热解毒、消肿止痛,常用于痈肿疮毒、赤白痢疾等症。

2. 配伍山豆根,清热解毒、利咽消肿,常用于热毒炽盛之咽喉肿痛。

3. 配伍石榴皮,健胃厚肠、涩肠止泻,常用于脾胃虚弱所致的久泻久痢之症。

【常用剂量与用法】煎服 20~50g。

【主要化学成分】无花果中还有黄酮、挥发油、酚类化合物、多糖、生物碱等化学成分。

【抗妇科肿瘤研究】现代药理学研究表明,无花果具有抗宫颈癌的药理活性。无花果的主要抗妇科肿瘤机制:①增强抗肿瘤免疫活性。无花果多糖是一种免疫反应调节剂,能通过增强机体免疫功能发挥抑制或杀死宫颈癌细胞的作用。②抑制肿瘤细胞增殖。无花果水提物复合物及花青素等成分具有抗肿瘤活性,能够抑制多种肿瘤细胞增殖与转移,其作用机制可能与抑制肿瘤细胞 DNA 合成、诱导细胞凋亡有关。此外,无花果还具有抗病毒、抗菌、抗氧化及降血糖等作用。

【临床合理应用】无花果传入中国具体年份和情况不详。据说早期主要通过"丝绸之路",由西亚传入新疆南部,而后引种到其他地区。最早记载见于明代朱棣《救荒本草》:无花果出山野中,今人家园圃中亦栽,叶形如葡萄叶,颇长硬而厚,稍作三叉,枝叶间生果,初则青,小熟大,状如李子,色似紫茄色,味甜。采果食之,今人传说治心痛,用药煎汤服甚效。《本草纲目》也采用"无花果"名称,后沿用至今。无花果药食两用,主要供鲜食,也可制成果脯、果干等。无花果味甘平,性寒,甘平补益,性寒可清,既具有健胃厚肠之效,又有清热消肿、润肺利咽之功。无花果干品具有健胃止泻之功,适用于脾胃虚弱,久泻不止。鲜品具有清热润肠之效,可用于肠燥便秘。本品可水煎后熏洗坐浴,用于妇科盆腔放疗后肛门、外阴水肿疼痛,也常用于各种肿瘤的治疗。

凡少阴咽痛或脾胃虚寒者慎服,中寒者忌食。

【参考文献】

[1]潘悠优,花佩,王允祥,等.无花果多糖提取、分离纯化及生物活性的研究进展[J].食品科学,2016,37(17):289-295.

[2]姜宏伟.无花果叶多糖提取及其抗肿瘤活性研究[D].哈尔滨:

东北林业大学, 2019.

[3]周宁,陈江涛,于文燕.无花果水提取液对抑制肿瘤细胞增殖作用的初步研究[J].新疆医科大学学报, 2016, 39(1): 42-47.

仙鹤草

【别名】脱力草、金顶龙芽、狼牙草。

【来源】本品为蔷薇科植物龙芽草 *Agrimonia pilosa* Ledeb. 的干燥地上部分。

【产地】主产于江苏、浙江。

【采收加工】夏、秋二季茎叶茂盛时采割,除去杂质,干燥。

【性状鉴别】为不规则的段,茎多数方柱形,有纵沟和棱线,有节。切面中空。叶多破碎,暗绿色,边缘有锯齿;托叶抱茎。有时可见黄色花或带钩刺的果实。气微,味微苦。

仙鹤草以梗紫红色、枝嫩、叶多者为佳。

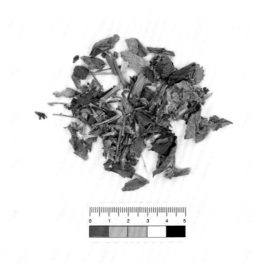

仙鹤草饮片图

【性味与归经】苦、涩,平。归心、肝经。

【功效与主治】收敛止血,截疟,止痢,解毒,补虚。用于咯血,吐血,崩漏下血,疟疾,血痢,痈肿疮毒,阴痒带下,脱力劳伤。

【常用配伍】

1. 配伍白茅根,清热凉血止血,常用于妇科肿瘤放疗后膀胱有热之尿血。

2. 配伍海螵蛸,收敛止血之效倍增,常用于胃溃疡出血、崩漏下血等。

3. 配伍槐花,能清热凉血止血,常用于妇科肿瘤放疗后大便出血。

4. 配伍生地黄、侧柏叶、牡丹皮等,凉血止血,常用于血热妄行之出血证,如妇科放疗后引起的阴道出血、尿血、便血等。

5. 配伍党参、炮姜、艾叶等,能温阳止血,常用于虚寒性出血证,适宜于治疗妇科肿瘤患者放化疗后脾虚肾亏之乏力、气短、面色苍白、月经不调、齿龈出血、月经过多等。

6. 配伍苦参、白鲜皮、黄柏等,解毒杀虫止痒,常用于妇女湿热阴痒带下。一般煎汤外洗。

7. 与大枣同煮,食枣饮汁。二者合用,具补虚强壮之功,常用于劳力过度所致的脱力劳伤,症见神疲乏力、面色萎黄而纳食正常者。

8. 配伍党参、熟地黄、龙眼肉等,补气养血,常用于术后、放化疗后气血亏虚,神疲乏力、头晕目眩者。

【常用剂量与用法】煎服6~12g。外用适量。

【主要化学成分】仙鹤草含有仙鹤草酚、黄酮类、多糖、鞣质、挥发油、间苯三酚衍生物等化学成分。其中仙鹤草鞣酸具有显著的抗肿瘤药理活性。

【抗妇科肿瘤研究】现代药理学研究表明,仙鹤草具有抗宫颈癌、卵巢癌等妇科肿瘤的药理活性。仙鹤草的主要抗妇科肿瘤机制:①抑制肿瘤细胞增殖。仙鹤草鞣酸能直接杀伤宫颈癌 HeLa 细胞,且作用呈时间、浓度依赖性。②阻滞肿瘤细胞周期。仙鹤草水提物可使肿瘤细胞向 G1/G0 期聚积,妨碍肿瘤细胞向 S 期及 G2/M 期转化,从而发挥对肿瘤细胞周期的阻滞作用。③增强抗肿瘤免疫活性。仙鹤草水提物可以通过上调 IL-12 表达、下调 TGF-β 表达来促进免疫细胞对肿瘤细胞的识别和攻击。仙鹤草还可通过增强 NK 细胞活性,促使其释放 γ 干扰素、IL-1、IL-2 等免疫因子而调节机体免疫系统功能,增强机体免疫能力。④增强铂类药物疗效。仙鹤草中的没食子酸能通过抑制组蛋白去乙酰化酶活性而发挥抑制卵巢癌 SKOV3 细胞生长的作用,且与顺铂联用能显著增强顺铂的抗肿瘤效果并降低其毒副作用。⑤抗 HPV 感染。仙鹤草具有补气托毒的功效,能清除 HPV 病毒的感染。此外,仙鹤草还具有降血糖、抗炎镇痛、抑菌、止血、抗疟、抗氧化、抗心律失常及降血压等药理作用,也多用于妇科肿瘤患者的术后或放化疗辅助治疗。

【临床合理应用】仙鹤草始载于《滇南本草》,其味涩收敛,有良好的止血作用,可用于治疗咯血、呕血、衄血、尿血、便血、崩漏等身体各部位出血证。因其药性平和,故血证无论寒热虚实有无瘀滞者皆可使用。中医肿瘤临床以仙鹤草为主组成的复方对胃癌、肠癌、肝癌、子宫癌、骨癌早期都有一定的镇痛和改善症状作用,常用于癌症伴出血、疼痛者,或肿瘤手术、放化疗后,气血亏虚,多汗、寐差等症。

凡是外感初起,泄泻发热者忌用;有过敏史者忌用,或应用时进行严密观察。

【参考文献】

［1］彭丽蓉,彭海燕.仙鹤草抗癌作用的临床与实验研究进展［J］.中华中医药杂志,2022,37（7）:3992-3994.

［2］朱源,黄思瑜,王珏,等.仙鹤草的抗肿瘤作用机制及临床应用综述［J］.世界科学技术—中医药现代化,2018,20（12）:2196-2201.

［3］李文,侯华新,吴华慧,等.没食子酸对卵巢癌 SKOV3 细胞的生长抑制作用及机制［J］.山东医药,2010,50（15）:43-44.

［4］于瑞娜,赵珂.仙鹤草在妇科疾病中的应用［J］.中国民间疗法,2019,27（15）:89-91.

淫羊藿

【来源】本品为小檗科植物淫羊藿 *Epimedium brevicornu* Maxim.、箭叶淫羊藿 *Epimedium sagittatum*（Sieb. et. Zucc.）Maxim.、柔毛淫羊藿 *Epimedium pubescens* Maxim. 或巫山淫羊藿 *Epimedium wushanense* T. S. Ying 的干燥根茎。

【产地】主产于陕西、四川、辽宁、浙江。

【采收加工】夏、秋二季茎叶茂盛时采割,除去杂质,干燥。

【性状鉴别】为不规则形的厚片或结节状的段,有的具分枝。表面棕褐色至灰褐色,结节呈小瘤状突起,有残留根痕。切面皮部薄,浅棕褐色,木部黄白色至灰黄色,致密。质硬。气微,味微苦、涩。

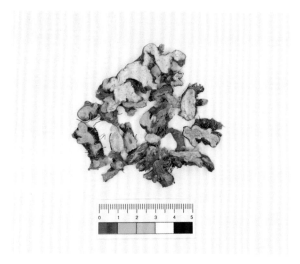

淫羊藿饮片图

【性味与归经】辛、甘,温。归肝、肾经。

【功效与主治】补肾阳,强筋骨,祛风湿。用于阳痿遗精,筋骨痿软,风湿痹痛,麻木拘挛;更年期高血压。

【常用配伍】

1. 配伍知母,阴阳互补、补肾力强,常用于妇科肿瘤术后或放化疗后虚弱乏力,失眠、易醒、便秘,全身各处畏寒,性欲减退等阴阳两虚证症状。

2. 配伍巴戟天,二药相须为用,补火助阳之力更胜,常用于治疗肾虚阳痿、宫冷不孕等。

【常用剂量与用法】煎服 3~9g。

【主要化学成分】淫羊藿含有黄酮、多糖、生物碱类等多种化学成分,其中淫羊藿苷是最主要的抗肿瘤活性成分。

【抗妇科肿瘤研究】现代药理学研究表明,淫羊藿具有抗宫颈癌、卵巢癌、子宫内膜癌等妇科肿瘤的药理作用。淫羊藿的主要抗妇科肿瘤机制:①诱导肿瘤细胞凋亡。淫羊藿中的淫羊藿苷可以通过靶向 mTOP/P13K/AKT 信号通路诱导癌细胞凋亡和自噬,从而抑制人宫颈癌细胞生长,对宫颈癌 TC-1 细胞增殖有显著抑制和诱导凋亡作用,且作用呈时间、浓度依赖性。淫羊藿苷可增强 p53 表达和激活 p53 功能,诱导细胞周期阻滞并降低 Cyclin D1、Cyclin E 和 p21 的表达,导致 Bcl-2/Bax 失衡,调节 Caspase-3/9 蛋白水平,从而诱导卵巢癌细胞凋亡。②抑制肿瘤细胞侵袭、迁移。淫羊藿苷能通过下调 MMP-2 及 MMP-9 表达,从而发挥抑制卵巢癌细胞 SKOV3 细胞转移和侵袭的作用。③调控癌相关因子。淫羊藿苷能够降低卵巢癌 A2780 细胞中的 microRNA-21 表达,增加肿瘤抑癌基因 *PTEN* 和 *RECK* 蛋白的表达,从而抑制卵巢癌细胞增殖并诱导其凋亡。此外,淫羊藿苷还具有免疫调节、抗炎和增强免疫力的作用。

【临床合理应用】淫羊藿始载于《神农本草经》,列为中品。其气味辛甘,性温燥烈,甘温能补肾壮阳,辛温能祛风除湿。本品归肝、肾二经,尤长于入肾经,壮肾阳,补命门,适用于肾阳虚弱、命门火衰之阳痿。通过补益肝肾,既能强壮筋骨,又可用于肾阳不足之风湿痹痛、筋骨不利。中医临床用于食管癌、胃癌、肝癌、肠癌、脑肿瘤、鼻咽癌、乳腺癌、宫颈癌、白血病等属阳虚寒凝者,还可用于纠正癌性贫血、减少癌性胸腔积液、改善乳腺癌闭经患者的更年期症状。

淫羊藿性温,故外感热病,实热内炽、阴虚火旺、血虚血热等证者不宜单味药大量长期服用;泌尿系统感染急性期者忌用;水痘患者不宜使用。

【参考文献】

[1] 王义翠,彭慧霞,夏子岚,等.淫羊藿苷药理作用及应用研究进展[J].中华中医药学刊,2023,06:182-186.

[2] 姜焱,陈保林,伍红瑜,等.淫羊藿及其衍生物诱导肿瘤细胞凋亡机制的研究进展[J].中华中医药学刊,2022,40(2):167-172.

[3] 杨家军,原明月,牛野,等.基于网络药理学和分子对接探讨淫羊藿抗肿瘤作用机制[J].药学研究,2022,41(5):292-298.

[4] 贾方,王秋月,李雪,等.淫羊藿苷抗肿瘤的免疫调节作用研究进展[J].辽宁中医杂志,2020,47(9):195-198.

香附

【别名】雀头香、雷公头、香附米。

【来源】本品为莎草科植物莎草 *Cyperus rotundus* L. 的干燥根茎。

【产地】主产于湖南、浙江、山东。

【采收加工】秋季采挖,燎去毛须,置沸水中略煮或蒸透后晒干,或燎后直接晒干。

【性状鉴别】

香附　为不规则厚片或颗粒状。外表皮棕褐色或黑褐色,有时可见环节。切面色白或黄棕色,质硬,内皮层环纹明显。气香,味微苦。

醋香附　形如香附片（粒），表面黑褐色。微有醋香气，味微苦。

香附临床习用品还有四制香附、酒香附、香附炭。

香附以粒大、形短而肥、色红润光洁、内无白色者为佳。

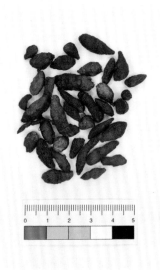

香附（醋炙）饮片图

【**性味与归经**】辛、微苦、微甘，平。归肝、脾、三焦经。

【**功效与主治**】疏肝解郁，理气宽中，调经止痛。用于肝郁气滞，胸胁胀痛，疝气疼痛，乳房胀痛，脾胃气滞，脘腹痞闷，胀满疼痛，月经不调，经闭痛经。

【**常用配伍**】

1. 配伍当归，气血双调以理气为主，气行血和而有调经之功，常用于治疗妇女气滞血瘀，经水不调。

2. 配伍川芎，调理气血，使血循诸经，归于肝脏，自无出血之虑，常用于气血不和、衄血、吐血、气厥头痛等症及妇女产后头痛等。

3. 配伍柴胡、川芎、枳壳等，疏肝解郁之功增强，常用于肝郁气滞之胸胁胀痛。

4. 配伍高良姜，能温胃理气，常用于寒凝气滞、肝气犯胃之胃脘疼痛。

5. 配伍小茴香、乌药、吴茱萸等，用于治疗寒疝腹痛。

【**常用剂量与用法**】煎服 6~10g。

【**主要化学成分**】香附主要含有三萜皂苷类、挥发油类、内酯类、多糖类等化学成分,其中竹节香附素 A 是主要的抗肿瘤活性物质。

【抗妇科肿瘤研究】现代药理学研究表明,香附具有抗宫颈癌、卵巢癌及子宫内膜癌等妇科肿瘤的药理活性。香附挥发油对包括宫颈癌在内的多种癌细胞有抑制或杀灭作用,其机制为多种途径诱导肿瘤细胞凋亡。此外,香附还具有抗抑郁、抑菌抗炎、抗氧化、促透皮吸收、抗病毒等药理作用。

【临床合理应用】香附原名莎草,始载于《名医别录》,列为中品。《新修本草》始载 "香附子"。李时珍谓:其根相附连续而生,可以合香,故谓之香附子。其辛散苦降,微甘能和,平而不偏。本品入肝经而善疏肝,入三焦经而善理气,故为疏肝理气之佳品。李时珍誉之为 "气病之总司,女科之主帅"。香附可疏肝气,和气血,调月经、除疼痛,为调经止痛之要药。香附生用上行达表,醋炒消积止痛,酒炒通行经络,姜汁炒可化痰饮。中医肿瘤临床用于甲状腺癌、乳腺癌、子宫颈癌、肝癌、胃癌等属气机郁滞者。

香附虽平和,但终属辛香之品,故气虚无滞及阴虚血热者慎服。

【参考文献】

[1] 刘丹,张蕾,张彦飞,等.竹节香附素 A 的体外抗肿瘤活性研究 [J]. 中药药理与临床,2014,30(2):49-53.

[2] 王凤霞,钱琪,李葆林,等.香附化学成分和药理作用研究进展及质量标志物(Q-Marker)预测分析 [J]. 中草药,2022,53(16):5225-5234.

续断

【别名】川断。

【来源】本品为川续断科植物川续断 *Dipsacus asper* Wall. ex Henry 的干燥根。

【产地】主产于湖南、四川、湖北。

【采收加工】秋季采挖,除去根头和须根,用微火烘至半干,堆置 "发汗" 至内部变绿色时,再烘干。

【性状鉴别】

续断片　呈类圆形或椭圆形的厚片。外表皮灰褐色至黄褐色,有纵皱。切面皮部墨绿色或棕褐色,木部灰黄色或黄褐色,可见放射状排列的导管束纹,形成层部位多有深色环。气微,味苦、微甜而涩。

酒续断　形如续断片,表面浅黑色或灰褐色,略有酒香气。

盐续断　形如续断片,表面黑褐色,味微咸。

续断以条粗、质软、内呈黑绿色者为佳。

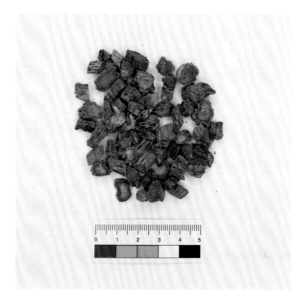

续断片饮片图

【**性味与归经**】苦、辛,微温。归肝、肾经。

【**功效与主治**】补肝肾,强筋骨,续折伤,止崩漏。用于肝肾不足,腰膝酸软,风湿痹痛,跌仆损伤,筋伤骨折,崩漏,胎漏。酒续断多用于风湿痹痛,跌仆损伤,筋伤骨折。盐续断多用于腰膝酸软。

【**常用配伍**】

1. 配伍狗脊,能补益肝肾、强筋骨,常用于放化疗后肾虚腰痛、腰膝酸软等。

2. 配伍桑寄生,能补肝肾、祛风胜湿、通利关节、安胎,常用于妇科肾虚之腰膝冷痛、筋骨酸楚、关节痹痛,以及肝肾不足、冲任不固之胎动不安等症。

3. 配伍当归,充精血,固胎止漏,常用于肝肾不足、精血虚损、胎元不固者。

4. 配伍黄芪、地榆、艾叶等,能补益肝肾、止血,可用于肝肾不足之崩漏、月经过多等症。

5. 配伍女贞子,补肝肾、强筋骨力强,常用于卵巢功能早衰之月经不调、闭经、不孕、阴道干涩、性欲减退且伴有潮热盗汗、烦躁焦虑、骨质疏松等症。

【常用剂量与用法】煎服 9~15g。

【主要化学成分】续断主要含有三萜皂苷类、环烯醚萜类、生物碱类、酚醛酸类及其他化学成分。

【抗妇科肿瘤研究】现代药理学研究表明,续断具有抗宫颈癌的药理活性。续断水提液能通过降低线粒体膜电位、增加线粒体膜透性、释放促凋亡因子等机制,诱导宫颈癌 HeLa 细胞凋亡。此外,续断还具有保护生殖系统、骨组织、肝脏组织、神经系统及心肌组织,镇痛,抗衰老及抗白血病等药理作用。

【临床合理应用】续断始载于《神农本草经》,列为上品。其苦甘而辛,补中有行,行中有止,有补而不滞之长。本品既善补肝肾、强筋骨,治肝虚肾亏之腰痛脚弱及遗精,又能安胎止崩漏,治胎动欲坠、胎漏或崩漏经多,还长于行血脉、续折伤,治筋伤骨折与痈疽疮疡等。其还为妇科常用药物,能治妇女产前产后一切病。止崩漏宜炒用。

续断味辛,辛能散能行,有升阳之弊,其温则有助邪火之虞,故肝气不舒,久郁化火者不宜使用;风湿热痹,关节红肿热痛者忌服;孕妇慎服。

【参考文献】

[1] 代琪,叶臻,叶俏波,等.续断来源考证、化学成分及药理作用综述[J].中国药物评价,2020,37(6):432-436.

[2] 谢瑾玉,邓晓红,孙贤俊,等.续断水提液诱导 HeLa 细胞的凋亡[J].中成药,2017,39(12):2595-2599.

延胡索

【别名】元胡。

【来源】本品为罂粟科植物延胡索 *Corydalis yanhusuo* W. T. Wang 的干燥块茎。

【产地】主产于浙江。

【采收加工】夏初茎叶枯萎时采挖,除去须根,洗净,置沸水中煮或蒸至恰无白心时,取出,晒干。

【性状鉴别】

延胡索 呈不规则的圆形厚片。外表皮黄色或黄褐色,有不规则细皱纹。切面或断面黄色,角质样,具蜡样光泽。气微,味苦。

醋延胡索 形如延胡索或片,表面和切面黄褐色,质较硬。微具醋香气。延胡索以个大、饱满、质坚实、断面色黄发亮者为佳。

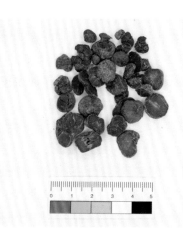

延胡索(醋炙)饮片图

【**性味与归经**】辛,苦,温。归肝、脾经。

【**功效与主治**】活血,行气,止痛。用于胸胁、脘腹疼痛,胸痹心痛,经闭痛经,产后瘀阻,跌仆肿痛。

【**常用配伍**】

1. 配伍川楝子,具清热除湿、行气活血、理气止痛之功,可用于治疗肝郁气滞、肝胆火旺、气血寒热凝滞之胸、胃、腹、胁痛诸症,或痛经,疝气痛,时发时止,食热物则疼痛增剧,舌红苔黄,脉弦或数。

2. 配伍冰片,通心窍、疏络道、散结缓急止痛,常用于治疗冠心病、心绞痛,脘、腹疼痛证属气滞血瘀者。

3. 配伍当归、蒲黄、赤芍,能养血调血、行气止痛,可用于妇女经闭癥瘕、产后瘀阻。

4. 配伍桂枝、高良姜,温胃行气止痛,常用于治疗放化疗后寒滞胃痛。

5. 配伍橘核、川楝子、海藻等,行气止痛,用治寒疝腹痛、睾丸肿胀。

6. 配伍乌药、香附,温经散寒、活血止痛,可气血同治,主治痛经及经行胸胁乳房胀痛。

【**常用剂量与用法**】3~10g;研末吞服,一次 1.5~3g。

【**主要化学成分**】延胡索主要含有生物碱、少量树脂、黏液质、挥发油等化学成分。延胡索总生物碱是抗肿瘤作用的主要活性成分。

【**抗妇科肿瘤研究**】现代药理学研究表明,延胡索具有广泛的抗肿瘤活性。延胡索的主要抗肿瘤机制：①阻滞肿瘤细胞周期。延胡索总生物碱能使肿瘤细胞积聚于 S 期。②延缓肿瘤多药耐药。延胡索乙素能够通过改变 P-gp 糖蛋白功能发挥延缓肿瘤多药耐药性的作用。③抗肿瘤新血管生成。一方面，延胡索提取物和小檗碱通过激活细胞外信号调节激酶（ERK）通路下调 MMP-2 表达，来发挥抗血管生成的作用，抑制肿瘤外周新血管生成。另一方面，延胡索具有极佳的镇痛、抗焦虑及镇静催眠作用，多用于肿瘤患者疼痛或术后辅助的治疗。此外，延胡索还具有抗心肌缺血、脑缺血、抗胃肠道溃疡及戒毒等药理作用。

【临床合理应用】延胡索始载于唐代陈藏器《本草拾遗》，以后历代本草均有记载。《本草纲目》释名曰："（好古曰）本名玄胡索，避宋真宗讳，改为延也。"又曰："玄胡索，味苦微辛，气温，入手、足太阴、厥阴四经，能行血中气滞，气中血滞，故专治一身上下诸痛，用之中的，妙不可言。"本品辛散苦泄温通，入心、肝、脾经，活血行气、止痛力强，疼痛属血瘀气滞者（以兼寒者为佳）皆可投用。本品常配伍乳香、没药、五灵脂、土鳖虫、三棱、莪术等中药，治疗妇科疾病（不孕症、月经不调、原发性痛经、慢性盆腔炎、子宫内膜异位症、乳癖等），为妇女调经止痛的常用中药。药理学研究证实，本品有镇痛、镇静、抑酸护胃、抗心律失常、保护心肌、抗菌、药物脱瘾及抗肿瘤作用，在中医肿瘤临床可用于缓解各种疼痛（包括晚期肿瘤患者的癌性疼痛）、心血管疾病及痛经等。止痛及药物戒断，用量可至 30~60g。临床常用生延胡索、醋延胡索、酒制延胡索。生品止痛有效成分不易煎出，临床常用醋制品。醋制后行气止痛力增强，可用于身体各部位的多种疼痛证候。酒制后活血、祛瘀、止痛力强，常用于心血瘀滞所致的胸痛、胸闷、心悸及跌打损伤之瘀血疼痛。

延胡索味辛性温，攻血逐滞，药性迅速，但无益气之功，也少养血之力。故中气不足，脾胃功效欠佳而胃腹疼痛者不适宜使用。孕妇忌服，体虚者慎服。

【参考文献】

［1］张君，崔建波，杨青山，等．延胡索研究进展［J］．科学咨询（科技·管理），2022，781（4）：70-73.

［2］唐逸丰．延胡索化学成分与药理作用研究概况［J］．中医临床研究，2018，10（23）：144-146.

［3］万莉，钱晓萍，刘宝瑞．延胡索生物碱化学成分及其抗肿瘤作用的研究进展［J］．现代肿瘤医学，2012，20（5）：1042-1044.

益母草

【**别名**】茺蔚。

【**来源**】本品为唇形科植物益母草 *Leonurus japonicus* Houtt. 的新鲜或干燥地上部分。

【**产地**】全国大部分地区均产。

【**采收加工**】鲜品春季幼苗期至初夏花前期采割；干品夏季茎叶茂盛、花未开或初开时采割，晒干，或切段晒干。

【**性状鉴别**】

鲜益母草　幼苗期无茎，基生叶圆心形，5~9浅裂，每裂片有2~3钝齿。花前期茎呈方柱形，上部多分枝，四面凹下成纵沟，长30~60cm，直径0.2~0.5cm；表面青绿色；质鲜嫩，断面中部有髓。叶交互对生，有柄；叶片青绿色，质鲜嫩，揉之有汁；下部茎生叶掌状3裂，上部叶羽状深裂或浅裂成3片，裂片全缘或具少数锯齿。气微，味微苦。

干益母草　呈不规则的段。茎方形，四面凹下成纵沟，灰绿色或黄绿色。切面中部有白髓。叶片灰绿色，多皱缩、破碎。轮伞花序腋生，花黄棕色，花萼筒状，花冠二唇形。气微，味微苦。

益母草以质嫩、叶多、色灰绿为佳；质老、枯黄、无叶者不可供药用。

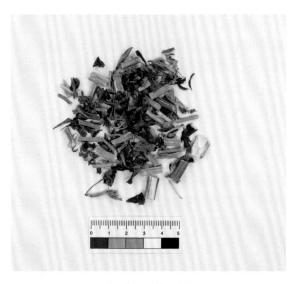

干益母草饮片图

【性味与归经】苦、辛,微寒。归肝、心包、膀胱经。

【功效与主治】活血调经,利尿消肿,清热解毒。用于月经不调,痛经经闭,恶露不尽,水肿尿少,疮疡肿毒。

【常用配伍】

1. 配伍香附,活血化瘀之力增强,为妇科活血理气调经常用药对。

2. 配伍当归、川芎、乳香等药,活血调经,可用于产后恶露不尽、瘀滞腹痛,或难产、胎死腹中及跌打损伤、瘀滞肿痛。

3. 配伍白茅根、泽兰等,利尿消肿,宜于水瘀互结的水肿。

4. 配伍车前子、石韦、木通等,既能利水消肿,又能活血化瘀,治血热及瘀滞之血淋、尿血。

5. 配伍黄柏、蒲公英、苦参等煎汤内服或外洗、外敷,能清热解毒消肿,治疗疮痈肿毒。

【常用剂量与用法】煎服 9~30g;鲜品 12~40g。

【主要化学成分】益母草主要含有生物碱类、黄酮类、二萜类、苯乙醇苷类、挥发油类化学成分。

【抗妇科肿瘤研究】现代药理学研究表明,益母草具有抗宫颈癌的药理活性。益母草碱对宫颈癌 HeLa 细胞的存活和克隆具有明显的抑制作用,并可诱导肿瘤细胞凋亡。益母草对子宫收缩具有双向调节作用,并能够促进子宫内膜生长、改善子宫微循环、促进 T 淋巴细胞增殖、改善淋巴循环、提高机体免疫力,同时还兼具镇痛、抗炎及抑菌等作用,因此对于妇科肿瘤患者术后的辅助治疗有较好的疗效。

【临床合理应用】益母草始载于《神农本草经》,列为上品。在《本草纲目》中名茺蔚,列入草部隰草类。此草及子皆充盛密蔚,故名茺蔚。因其善治妇科诸疾,故有“益母”之名。女为坤,故益母草又隐名为坤草;益母草音讹为月母草。《本草汇言》称其功效为“行血养血,行血而不伤新血,养血而不滞瘀血,诚为血家之圣药也”。益母草临床广泛应用于肾性水肿、高血压、妇科疾病。本品辛散苦泄,主入血分,功善活血调经、祛瘀通经,为妇科经产病的要药,常用于血瘀痛经、经闭,产后恶露不尽、瘀滞腹痛,或难产、胎死腹中等症。其既可单味、复方煎汤内服,也可熬膏服用。中医肿瘤临床用于治疗妇科肿瘤、肝癌、胰腺癌、白血病、肝癌黄疸,改善化疗后肾毒性及白细胞减少症,还可用于减少妇科肿瘤癌性积液和癌性腹水。

凡是气虚血虚,平素体质虚衰,无瘀滞者,脾虚阳气不足者,慎用。孕妇禁用。

【参考文献】

［1］李艳,苗明三.益母草药理作用研究进展［J］.中华中医药学刊,2023,05:102-106.

［2］王滨,孙莹,黄萍,等.益母草的药理作用研究及其在妇产科疾病中的临床应用进展［J］.河北中医,2021,43(11):1933-1936.

［3］姜涛.五草饮抗肿瘤作用的拆方研究［D］.济南:山东中医药大学,2009.

薏苡仁

【别名】米仁、苡米。

【来源】本品为禾本科植物薏米 *Coixlacryma-jobi* L. var. *ma-yuen*(Roman.) Stapf 的干燥成熟种仁。

【产地】主产于福建、湖南、浙江。

【采收加工】秋季果实成熟时采割植株,晒干,打下果实,再晒干,除去外壳、黄褐色种皮和杂质,收集种仁。

【性状鉴别】

薏苡仁　呈宽卵形或长椭圆形,长 4~8mm,宽 3~6mm。表面乳白色,光滑,偶有残存的黄褐色种皮;一端钝圆,另端较宽而微凹,有 1 淡棕色点状种脐;背面圆凸,腹面有 1 条较宽而深的纵沟。质坚实,断面白色,粉性。气微,味微甜。

麸炒薏苡仁　形如薏苡仁,微鼓起,表面微黄色。

薏苡仁以粒大、饱满、色白者为佳。

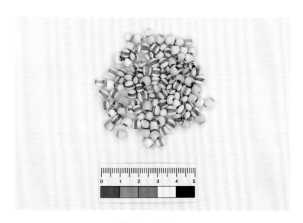

薏苡仁饮片图

【性味与归经】甘、淡,凉。归脾、胃、肺经。

【功效与主治】利水渗湿,健脾止泻,除痹,排脓,解毒散结。用于水肿,脚气,小便不利,脾虚泄泻,湿痹拘挛,肺痈,肠痈,赘疣,癌肿。

【常用配伍】

1. 配伍乌梅,祛湿软坚、散结消癥,常用于子宫肌瘤、卵巢囊肿、盆腔炎性包块等症。

2. 炒薏苡仁配伍炒白术,本品炒后健脾除湿力强,炒白术燥性有所减弱,健脾补气力胜。两药合用,燥渗结合,可健脾祛湿、止泄泻,常用于放化疗后脾虚泄泻。

3. 配伍杏仁,理气行水、排脓消痈肿,常用于治疗肺痿、肺痈(类似肺脓疡)、咳吐脓血样痰等症。

4. 配伍茯苓、白术、黄芪等,补气健脾渗湿、利水消肿,常用于脾虚湿盛之水肿腹胀、小便不利。

5. 配伍防己、木瓜、苍术,健脾渗湿、利水消肿,可用于治疗脚气浮肿。

6. 生、炒薏苡仁联用,大剂量生、炒薏苡仁(30~120g)联用,可健脾养胃、利水消肿,常用于肿瘤患者放化疗后出现的肢体沉重、关节肿胀、皮肤瘙痒等湿痹症状者。

7. 配伍人参、茯苓、白术等,如参苓白术散,益气健脾、渗湿止泻,用于脾虚湿盛之饮食不化、胸脘痞闷、肠鸣泄泻、四肢乏力等,适宜于肿瘤患者放化疗后乏力、脾胃虚弱、大便不成形等。

8. 配伍半夏、半枝莲、黄柏,清热解毒、淡渗利湿,用于治疗胰腺癌、丹毒。

9. 配伍黄柏、苍术,能健脾清热除湿,常用于服用靶向药物后出现的湿热蕴结之痤疮、甲沟炎等。

10. 配伍苇茎、冬瓜仁、桃仁等,清肺热、排脓消痈,用于治疗肺痈胸痛、咳吐脓痰。

11. 与附子、败酱草、牡丹皮合用,如薏苡附子败酱散(《金匮要略》),用于治疗肠痈。

【常用剂量与用法】煎服9~30g。清利湿热宜生用,健脾止泻宜炒用。

【主要化学成分】薏苡仁主要含有酯类、脂肪酸、多糖、甾体、三萜及蛋白质等化学成分。其中薏苡仁多糖是主要的抗肿瘤的活性成分。

【抗妇科肿瘤研究】现代药理学研究表明,薏苡仁具有抗卵巢癌、宫颈癌等妇科肿瘤的药理活性。薏苡仁的主要抗妇科肿瘤机制:①增强抗肿瘤免疫活性。薏苡仁及其提取物能够通过提高巨噬细胞吞噬率和淋巴细胞转化率,广泛调节机体的体液免疫、细胞免疫、非特异性免疫等功能。研究表明,薏苡仁多糖能够通过促进 T 淋巴细胞增殖、调节免疫相关因子释放及增加盲肠中短链脂肪酸含量,发挥增强抗肿瘤免疫活性的作用。②诱导肿瘤细胞凋亡。薏苡仁酯能够通过激活 Fas 转录、抑制 FasL 转录,发挥显著诱导宫颈癌 HeLa 细胞凋亡的作用。③增强化疗药物治疗效果。薏苡仁提取液能增强顺铂、多柔比星及丝裂霉素等化疗药物抗宫颈癌、卵巢癌的作用,降低不良反应,改善肿瘤患者的生存质量,延长患者生存期。此外,薏苡仁还具有镇痛、抗炎、调节糖脂代谢、抗氧化、抗衰老、降血压等药理作用。

【临床合理应用】薏苡仁始载于《神农本草经》,列为上品。其甘、淡,渗湿而利水,寒凉清热而排脓,入肺能泄肺中痰热,下行能利肠中湿热,又能健脾补中,且利而不猛,补而不滞,为药食兼用之品。本品既可用治肺痈,又可用治肠痈。中医肿瘤临床用于多种恶性肿瘤,尤以消化系统肿瘤为优,同时适用于妇科肿瘤患者的治疗。康莱特注射液(薏苡仁油),具有益气养阴、消癥散结之功,适用于不宜手术的气阴两虚、脾虚湿困型原发性非小细胞肺癌及原发性肝癌。本品配合放化疗有一定的增效作用,对中晚期肿瘤患者也具有一定的抗恶病质和止痛作用。

薏苡仁性偏凉,阳虚体冷的人不适宜长期服用。脾虚无湿、脾阴不足、肾水不足、气虚下陷及因寒转筋、大便燥结者不宜使用。孕妇慎用。

【参考文献】
[1] 刘帆,侯林,张晓平,等.薏苡仁多糖抗肿瘤作用及免疫作用研究进展[J].辽宁中医药大学学报,2019,21(3):123-126.

[2] 韩苏夏,朱青,杜蓓茹,等.薏苡仁酯诱导人宫颈癌 HeLa 细胞凋亡的实验研究[J].肿瘤,2002,22(6):481-482.

[3] 付敬菊,董学,钟方晓,等.薏苡仁的营养组成与现代药理研究进展[J].粮油食品科技,2023,31(1):93-99.

茵陈

【别名】绵茵陈、茵陈蒿。

【来源】本品为菊科植物滨蒿 *Artemisia scoparia* Waldst. et Kit. 或茵陈蒿 *Artemisia capillaris* Thunb. 的干燥地上部分。

【产地】主产于浙江。

【采收加工】春季幼苗高 6~10cm 时采收或秋季花蕾长成至花初开时采割,除去杂质和老茎,晒干。春季采收的习称"绵茵陈",秋季采割的称"花茵陈"。

【性状鉴别】

绵茵陈　多卷曲成团状,灰白色或灰绿色,全体密被白色茸毛,绵软如绒。茎细小,长 1.5~2.5cm,直径 0.1~0.2cm,除去表面白色茸毛后可见明显纵纹;质脆,易折断。叶具柄;展平后叶片呈一至三回羽状分裂,叶片长 1~3cm,宽约 1cm;小裂片卵形或稍呈倒披针形、条形,先端锐尖。气清香,味微苦。

花茵陈　茎呈圆柱形,多分枝,长 30~100cm,直径 2~8mm;表面淡紫色或紫色,有纵条纹,被短柔毛;体轻,质脆,断面类白色。叶密集,或多脱落;下部叶二至三回羽状深裂,裂片条形或细条形,两面密被白色柔毛;茎生叶一至二回羽状全裂,基部抱茎,裂片细丝状。头状花序卵形,多数集成圆锥状,长 1.2~1.5mm,直径 1~1.2mm,有短梗;总苞片 3~4 层,卵形,苞片 3 裂;外层雌花 6~10 个,可多达 15 个,内层两性花 2~10 个。瘦果长圆形,黄棕色。气芳香,味微苦。

绵茵陈以质嫩、绵软、色灰白、香气浓者为佳。

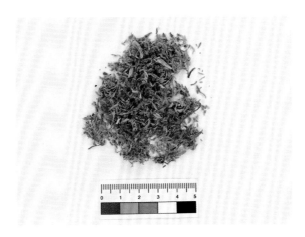

茵陈饮片图

【性味与归经】苦、辛,微寒。归、胃、肝、胆经。

【功效与主治】清利湿热,利胆退黄。用于黄疸尿少,湿温暑湿,湿疮瘙痒。

【常用配伍】

1. 配伍栀子、大黄,能清热利湿退黄,常用于肿瘤患者放化疗后,肝功能受损,胆红素指标升高,皮肤和黏膜发黄,并伴有不同程度的发热、疲劳、厌油腻等呈湿热黄疸者。

2. 配伍泽泻,清利湿热、利胆退黄,常用于湿重于热之黄疸,临床常用急性黄疸、肝硬化黄疸等。

3. 配伍附子、干姜等,温化寒湿,常用于脾胃寒湿瘀滞、阳气不得宣运之阴黄。

4. 配伍黄柏、苦参、地肤子等,清利湿热、止痒,常用于湿热内蕴之湿疮瘙痒、风痒瘾疹。可煎汤外洗。适宜于妇科下阴湿痒。

5. 配伍滑石、黄芩、木通等,清利湿热,常可治疗外感湿温或暑湿,身热倦怠、胸闷腹胀、小便不利。

【常用剂量与用法】煎服6~15g。外用适量,煎汤熏洗。

【主要化学成分】茵陈主要含有香豆素类、黄酮类、有机酸类、挥发油类等化学成分。

【抗妇科肿瘤研究】现代药理学研究表明,茵陈具有抗宫颈癌的药理活性。茵陈的主要抗妇科肿瘤机制:①直接细胞毒作用。茵陈中的蓟黄素和茵陈色原酮对宫颈癌 HeLa 细胞有显著的细胞毒活性,能够直接杀伤肿瘤细胞。②诱导肿瘤细胞凋亡。茵陈中的 6,7- 二甲氧基香豆素能通过增强 Caspase-3 蛋白活性,上调 Bax 基因表达,抑制 NF-κB 因子核转位等机制诱导肿瘤细胞凋亡。③阻滞肿瘤细胞周期。茵陈色原酮能通过上调 $P21$、$P27$ 等抑癌基因,调控细胞周期蛋白 D1、A 和 B 的表达,阻滞肿瘤细胞周期。此外,茵陈还具有抗炎、镇痛、保肝利胆等药理作用。

【临床合理应用】茵陈始载于《神农本草经》,列为上品,其载:"味苦,平。主风湿寒热,邪气,热结黄疸。久服轻身,益气,耐老。"本品长于利水渗湿,有清利湿热、利胆退黄的功效,是治疗黄疸的要药,尤宜于湿热郁蒸皮肤色黄鲜明之阳黄,常与栀子、大黄同用。若黄疸色泽不鲜明,头重身困,恶心腹胀,是湿重热轻之故,可以本品与术、厚朴、薏苡仁同用。如系寒湿瘀滞之阴黄,症见皮肤色黄晦暗、畏寒、腹胀便溏等,则可以本品配伍白术、附子、干姜等,温化寒湿以退黄。中医肿瘤临床多用于肝癌、胆囊癌、胰腺癌等。在妇科肿瘤常用于放化疗后、靶向药后出现黄疸等湿热证患者及煎汤熏洗湿热内蕴之下部湿疮瘙痒。

茵陈为治疗黄疸主药,但非因湿热引起的发黄,如蓄血发黄、血虚发黄等证,皆忌服。内伤发黄者亦应忌用。传统中医学认为,茵陈过用可损伤正气,故气血两虚、浊邪瘀阻的女劳疸者则不宜使用。无湿气者禁用。

【参考文献】

［1］刘玉萍,邱小玉,刘烨,等.茵陈的药理作用研究进展［J］.中草药,2019,50（9）:2235-2241.

［2］蒋洁云,徐强,王蓉,等.茵陈抗肿瘤活性成分的研究［J］.中国药科大学学报,1992（5）:283-286.

［3］黄丽平,许远航,邓敏贞,等.茵陈的化学成分、药理作用机制与临床应用研究进展［J］.天然产物研究与开发,2021,33（4）:676-690.

郁金

【别名】温郁金、广郁金、川郁金。

【来源】本品为姜科植物温郁金 *Curcuma wenyujin* Y. H. Chen et C. Ling、姜黄 *Curcuma longa* L.、广西莪术 *Curcuma kwangsiensis* S. G. Lee et C. F. Liang 或蓬莪术 *Curcuma phaeocaulis* Val. 的干燥块根。前两者分别习称"温郁金"和"黄丝郁金",其余按性状不同习称"桂郁金"或"绿丝郁金"。

【产地】主产于浙江、四川、广西。

【采收加工】冬季茎叶枯萎后采挖,除去泥沙和细根,蒸或煮至透心,干燥。

【性状鉴别】呈椭圆形或长条形薄片。外表皮灰黄色、灰褐色至灰棕色,具不规则的纵皱纹。切面灰棕色、橙黄色至灰黑色。角质样,内皮层环明显。

郁金以质坚实、外皮皱纹细、断面色黄者为佳。一般经验鉴别认为黄丝郁金质量最佳。

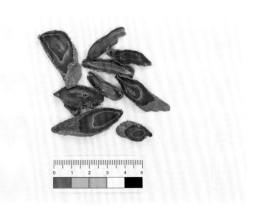

郁金饮片图

【性味与归经】辛、苦,寒。归肝、心、肺经。

【功效与主治】活血止痛,行气解郁,清心凉血,利胆退黄。用于胸胁刺痛,胸痹心痛,经闭痛经,乳房胀痛,热病神昏,癫痫发狂,血热吐衄,黄疸尿赤。

【常用配伍】

1. 配伍黄连,有清热行气化痰、开窍醒神之功,用于治疗癫痫、痰入心窍。

2. 配伍柴胡、香附、当归等,疏肝行气解郁、养血活血止痛,常用于妇女肝郁化热之经前腹痛。

3. 配伍石菖蒲、竹沥、栀子等,能清心解郁开窍,常用于湿温病之浊热上涌心窍、胸脘痞闷、神志不清。

4. 配伍生地黄、牡丹皮、栀子等,清降火热、解郁顺气、凉血止血,用于肝郁化热、迫血妄行之吐血衄血、妇女倒经。

5. 配伍槐花,凉血止血,用于妇女放疗后热结下焦,伤及血络之尿血、血淋、阴道出血。

6. 配伍茵陈、栀子等,疏肝利胆、清利湿热,常用于治疗肝胆湿热黄疸。

7. 配伍金钱草、大黄、虎杖等,疏肝利胆、清利湿热,常用于肝胆湿热结石、胆胀胁痛等。

【常用剂量与用法】煎服 3~10g。

【主要化学成分】郁金主要含有倍半萜类、单萜类、二芳基庚烷类、二萜类等化学成分。其中姜黄素、β-榄香烯是温郁金中抗肿瘤活性成分。

【抗妇科肿瘤研究】现代药理学研究表明,郁金具有抗卵巢癌、宫颈癌等多种妇科肿瘤的药理活性。郁金的主要抗妇科肿瘤机制:①阻滞肿瘤细胞周期。郁金中的 β-榄香烯能上调卵巢癌 A2780 细胞中 p21、p27 及 p53 蛋白的表达,使肿瘤细胞周期阻滞于 G2 期。②抑制肿瘤细胞侵袭、迁移。郁金中的川芎嗪可以通过抑制 CD44、CD49 等黏附因子表达,降低肿瘤细胞与基质膜的黏附,从而抑制肿瘤转移与侵袭。郁金中的姜黄素也能通过降低 MMP-2、MT1-MMP 和 NF-κB 等因子表达,减弱人宫颈癌肠转移 CaSki 细胞的转移和侵袭能力。③诱导肿瘤细胞凋亡。姜黄素能通过上调 Cyt-C 和 Caspase-9 等促凋亡因子的表达抑制宫颈癌 HeLa 细胞增殖并诱导其凋亡。④增强抗肿瘤免疫活性。β-榄香烯还具有改善肿瘤微环境作用,能通过增强机体免疫力发挥抗肿瘤作用。此外,郁金还具有抗炎、镇痛、抗病毒、抗氧化、改善血液微循环、保护神经系统及肾脏等多种药理作用。

【临床合理应用】郁金始载于《药性论》,其辛散苦泄,能活血祛瘀止痛、疏肝行气解郁,善于治疗气滞血瘀之证;又能清心解郁开窍,用于治疗湿温病蒙蔽心窍;还能清心凉血、解郁,常用于肝郁化热,迫血妄行;其利胆退黄作用常用于肝胆湿热,黄疸尿赤等证。本品中含有丰富的榄香烯、姜黄素等化学成分,具有活跃的抗肿瘤作用。其中榄香烯注射液合并放化疗对肺癌、肝癌、鼻咽癌、骨转移癌、脑瘤等恶性肿瘤具有增强疗效、降低不良反应的作用;同时可以用于介入、腔内及癌性胸腔积液、腹水的治疗。中医肿瘤临床用于治疗肺癌、消化道肿瘤、妇科肿瘤及脑部肿瘤多种癌症。用于肝气郁结、气滞血瘀的妇科肿瘤,症见脘腹痞块、疼痛等,常与预知子、香附、延胡索、三七、枸橘等配伍使用。

郁金不宜与丁香、母丁香同用。凡阴虚失血及无气滞血瘀者忌服,孕妇慎服。

【参考文献】

[1]胥瑞婷,马音,朱炜炜.榄香烯抗肿瘤作用的机制研究现状[J].西部中医药,2022,35(5):152-156.

[2]刘俊宏,方慧,杨文通,等.温郁金抗肿瘤有效成分及相关机制进展[J].中华中医药学刊,2023,07:33.

[3]任妍,高慧婕,高红刚,等.姜黄素对子宫颈癌Hela细胞凋亡及SPLUNC1蛋白表达的影响[J].中国临床研究,2017,30(1):11-14.

[4]李泽宇,郝二伟,杜正彩,等.桂郁金研究进展及基于质量标志物的保肝、抗肿瘤机制分析[J].中国中药杂志,2022,47(7):1739-1753.

远志

【别名】葽绕、蕀蒬、棘菀、远志筒。

【来源】本品为远志科植物远志 *Polygala tenuifolia* Willd. 或卵叶远志 *Polygala sibirica* L. 的干燥根。

【产地】主产于山西、陕西、河南。

【采收加工】春、秋二季采挖,除去须根和泥沙,晒干或抽取木心晒干。

【性状鉴别】

远志　呈圆筒形的段。外表皮灰黄色至灰棕色,有横皱纹。切面棕黄色。气微,味苦、微辛,嚼之有刺喉感。

　　制远志　形如远志段,表面黄棕色。味微甜。

　　远志临床习用品还有蜜远志。

　　远志以条粗、皮厚、去净木心者为佳。

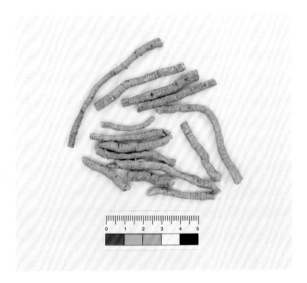

远志饮片图

　　【性味与归经】苦、辛,温。归心、肾、肺经。

　　【功效与主治】安神益智,交通心肾,祛痰,消肿。用于心肾不交引起的失眠多梦、健忘惊悸、神志恍惚,咳痰不爽,疮疡肿毒,乳房肿痛。

　　【常用配伍】

　　1. 配伍石菖蒲,通心窍、交心肾,益肾健脑聪智、开窍启闭宁神之力增强,常用于治疗头昏、头脑不清,心神不稳,心烦意乱,失眠,记忆力减退,甚或表情淡漠、痴呆等症。

　　2. 配伍茯神,可安神定志,常用于治疗神志不宁之心悸、少气、夜寐不安诸症。

　　3. 配伍龙骨,二药相辅相助,交通心肾,而使水火既济,生化无穷,常用于治疗心肾不交之心神不宁、惊悸不安、失眠健忘等症。

　　4. 配伍五倍子,二药研末外敷于舌上,收散并用,常用于治疗口疮。

　　5. 配伍半夏、天麻、全蝎,能息风止痉,可用于痰阻心窍所致之癫痫抽搐、惊风发狂等症。

　　6. 配伍苦杏仁、川贝母、桔梗等,化痰止咳平喘,可用于痰多黏稠、咳吐不爽等。

【常用剂量与用法】 煎服 3~10g。用于疮疡肿毒、乳房肿痛,内服、外用均可。内服可单用为末,黄酒送服;外用可隔水蒸软,加少量黄酒捣烂敷患处。

【主要化学成分】 远志主要含有三萜皂苷类、叶山酮类、寡糖脂类及生物碱类、香豆素、木质素、黄酮类等化学成分。

【抗妇科肿瘤研究】 现代药理学研究表明,远志具有抗 AD、镇静催眠、抗抑郁及治疗心脑血管病等药理活性。远志能通过抗炎和保护神经细胞等作用减轻放化疗不良反应,同时还能通过抑制 *COX-2* 基因及蛋白质表达、诱导肿瘤细胞凋亡等机制,在一定程度上抑制肿瘤的生长。

【临床合理应用】 远志始载于《神农本草经》,列为上品,其味苦、辛,性温,具宁心安神、祛痰开窍、消痈肿的功效。本品既可用于心肾不交引起的失眠多梦、健忘惊悸、神志恍惚,又能治疗痰阻心窍所致之癫痫抽搐、惊风发狂及疮疡肿毒、乳房肿痛等。《本草从新》曰其"一切痈疽,敷服皆效,并善豁痰",为疡科良剂。中医肿瘤临床用于治疗肺癌、甲状腺癌、子宫肌瘤等。

生远志"戕人咽喉",甘草水制远志可缓和燥性,消除刺喉感,主要用于安神益智。甘草水蜜炙远志则可化痰止咳。甘草制远志长于治疗失眠,宜于睡前服用。生远志用于开窍醒神,可适时服用;用于止咳化痰宜饭后服用。

凡阴虚阳亢,实热或痰火内盛者慎用。有出血倾向的患者慎用。远志所含皂苷可刺激消化道黏膜,故胃溃疡及胃炎患者不宜使用。远志亦可引起变态反应,故过敏体质患者需慎用,孕妇亦应慎用。

【参考文献】

［1］王小雨,刘传鑫,周佳丽,等 . 中药远志的化学成分和药理作用研究进展及其潜在质量标志物预测分析［J］. 国际药学研究杂志,2020,47（7）:483-495.

［2］高丽娜,周长征,刘青芝,等 . 远志皂苷类化合物及其药理作用研究进展［J］. 北京联合大学学报,2022,36（3）:58-64.

［3］陈其润,张旭 . 远志三萜类成分及其药理作用研究进展［J］. 中国民族民间医药,2019,28（19）:49-56.

皂角刺

【**别名**】皂荚刺。

【**来源**】本品为豆科植物皂荚 *Gleditsia sinensis* Lam. 的干燥棘刺。

【**产地**】主产于江苏、河北、湖北、山东。

【**采收加工**】全年均可采收,干燥,或趁鲜切片,干燥。

【**性状鉴别**】为主刺和1~2次分枝的棘刺。主刺长圆锥形,长3~15cm或更长,直径0.3~1cm;分枝刺长1~6cm,刺端锐尖。表面紫棕色或棕褐色。体轻,质坚硬,不易折断。切片厚0.1~0.3cm,常带有尖细的刺端;木部黄白色,髓部疏松,淡红棕色;质脆,易折断。气微,味淡。

皂角刺以刺粗壮、皮色红棕、中心砂粉状者为佳。刺枯朽者不宜药用。

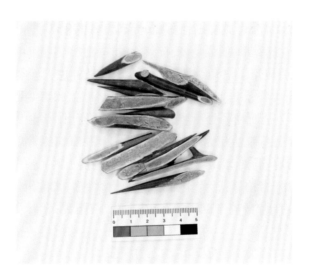

皂角刺饮片图

【**性味与归经**】辛,温。归肝、胃经。

【**功效与主治**】消肿托毒,排脓,杀虫。用于痈疽初起或脓成不溃;外治疥癣麻风。

【**常用配伍**】

1. 配伍牛蒡子,有清热攻毒散结之功,常用于治疗风毒瘰疬、小儿瘰疬肿硬。

2. 配伍乳香,消肿排脓之力增强,常用于疮肿疔疖脓成或未成者。

3. 配伍炮山甲,本品性极锐利,搜风败毒、消肿排脓;炮山甲活血散瘀败毒、消肿溃坚。二药合用,走窜行散,透达攻通,直达病所,通络搜风、散结攻毒之力益彰,常用于治疗痹证、结节性红斑、痈疽肿毒、肺脓疡、透出性胸膜炎、顽固性荨麻疹、皮肤瘙痒症,以及妇女由于输卵管粘连阻塞引起的不孕症。

【常用剂量与用法】煎服 3~10g。外用适量,醋蒸取汁涂患处。

【主要化学成分】皂角刺主要含有黄酮、香豆素、甾醇、酚类、氨基酸等化学成分。

【抗妇科肿瘤研究】现代药理学研究表明,皂角刺具有抗宫颈癌的药理活性。皂角刺提取物能抑制荷瘤动物模型体内宫颈癌实体瘤和腹水瘤的生长,且呈剂量依赖性。皂角刺提取物抑制 p53 蛋白的表达可终止肿瘤细胞的分裂,且抑制 PCNA 的表达,抑制细胞由 G1 期向 S 期过渡。此外,皂角刺还具有一定程度的止痛作用,复方皂角刺膏用于中晚期卵巢癌症患者的辅助治疗,可减轻癌性疼痛、提高患者的生活质量。此外,皂角刺还具有抑菌、抗病毒、增强免疫、抗氧化、抗凝血等药理作用。

【临床合理应用】皂角刺始载于《本草衍义补遗》。《本草图经》载:"皂荚,出雍州川谷及鲁邹县,今所在有之,以怀、孟州者为胜。"《本草蒙筌》载:"皂荚……所在各处有生,怀孟州(并属河南)者独胜。"《本草纲目》中已经有皂角刺治疗癌症的记载,现中医肿瘤临床常用于治疗乳腺癌、肺癌、食管癌、肠癌等,以痰凝瘀滞者最为适宜。本品治疗乳腺癌常配伍蛇六谷、蜂房、岩柏等;治疗子宫颈癌等妇科肿瘤,常配伍苦参、白术、薏苡仁、蛇莓等;治疗肠癌常配伍槐花、马齿苋、山药等;治疗鼻咽癌常配伍天龙、天葵子、夏枯草等。对于晚期恶性肿瘤,还常配伍黄芪、党参、太子参、黄精、山萸肉等扶正之品。

皂角刺辛散温通,性极锐利,能攻走血脉,直达病所,是治疗诸恶疮癣及疠风之要药,痈疽疮疡、瘰疬痰核及癌症患者均可选择应用。因其性极锐利,如痈疽已溃及怀孕妇女当忌用。肾功能不全者慎用。使用期间应关注肾功能变化。

【参考文献】

[1] 李文基,马骏,赵文秀.皂角刺抗肿瘤药理作用及化学成分研究进展[J].甘肃中医药大学学报,2020,37(6):85-88.

[2] 魏璐.皂角刺黄酮研究进展[J].山西林业科技,2021,50(1):

34-37.

　　[3]郑轶芬,李辉.复方皂角刺膏辅治中晚期卵巢癌的临床效果[J].临床合理用药杂志,2022,15(8):136-138.

　　[4]李辉,龚雯婧,郑轶芬.复方皂角刺膏治疗癌性疼痛的临床研究[J].中国现代医生,2021,59(34):97-100.

泽泻

　　【别名】建泽泻。

　　【来源】本品为泽泻科植物东方泽泻 *Alisma orientale*(Sam.)Juzep. 或泽泻 *Alisma plantago-aquatica* Linn. 的干燥块茎。

　　【产地】主产于福建、四川、江西。

　　【采收加工】冬季茎叶开始枯萎时采挖,洗净,干燥,除去须根和粗皮。

　　【性状鉴别】

　　泽泻　呈圆形或椭圆形厚片。外表皮淡黄色至淡黄棕色,可见细小突起的须根痕。切面黄白色至淡黄色,粉性,有多数细孔。气微,味微苦。

　　盐泽泻　形如泽泻片,表面淡黄棕色或黄褐色,偶见焦斑。味微咸。

　　泽泻临床习用品还有麸炒泽泻。

　　泽泻以个大、色黄白、光滑、粉性足者为佳。习惯认为建泽泻质较佳。

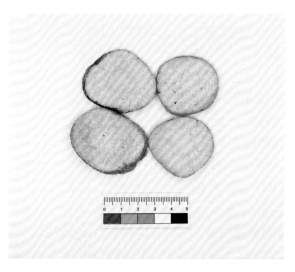

泽泻饮片图

【性味与归经】甘、淡,寒。归肾、膀胱经。

【功效与主治】利水渗湿,泻热,化浊降脂。用于小便不利,水肿胀满,泄泻尿少,痰饮眩晕,热淋涩痛,高脂血症。

【常用配伍】

1. 配伍白术,利水健脾,常用于治疗放化疗后患者胃内停饮,头目眩晕,苔白腻,脉弦滑。

2. 配伍黄柏,清泻相火,可用于治疗相火过旺,骨蒸盗汗、遗精阳强。

3. 配伍枳壳,两药合用,疏导二腑,使小腑清利,则心火下降。又肺与大肠相表里,大腑流畅,则肺经润泽,宿热既除,其渴自止。二者配伍,常用于治疗消渴、烦躁、咽干、面赤、两便不利,舌尖红苔腻。

4. 配伍附子,泽泻甘淡气薄,功专利水渗湿,附子辛热气雄,能温肾散寒,二药伍用,温肾阳、利水湿,则小便自通,常用于治疗阴分虚寒,小便不通,误服寒凉不应者。

5. 配伍茯苓、白术、半夏等,渗湿利水、化痰祛饮,常用于治疗眩晕、痛风、水肿等。

6. 配伍白术、白芍、熟地黄,补肾养阴、利水泻热,常用于治疗耳鸣、高血压合并水肿。

7. 配伍板蓝根、柴胡、紫花地丁、泽兰等,利水渗湿泻热,常用于治疗泌尿系感染、咳嗽、带状疱疹等。

8. 配伍菟丝子、半夏、牡丹皮等,利水渗湿化浊,常用于治疗冠心病、黄褐斑、老年糖尿病等。

9. 配伍大黄、柴胡、茯苓等,清热利湿泻浊,常用于治疗高脂血症、关节炎、脂肪肝等。

【常用剂量与用法】煎服 6~10g。

【主要化学成分】泽泻主要含有三萜、倍半萜、二萜类、挥发油、含氮化合物、苯丙素等化学成分。

【抗妇科肿瘤研究】现代药理学研究表明,泽泻具有抗卵巢癌的药理活性。泽泻的主要抗妇科肿瘤机制:①抑制肿瘤细胞增殖。23-乙酰泽泻醇 B 可以明显抑制 4 种卵巢癌细胞系的增殖,其机制为下调 CDK6、CDK1和细胞周期蛋白 D1 水平,阻断肿瘤细胞周期进程。②诱导肿瘤细胞自噬。泽泻醇 A 对肿瘤细胞具有明显的细胞毒作用,机制为诱导肿瘤细胞自噬。使用自噬抑制剂 3-MA 可显著逆转泽泻醇 A 诱导的肿瘤细胞自噬。③抑制肿瘤细胞侵袭、迁移。泽泻醇 A 能通过下调 MMP-2 和 MMP-9

表达,显著抑制卵巢癌细胞的迁移和侵袭。此外,泽泻还具有降血脂、降血糖、抗氧化损伤、降血压、抗草酸钙结石、抗脂肪肝等药理作用。

【临床合理应用】泽泻始载于《神农本草经》,列为上品。《医学入门》谓:"生汝南池泽,性能泻水。"故称泽泻。本品传统产区为福建、四川,药材商品习惯分为建泽泻、川泽泻。此外,江西、湖南等地也有栽培。

泽泻味甘淡微咸,性寒。能泻肝、肾二经之火,逐膀胱、三焦之水。妇科用于子淋,即因肾阴不足,相火旺盛,虚火下炎膀胱,膀胱气化不利而致的湿热证,症见妊娠期小便赤、短、痛。泽泻可用于湿热带下,症见带下色黄、黏稠、有臭秽气,常配伍土茯苓、龙胆草、车前子等。中医肿瘤临床用于治疗多种癌症,如肺癌、膀胱癌、肾癌、白血病及癌性胸腔积液、腹水。

泽泻性寒而滑利,易耗真阴真阳,故肾虚精滑、小便不禁、阴虚及肾气乏绝、虚寒作泻、目虚不明者,皆应忌用。现代药理学研究显示,泽泻主要含有三萜类化合物、挥发油等成分,煎剂和浸膏剂对人有显著的利尿作用,并使尿中钠、氯、钾,以及尿素的排泄量增加。长期久服且较大剂量服用,可能导致电解质紊乱,并造成肝、肾损害,故应注意避免长期大剂量服用。

【参考文献】

［1］张维君,韩东卫,李冀.泽泻的化学成分及药理作用研究进展[J].中医药学报,2021,49(12):98-102.

［2］刘珊珊,郭杰,李宗艾,等.泽泻化学成分及药理作用研究进展[J].中国中药杂志,2020,45(7):1578-1595.

赭石

【别名】代赭石、钉赭石。

【来源】本品为氧化物类矿物刚玉族赤铁矿,主含三氧化二铁(Fe_2O_3)。

【产地】主产于河北、江西。

【采收加工】采挖后,除去杂石。

【性状鉴别】

赭石 为不规则形的碎粒或碎末。表面暗红色或棕红色,有的具金属样光泽。体重,质坚硬,断面有的显层叠状。气微,味淡。

煅赭石 为表面暗棕红色或暗褐色的碎粒或碎末。质酥脆。或碾成粗粉。

赭石以色棕红、断面层次明显、有"钉头"、无杂石者为佳（有钉头的煅后乌黑色，层层脱落，无钉头者则为灰黑色）。

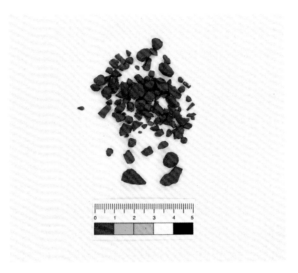

赭石饮片图

【**性味与归经**】苦，寒。归肝、心、肺、胃经。

【**功效与主治**】平肝潜阳，重镇降逆，凉血止血。用于眩晕耳鸣，呕吐，噫气，呃逆，喘息，吐血，衄血，崩漏下血。

【**常用配伍**】

1. 配伍香附，能条达气机、活血止血、常用于治疗妇人情志不遂，气机郁滞，血气逆乱，致经血妄行、漏下不止者。

2. 配伍人参，补中气、降胃气，实为补虚降逆之佳品，常用于化疗后脾气虚，胃气上逆而呕吐、呃逆频作者。

3. 配伍石膏，共奏清胃降火镇逆之功，常用于治疗放化疗后胃火上冲，循经上炎而见于呕吐呃逆、牙龈肿痛、口气臭秽、口渴心烦等症。

4. 配伍牛膝，有平肝降逆之效，常用于治疗肝阳上亢、气血上逆之眩晕、脑转耳鸣、目胀头痛等症。

5. 配伍旋覆花、半夏、生姜等，重镇降逆，用于治疗化疗后胃气上逆之呕吐、呃逆、噫气不止。

6. 配伍党参、山茱萸、核桃仁等，补肾纳气、降逆平喘，常用于放化疗后肺肾不足、阴阳两虚之虚喘。

7. 配伍桑白皮、黄芩、苏子等,清肺降气平喘,用于肺热咳喘。

8. 配伍禹余粮、赤石脂、五灵脂等,凉血止血,治疗妇女血热崩漏下血。

【常用剂量与用法】煎服9~30g。先煎。平肝潜阳、重镇降逆宜生用,止血宜煅用。

【主要化学成分】赭石主要含有三氧化二铁。

【抗妇科肿瘤研究】现代药理学研究表明,赭石主要具有抗炎、止血、镇静抗惊厥等作用,多用于减轻放化疗引起的呕吐等不良反应。

【临床合理应用】赭石始载于《神农本草经》,列为下品。其味苦性寒,质重沉降,长于镇潜肝阳、清降肝火,为重镇潜阳常用之品,常用于治疗肝肾阴虚、肝阳上亢所致的头痛眩晕、耳鸣目胀等症;又因其具重镇降逆、凉血止血功效,肿瘤临床常用它治疗肿瘤患者放化疗后胃气上逆而呕吐、呃逆,肺气上逆之咳喘,气火上逆之吐血、衄血,妇女血热崩漏下血等。本品最常用于治疗呃逆、呕吐、上消化道出血等。

现代药理学证实,赭石有抗炎、止血、镇静、抗惊厥等作用。临床运用赭石安全范围较广,汤剂常用量10~30g,未见明显不良反应。赭石苦寒重镇,药性沉降,不宜长期服用。凡脾胃虚寒,大便溏泻者慎用。与其他寒凉药同用时,注意减量。因含微量砷,不宜长期服用,超量服用可致中毒反应。不宜与附子、天雄同用。

孕妇慎用。老年人、婴幼儿及肝肾功能不全者不宜长期服用。

【参考文献】

［1］刘淑花,毕俊英.生或煅赭石微量元素含量及药理作用比较［J］.微量元素与健康研究,2009,2(6):451-453.

［2］熊南燕,王永艳,姜燕.3种不同性状赭石的药理作用研究［J］.时珍国医国药,2010,21(5):1133-1134.

［3］夏荣双,张芯,胡霖霖.赭石的效用演变探析［J］.上海中医药杂志,2020,54(8):49-52.

［4］刘丹,李俊松,李伟东,等.中药赭石炮制研究进展［J］.南京中医药大学学报,2019,25(2):155-157.

枳实

【别名】鹅眼枳实。

【来源】本品为芸香科植物酸橙 *Citrus aurantium* L. 及其栽培变种或

甜橙 *Citrus sinensis* Osbeck 的干燥幼果。

【产地】主产于浙江、江西、湖南、四川。

【采收加工】5~6 月收集自落的果实,除去杂质,自中部横切为两半,晒干或低温干燥,较小者直接晒干或低温干燥。

【性状鉴别】

枳实　呈不规则弧状条形或圆形薄片。切面外果皮黑绿色或棕褐色,中果皮部分黄白色至黄棕色,近外缘有 1~2 列点状油室,条片内侧或圆片中央具棕褐色瓤囊。气清香,味苦、微酸。

麸炒枳实　形如枳实片,色较深,有的有焦斑。气焦香,味微苦、微酸。

枳实临床习用品还有蜜枳实、枳实炭。各地有以其他来源作枳实入药的,如以枸橘幼果入药的,习称"绿衣枳实",应加以区分。

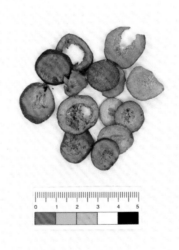

枳实(麸炒)饮片图

【性味与归经】苦、辛、酸,微寒。归脾、胃经。

【功效与主治】破气消积,化痰散痞。用于积滞内停,痞满胀痛,泻痢后重,大便不通,痰滞气阻,胸痹,结胸,脏器下垂。

【常用配伍】

1. 配伍白术,能健脾强胃、消食化积、消痞除满,具补而不滞、消不伤正的特点,常用于治疗肿瘤患者脾胃虚弱消化不良、饮食停滞、腹胀痞满、大便不爽等症,又可治肝脾大、内脏弛缓无力之各种脱垂症。

2. 配伍半夏,消积导滞、降逆止呕,常用于治疗内伤饮食、脘腹胀痛、呕吐不食。

3. 配伍槟榔,两者皆有破气、消积导滞之效。二药合同,效专力宏,能除膈中痞结,则气机调畅、水饮流通而痞满自除,常用于治疗胸中气痞不通,水饮停滞之胸腔积液。

4. 配伍柴胡,疏肝理气散结,肿瘤临床常用于放化疗后肝胃气滞之嗳气、呃逆、腹胀等。

5. 配伍大黄,清热泻火、泻下攻积,两药合用可逐脾胃湿热。

6. 配伍厚朴,下气散结、行气除痞,用于治疗食滞肠胃型顽固性泄泻。

【常用剂量与用法】煎服 3~10g。

【主要化学成分】枳实主要含有黄酮类化合物、挥发油类、生物碱类、香豆素类等化学成分,其中以黄酮类为主要活性成分。

【抗妇科肿瘤研究】目前虽未有研究证实枳实对妇科癌病的抗肿瘤作用,但枳实具有明确的抗肿瘤活性。枳实的主要抗肿瘤机制:①枳实中黄酮类化合物能上调促凋亡蛋白 Bax 并下调抑凋亡蛋白表 Bcl-xL 表达而诱导肿瘤细胞凋亡。②枳实粗多糖提取物可促进诱导型一氧化氮合酶、肿瘤坏死因子 α、白介素 1β 和白介素 6 的 mRNA 表达,具有较好的免疫增强作用,从而起到抗肿瘤作用。此外,枳实还具有抗氧化、抗菌、抗癌、抗血小板凝聚、调节心脑血管等作用。

【临床合理应用】枳实始载于《神农本草经》,其载:“枳实,味苦,寒,主大风在皮肤中。如麻豆苦痒,除寒热结,止利,长肌肉,利五脏,益气,轻身。”《药性论》曰:“解伤寒结胸,入陷胸汤用;主上气喘咳。肾内伤冷,阴痿而有气,加而用之。”《医学入门》曰:“虚而久病,不可误服。”《本草备要》曰:“孕妇及气虚人忌用。”中医肿瘤临床用于治疗乳腺癌、脑肿瘤、胃癌、大肠癌、肺癌、子宫颈癌、骨肿瘤、肾癌、淋巴瘤等多种癌症,常用于气滞血瘀证妇科癌肿。

枳实味苦、辛,性微寒,苦泄之力较大,行气力强,属破气之品。体质虚弱、久病体虚、食少、纳呆者,忌大量久服;高血压患者忌过量或单味药久服;长期腹泻者不宜大量或持续性服用;孕妇、先兆流产者禁服。

【参考文献】

［1］曲中原,冯晓敏,邹翔,等 . 枳实研究进展［J］. 食品与药品 . 2017, 19(6): 455-459.

［2］江宝瑞,丁宏,王跃,等 . 枳壳的药理研究进展［J］. 云南中医中

药杂志 . 2022, 43（6）: 70-75.

　　［3］于同月, 张斌, 韦宇, 等 . 枳实的临床应用及其量效关系［J］. 吉林中医药, 2021, 41（01）: 103-106.

附: 枳壳

【别名】只壳、商壳、江枳壳、川枳壳。

【来源】本品为芸香科植物酸橙 *Citrus aurantium* L. 及其栽培变种的干燥未成熟果实。

【产地】主产于浙江、江西、湖南、四川。

【采收加工】7 月果皮尚绿时采收, 自中部横切为两半, 晒干或低温干燥。

【性状鉴别】

　　枳壳　呈不规则弧状条形薄片。切面外果皮棕褐色至褐色, 中果皮黄白色至黄棕色, 近外缘有 1~2 列点状油室, 内侧有的有少量紫褐色瓤囊。

　　麸炒枳壳　形如枳壳片, 色较深, 偶有焦斑。

　　枳壳临床习用品还有蜜枳壳、枳壳炭。各地以其他来源作枳壳入药的较多, 如以代代花的果实入药的, 习称 "苏枳壳", 以枸橘果实入药的, 习称 "绿衣枳壳" 等, 应加以区分。

　　枳壳以外皮色绿褐、果肉厚、质坚硬、香气浓者为佳。

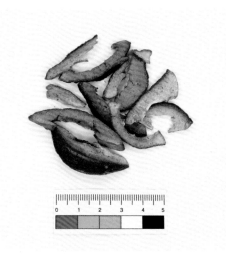

枳壳（麸炒）饮片图

【性味与归经】苦、辛、酸、微寒。归脾、胃经。

【功效与主治】理气宽中，行滞消胀。用于胸胁气滞，胀满疼痛，食积不化，痰饮内停，脏器下垂。

【常用配伍】

配伍甘草，《类证普济本事方释义》载：枳壳气味苦寒，入足太阴；甘草气味甘平，入足太阴，通行十二经络，缓诸药之性。凡妇人肥胖者，怀孕六月以后，多服之，庶不至于难产也。治疗妇人肥胖难产。

配伍郁金，枳壳理气消肿，宽胸利膈；郁金行气解郁、活血止痛、凉血清心、利胆退黄。枳壳纯属气药，郁金活血之中兼能理气。二药配用，一气一血，气血同治，行气活血、解郁止痛，用于治疗肝郁气滞，两胁胀痛、刺痛，胃脘不适。

配伍瓜蒌皮，能消胀除满，治疗湿热痰结、心下痞满疼痛。

【常用剂量与用法】煎服 3~10g。

紫草

【别名】硬紫草、软紫草、紫草根、紫丹等。

【来源】紫草科植物新疆紫草 *Arnebia euchroma*（Royle）Johnst. 或内蒙紫草 *Arnebia guttata* Bunge 的干燥根。分别习称"软紫草"和"内蒙紫草"。

【产地】主产于新疆和内蒙古。

【采收加工】春、秋二季采挖，除去泥沙，干燥。

【性状鉴别】

新疆紫草（软紫草）　根呈不规则圆柱形或圆锥形，略扭曲，有时数个老根扭集在一起，根头部有残茎痕。长 7~20cm，直径 1~2.5cm。切成不规则的段，脱落的皮部呈片状。表面呈紫红色、紫褐色至黑色，外层皮部厚，易呈片状剥落；木心小，黄白色或黄色。体轻，质松软。气特异，味微苦，涩。

内蒙紫草　呈扭曲不直的圆柱形。长 10~30cm，直径 0.5~2.5cm，表面栓皮呈层片状，有的表面有短硬毛。切面皮部稍厚，呈黄白色，较平坦，木部具放射状纹理，导管孔明显。质硬，易折断。气微，味淡，微酸。

新疆紫草切片　为不规则的圆柱形切片或条形片状，直径 1~2.5cm。紫红色或紫褐色。皮部深紫色。圆柱形切片，木部较小，黄白色或黄色。

内蒙紫草切片 为不规则的圆柱形切片或条形片状,有的可见短硬毛,直径 0.5~4cm,质硬而脆。紫红色或紫褐色。皮部深紫色。圆柱形切片,木部较小,黄白色或黄色。

紫草以条粗大、色紫、皮厚者为佳。

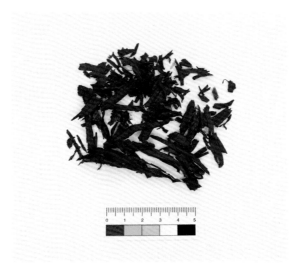

紫草饮片图

【性味与归经】甘、咸,寒。归心、肝经。

【功效与主治】清热凉血,活血解毒,透疹消斑。用于血热毒盛,斑疹紫黑,麻疹不透,疮疡,湿疹,水火烫伤。

【常用配伍】

1. 配伍重楼、败酱草、白花蛇舌草、莪术等,清热解毒,用于卵巢癌、宫颈癌。忌辛辣之品。

2. 配伍土茯苓、石上柏、藤梨根、白花蛇舌草、半边莲等,清热解毒祛湿散结,用于卵巢癌、绒毛膜癌、恶性葡萄胎、宫颈癌、外阴癌、阴道癌等湿热内蕴者的治疗。

3. 配伍青黛,制成外用洗液,用于 HPV 感染及宫颈炎症。

4. 配伍莪术、薏苡仁,清热凉血、活血解毒,常用于宫颈高危型 HPV 阳性患者。

5. 配伍黄柏、大黄等药,麻油熬膏外搽,常用于烧烫伤及放疗后皮肤损伤。

6. 配伍金银花、连翘、蒲公英等,清热凉血、活血消肿,常用于治疗痈肿疮疡。

7. 配伍赤芍、蝉蜕、甘草等,凉血活血、解毒透疹,常用于温毒发斑,血热毒盛,斑疹紫黑者。

【常用剂量与用法】煎服 9~15g。外用适量,熬膏或用植物油浸泡涂擦。

【主要化学成分】紫草主要含有萘醌类色素、单萜苯酚、有机酸、萜类、甾体类、香豆素、内酯、黄酮类、苯酚类和酚酸类及多糖类等化学成分。

【抗妇科肿瘤研究】现代药理学研究表明,紫草素具有抗乳腺癌、宫颈癌、卵巢癌及子宫内膜癌等妇科恶性肿瘤的药理活性。紫草的主要抗妇科肿瘤机制:①抑制肿瘤细胞增殖并诱导其凋亡。紫草素能够在基因和蛋白水平诱导双特异性磷酸酶阻滞细胞周期进程,并抑制宫颈癌 HeLa 细胞增殖,且作用呈浓度依赖性。紫草素能降低卵巢癌细胞内 Bcl-2 水平,提高 Bax、Caspase-9 和 Caspase-3 的水平,通过线粒体依赖途径诱导癌细胞凋亡。②抑制肿瘤细胞侵袭、转移。紫草素通过抑制 Wnt/β-catenin 信号通路逆转肿瘤细胞 EMT,从而抑制肿瘤细胞转移和侵袭。③诱导肿瘤细胞自噬。紫草素通过促进卵巢癌细胞中的 ROS 过量积累而激活凋亡进程。④抑制糖酵解。紫草素可以抑制肿瘤细胞中的丙酮酸激酶、己糖激酶、磷酸果糖激酶 -1、双磷酸果糖醛缩酶、甘油醛 -3- 磷酸脱氢酶的活性,从而降低肿瘤细胞糖酵解率。此外,紫草还具有抑菌、抗炎、抗病毒、保肝、抗氧化和免疫调节等多种作用。

【临床合理应用】紫草始载于《神农本草经》,列为中品,是中医临床常用的凉血活血、解毒透疹之良药,常用于血热毒盛,斑疹紫黑、麻疹不透、疮疡、湿疹、水火烫伤等。抗肿瘤常用于治疗绒毛膜癌、恶性葡萄胎、宫颈癌及乳腺癌等妇科癌瘤属血热毒盛、瘀血阻滞者。外用常用于治疗化疗药物渗漏损伤及化疗所致静脉炎,以及放射性皮肤损伤、宫颈高危型 HPV 持续感染患者。

平时中药房使用时应防止混淆品滇紫草。滇紫草主产于云南、贵州、四川等地,呈圆柱形,长 10~30cm,直径 0.5~2.5cm,表面栓皮紫色或紫红色,外皮易脱落,呈片状,体轻质硬,易断,而断面呈黄白色。产地多自产自销使用。

紫草性寒而滑利,脾虚便溏者慎服,应注意患者体质和控制用药剂量。

【参考文献】

[1] 王俊玲,李宏伟,杨春菊,等 . 紫草素的抗癌作用机制研究进展

［J］.安徽医药.2022,26（6）:1061-1067.

　　［2］陈静,侯尧,伍春莲.紫草素及其衍生物抗妇科肿瘤作用研究进展［J］.中草药.2020,51（14）:3814-3820.

　　［3］舒海燕,周娇,陈富超,等.紫草在妇科疾病中的应用研究进展［J］.现代中西医结合杂志,2018,27（23）:2616-2618.